Psychosomatik im Zentrum

Volume 4
Psychosomatisches Zentrum Waldviertel
Universitätsklinikum für Psychosomatische Medizin,
Karl Landsteiner Privatuniversität für Gesundheitswissenschaften
Eggenburg, Österreich   *Reihenherausgeber*

Die Buchreihe versteht sich als interdisziplinäres Forum zur Diskussion aktueller Themen der Psychosomatik, Psychiatrie, Psychotherapie und Psychologie, ergänzt durch andere Disziplinen, insbesondere der Human- und Naturwissenschaften. Ein besonderer Schwerpunkt liegt dabei auf der Darstellung der wechselseitigen Beeinflussung psychischer und somatischer Faktoren, sowie deren Bedeutung für das jeweilige Krankheitsgeschehen. Dies geschieht jedoch immer auf der Basis unserer Haltung – der Untrennbarkeit von Körper und Seele – im Sinne der Leiblichkeit des Menschen.

Es steht also der „ganze" Mensch im Zentrum unserer Überlegungen und unseres Handelns, insbesondere im klinischen Alltag. Im ständigen Versuch der Annäherung an das Leiblichkeitskonzept scheint uns jedoch reduktionistisches Denken und Handeln eine notwendige und sinnvolle Möglichkeit in klinischer Praxis und Forschung.

Auf der Grundlage bisheriger Erfahrungen des 2006 gegründeten Psychosomatischen Zentrums Waldviertel (PSZW), Universitätsklinik für Psychosomatische Medizin der Karl Landsteiner Privatuniversität, in der Behandlung von Patientinnen und Patienten mit einem breiten Spektrum psychosomatischer bzw. psychiatrischer Störungsbilder hat sich die Buchreihe zum Ziel gesetzt Fragen zur Entstehung und Aufrechterhaltung der Symptome dieser Störungsbilder, zu spezifischen diagnostischen Verfahren und neue Aspekte in der Therapie möglichst differenziert zu diskutieren. Die Buchreihe soll somit zu einem intensiven Austausch zwischen Forschung und Praxis innerhalb und außerhalb des Psychosomatischen Zentrums Waldviertel (PSZW), Universitätsklinik für Psychosomatische Medizin der Karl Landsteiner Privatuniversität, beitragen.

Weitere Bände in der Reihe ▶ http://www.springer.com/series/15568

Friedrich Riffer
Manuel Sprung
Elmar Kaiser
Lore Streibl
(Hrsg.)

Therapeutische Beziehungen

Aktuelle Konzepte im Kontext der Behandlung psychisch kranker Menschen

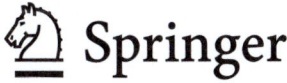

Hrsg.
Friedrich Riffer
Psychosomatisches Zentrum Waldviertel
Universitätsklinikum für Psychosomatische Medizin
Eggenburg, Österreich

Elmar Kaiser
Psychosomatisches Zentrum Waldviertel
Universitätsklinikum für Psychosomatische Medizin
Eggenburg, Österreich

Manuel Sprung
Psychosomatisches Zentrum Waldviertel
Universitätsklinikum für Psychosomatische Medizin
Eggenburg, Österreich

Karl Landsteiner Privatuniversität für Gesundheitswissenschaften
Krems an der Donau, Österreich

Lore Streibl
Psychosomatisches Zentrum Waldviertel
Universitätsklinikum für Psychosomatische Medizin
Eggenburg, Österreich

ISSN 2520-1395 ISSN 2520-1409 (electronic)
Psychosomatik im Zentrum
ISBN 978-3-662-60816-6   ISBN 978-3-662-60817-3 (eBook)
https://doi.org/10.1007/978-3-662-60817-3

Die Deutsche Nationalbibliothek verzeichnet diese Publikation in der Deutschen Nationalbibliografie; detaillierte bibliografische Daten sind im Internet über ▶ http://dnb.d-nb.de abrufbar.

© Springer-Verlag GmbH Deutschland, ein Teil von Springer Nature 2020
Das Werk einschließlich aller seiner Teile ist urheberrechtlich geschützt. Jede Verwertung, die nicht ausdrücklich vom Urheberrechtsgesetz zugelassen ist, bedarf der vorherigen Zustimmung des Verlags. Das gilt insbesondere für Vervielfältigungen, Bearbeitungen, Übersetzungen, Mikroverfilmungen und die Einspeicherung und Verarbeitung in elektronischen Systemen.
Die Wiedergabe von allgemein beschreibenden Bezeichnungen, Marken, Unternehmensnamen etc. in diesem Werk bedeutet nicht, dass diese frei durch jedermann benutzt werden dürfen. Die Berechtigung zur Benutzung unterliegt, auch ohne gesonderten Hinweis hierzu, den Regeln des Markenrechts. Die Rechte des jeweiligen Zeicheninhabers sind zu beachten.
Der Verlag, die Autoren und die Herausgeber gehen davon aus, dass die Angaben und Informationen in diesem Werk zum Zeitpunkt der Veröffentlichung vollständig und korrekt sind. Weder der Verlag, noch die Autoren oder die Herausgeber übernehmen, ausdrücklich oder implizit, Gewähr für den Inhalt des Werkes, etwaige Fehler oder Äußerungen. Der Verlag bleibt im Hinblick auf geografische Zuordnungen und Gebietsbezeichnungen in veröffentlichten Karten und Institutionsadressen neutral.

Fotonachweis Umschlag: © bittedankeschön/Fotolia

Planung/Lektorat: Renate Eichhorn
Springer ist ein Imprint der eingetragenen Gesellschaft Springer-Verlag GmbH, DE und ist ein Teil von Springer Nature.
Die Anschrift der Gesellschaft ist: Heidelberger Platz 3, 14197 Berlin, Germany

Vorwort

Das vierte Buch in der Reihe Psychosomatik im Zentrum ist therapeutischen Beziehungen im Kontext der Behandlung psychisch kranker Menschen gewidmet. Jede Form des therapeutischen Arbeitens bedeutet auch eine Auseinandersetzung mit zwischenmenschlichen Beziehungen. Eine geglückte Gestaltung dieser Beziehung ist von grundlegender Bedeutung für den Fortschritt und Erfolg der Behandlung. Dieses Buch befasst sich in Beiträgen von Experten aus psychosozialen Gesundheitsberufen mit realistischen Ansprüchen, Chancen sowie Risiken der therapeutischen Arbeit. Die Kapitel sind in drei Teile untergliedert:

Friedrich Riffer eröffnet mit der Frage, was eine gute Psychotherapeutin ausmacht, mit besonderem Augenmerk auf die therapeutische Beziehungsgestaltung. Riffer präsentiert hierzu in seinem Text vier interessante Überlegungen: Zunächst verweist er auf die Gefahr der „Hybris des Wissens" und plädiert für ein Bewusstsein, dass wir uns in unserem Wissen über die Welt „der anderen Person" immer nur annähern und *nie* alles Wissen können. Die zweite Überlegung betrifft den Mythos des objektiven Wissens mit der Konsequenz, den Menschen immer als Menschen, daher immer als Subjekt und niemals als Objekt zu betrachten. Drittens die Aufforderung zur Bereitschaft, sich dem Aspekt der Sympathie (als Erweiterung der Empathie) zu öffnen, welche den therapeutischen Prozess bereichert. Viertens die Bereitwilligkeit, durch Präsenz dem Betroffenen gegenüber dem Menschen in seiner Ganzheit zu begegnen und so auch Zugang zu frühem vorsprachlichem Erleben zu finden.

Die weiteren Beiträge im ersten Teil beschäftigen sich mit Ansprüchen und Erwartungen an Therapeuten in der Schematherapie, Übertragungsphänomenen sowie Liebe und erotischem Erleben in therapeutischen Beziehungen. *Eckhard Roediger* beschreibt realistische Ansprüche und Erwartungen an Therapierende in der Schematherapie in Abgrenzung zu idealistischen Heilserwartungen. Roediger erörtert mögliche Kombinationen von Interaktionsstilen (sogenannte Bewältigungsmodi) zwischen Therapierenden und Behandelten. Diese können auch Risiken mit sich bringen, insbesondere „Fallen" für die Therapierenden. Er verweist auf mögliche Auswege, so kann zum Beispiel bei einer mangelnden Fähigkeit der Therapierenden, die Behandelten angemessen zu konfrontieren, die „empathische Konfrontation" die Therapierenden vor Überlastungen schützen.

Danach sind zwei Beiträge den psychoanalytischen Konzepten der Übertragung und Gegenübertragung in therapeutischen Beziehungen gewidmet. *Anton Tölk* erörtert mit zwei Fallbeispielen die Bedeutung von Übertragungsphänomenen im psychotherapeutischen Kontext. Er gibt jeweils ein Beispiel für eine positive Übertragung und eine negative Übertragung. Der Beitrag von *Gerd Eichberger* befasst sich mit konzeptuellen Entwicklungen in der Balintgruppen-Arbeit, ein aus der psychoanalytischen Tradition Michael Balints stammendes Modell der Fallbearbeitung in Gruppen von im psychosozialen Feld tätigen Fachpersonen. Eichberger beschreibt die historischen Entwicklungen und Veränderungen des Konzepts der Gegenübertragung. Klassischen Auffassungen wie beispielsweise der zum Einfluss des Behandelten auf das unbewusste

Denken und Fühlen des Therapierenden wird das neuere Konzept des „Intersubjektivität", des wechselseitigen Austauschs von Subjektivität zwischen dem Therapierenden und dem Behandelten, gegenübergestellt. Beide Konzepte werden anhand von entsprechenden Fallvignetten veranschaulicht.

Im letzten Kapitel zu Ansprüchen und Realitäten von therapeutischen Beziehungen widmet sich *Barbara Laimböck* dem Umgang mit Liebe und Erotik im intersubjektiven Feld der Psychotherapie. Sie weist darauf hin, dass seit der intersubjektiven Wende zwar die Beachtung therapeutischer Beziehungen an Bedeutung gewonnen hat, aber Themen wie Liebe, Erotik und Sexualität im therapeutischen Kontext oft kaum beachtet werden. In ihrem Beitrag schildert Laimböck, wie das Ansprechen von erotischen Momenten in therapeutischen Beziehungen dazu beitragen kann, etwaige Grenzüberschreitungen zu vermeiden, und wie erotisches Erleben spielerisch zur Fähigkeit, Beziehungen zu gestalten und reife Objektbeziehungen zu entwickeln, beitragen kann. Dies wird anhand von zwei Fallvignetten sehr schön illustriert.

In den Beiträgen im zweiten Teil werden die Chancen therapeutischer Beziehungsgestaltung anhand von Beispielen von achtsamkeitsbasierten und systemischen Herangehensweisen sowie Filmtherapie und tiergestützter Entwicklungsförderung aufgezeigt. Die Bedeutung von Achtsamkeit in der Gestaltung therapeutischer Beziehungen wird von *Petra Tschögl* dargestellt. Tschögl beschreibt die grundlegenden Prinzipien der Achtsamkeit (d. h. „eine präzise Wahrnehmung dessen, was ist") sowie relevante psychotherapeutische Verfahren, die diese integrieren. Auch der Zusammenhang mit dem Konzept des Mitgefühls, das im Sinne von „self compassion" eine bedeutsame Rolle in achtsamkeitsbasierten Ansätzen spielt, wird thematisiert. Schließlich wird auch auf die Qualität der Achtsamkeit im interpersonellen Kontext eingegangen. Dieses Konzept wird anhand des achtsamen Dialogs („inquiry") näher vorgestellt.

Anschließend werden in zwei Beiträgen die Vorteile einer systemischen Herangehensweise an therapeutische Beziehungen aufgezeigt. *Elisabeth Wagner* beschreibt das Verständnis therapeutischer Beziehungen aus Sicht der systemischen Therapie und wie sich dieses Verständnis im Wandel der Zeit immer wieder deutlich verändert hat. Sie erörtert insbesondere systemische Ansätze in Abgrenzung zu relevanten psychoanalytischen Konzepten wie Übertragung, Gegenübertragung, Widerstand und Konfrontation. Im Hinblick auf einen systemischen Umgang mit Schwierigkeiten in therapeutischen Beziehungen betont Wagner die Respektierung der Autonomie der Klienten und die Förderung von Veränderungsprozessen durch eine reflexive und flexible Vorgehensweise. *Christina Lohr* und *Gernot Hauke* betrachten in ihrem Kapitel therapeutische Beziehungen ebenfalls systemisch und erörtern darin, was für die Widerstandsfähigkeit bzw. Resilienz von Systemen (z. B. therapeutischen Teams) wichtig ist. Angesichts der Belastungen der heutigen Arbeitswelt zum Beispiel durch die steigende Komplexität der Anforderungen wird es sowohl für den Einzelnen als auch Teams immer schwieriger, widerstandsfähig zu bleiben. Dies kann zu destruktiven Copingstrategien führen, die zwar dem Einzelnen kurzfristig helfen, dem System aber langfristig schaden. Durch strategisches Coaching, so Lohr und Hauke, kann dem entgegengewirkt werden, indem Copingstrategien gefördert werden, die sowohl für den Einzelnen als auch für das System emotional überlebenswichtig sind. Ein besonderer Fokus liegt dabei auf dem sogenannten Körperfokus

("Embodimentperspektive"). Zudem kann auch durch die Arbeit an gemeinsamen Werten die Widerstandsfähigkeit von Teams gestärkt werden.

Im nächsten Kapitel in diesem Teil beschäftigt sich *Brigitte Fellinger* mit den Grundlagen psychotherapeutischer Beziehungen im Sinne der Gruppentherapie nach Irvin Yalom. Demnach sind für eine gute therapeutische Beziehung folgender Parameter notwendig: Würde, Freiheit und Verantwortung, Sprechen, Hören, Zuhören, Gefühle, Fürsorgeverhalten, Zeit, Berühren, Offenheit, Selbstwert und Sinnerfüllung. Anhand von Spielfilmbeispielen, die Fellinger in ihrer „Filmtherapie" im Rahmen der Gruppentherapie einsetzt, zeigt sie das Zusammen- und Wechselspiel zwischen therapeutischer Beziehung und Filmtherapie. Mit den Besonderheiten therapeutischer Beziehungen im Kontext von Kinder- und Jugendhilfe befassen sich anschließend *Martina Steininger* und *Christoph Steininger*. Als Beispiel für eine sozialpädagogische Intensivbetreuungsmaßnahme bei familiären Krisen und Konflikten bzw. Kindeswohlgefährdung wird „Fuchsbau-mobil", eine aufsuchende Hilfe für dysfunktionale Familiensysteme, beschrieben. Im Zentrum stehen dabei tiergestützte, erlebnispädagogische sowie traumapädagogische Maßnahmen zur Reduktion und Prävention psychischer Belastungen und Risikofaktoren.

Mögliche Risiken, wie etwa Grenzüberschreitungen, Aggression und Gewalt sowie sekundäre Traumatisierung werden im dritten Teil thematisiert. Der Beitrag von *Rotraud Perner* weist auf die Gefahr hin, in therapeutischen Beziehungen aufgrund eigener Bedürftigkeit die Grenzen des Gegenübers zu überschreiten. Sie beschreibt ethnologische und psychoanalytische Theorien zu Grenzen und Grenzüberschreitungen bin hin zu Machtmissbrauch im psychotherapeutischen Kontext. Perner zeigt auch auf, wie Übertragungs- und Gegenübertragungsphänomene wie Helferwahn und Pseudogefühle zu Missbrauch in therapeutischen Beziehungen beitragen und wie eine entsprechende Selbstwahrnehmung dazu beitragen kann, möglichen Grenzüberschreitungen bzw. unethischen und eigennützigen Impulsen in der therapeutischen Arbeit entgegenzuwirken. Auf das Thema Aggression und Gewalt in der therapeutischen Arbeit mit psychisch kranken Menschen geht das anschließende Kapitel von *Wolfgang Egger* ein. Es werden darin Strategien und Verhaltensweisen im Umgang mit Aggression und Gewalt nähergebracht. Demnach steht im modernen Deeskalationsmanagment die primäre Prävention von Gewaltereignissen im Vordergrund. Präventionsmöglichkeiten vor einem aggressiven Vorfall sowie Handlungsmöglichkeiten bei Gewaltereignissen werden aufgezeigt. Zu den Strategien zur Prävention zählen unter anderem eine positive Grundhaltung, geprägt von Offenheit, Respekt und Toleranz, sowie entsprechende baulich-technische Maßnahmen, Vorschriften und Regeln, wobei ein Zuviel an Geboten genauso kontraproduktiv wie ein Zuwenig ist. Wichtige Verhaltensrichtlinien bei Gewaltereignissen sind unter anderem: Empathie zeigen, realistische Erwartungen hinsichtlich der friedlich Lösbarkeit der Situation haben, versuchen, die Situation anstatt die Menschen zu kontrollieren, versuchen, Zeit zu gewinnen, Abstand zu halten und selbstbewusst zu ein. Im letzten Beitrag verweist *Andrea Schulten* auf sekundäre Traumatisierung als Berufsrisiko und beschreibt hierzu auch Strategien zu Prävention, Schutz und Heilung. Die Konfrontation mit schweren Schicksalen und dem Leid der Behandelten kann Therapierende häufig selbst betroffen machen. Zwar können sich viele Therapierende von dieser Betroffenheit wieder distanzieren, manche entwickeln jedoch selbst Traumatisierungssymptome, oft in einem unmerklichen und unbewussten Prozess. Unter anderem können Selbstfürsorge im Sinne eines achtsamen Umgangs mit eigenen Bedürfnissen, Grenzen und Ressourcen sowie ein Gleichgewicht zwischen Arbeit, Freizeit und Ruhe dazu beitragen, einer sekundären Traumatisierung vorzubeugen.

Wir hoffen, Ihnen mit diesem Buch einige interessante und differenzierte Sichtweisen auf realistische Ansprüche, Chance sowie Risiken in der therapeutischen Arbeit mit psychisch kranken Menschen näherbringen zu können!

Wir bedanken uns bei Frau Sabine Weninger für ihre Unterstützung bei der Prüfung der Korrekturabzüge der Beiträge in diesem Buch.

Friedrich Riffer
Manuel Sprung
Elmar Kaiser
Lore Streibl

Inhaltsverzeichnis

I Ansprüche und Realitäten

1 Was macht die gute Psychotherapeutin aus? 3
   Friedrich Riffer

2 Die Therapierenden in der Schematherapie. Zwischen
   Heilserwartung und „Therapeutenfalle" 19
   Eckhard Roediger

3 Beispiele zur Bedeutung von Übertragung in
   therapeutischen Beziehungen 33
   Anton Tölk

4 Balint-Arbeit unter dem Aspekt konzeptueller
   Änderungen in der analytischen Theoriebildung:
   Von der Gegenübertragung zur Intersubjektivität 39
   Gerd Eichberger

5 Amor und Psyche – Erotik im intersubjektiven Feld
   der Psychotherapie 51
   Barbara Laimböck

II Chancen

6 Facetten der Achtsamkeit 69
   Petra Tschögl

7 Die therapeutische Beziehung aus systemischer
   Perspektive 79
   Elisabeth Wagner

8 Alle (noch) in einem Boot? Ja, denn Systemresilienz ist lernbar! 95
   Christina Lohr und Gernot Hauke

9 Therapeutische Beziehung in Film und Literatur 105
   Brigitte Fellinger

10 Aufsuchende Sozialpädagogik bei familiären
   Krisen und Konflikten 117
   Martina Steininger und Christoph Steininger

III Risiken

11 Über Grenzen 135
Rotraud A. Perner

**12 Strategien und Verhaltensweisen im Umgang mit
Aggression und Gewalt** 149
Wolfgang Egger

**13 Sekundäre Traumatisierung als Berufsrisiko:
Prävention – Schutz – Heilung** 169
Andrea Schulten

Serviceteil
Stichwortverzeichnis.. 195

Herausgeber- und Autorenverzeichnis

Über die Herausgeber

Assoc. Prof. Prim. Dr. Friedrich Riffer
Facharzt für Psychiatrie und Psychotherapie, Psychotherapeut (Klientenzentriert), Ärztlicher Direktor, Universitätsklinikum für Psychosomatische Medizin Eggenburg – Psychosomatisches Zentrum Waldviertel, Kliniken Eggenburg und Gars am Kamp, Österreich, fritz.riffer@pszw.at

Univ.-Prof. Dr. Manuel Sprung
Klinischer Psychologe und Gesundheitspsychologe, Psychotherapeut (Verhaltenstherapie), Wissenschaftlicher Leiter, Universitätsklinikum für Psychosomatische Medizin Eggenburg – Psychosomatisches Zentrum Waldviertel, Kliniken Eggenburg und Gars am Kamp, Grafenberger Straße 2, 3730 Eggenburg, Österreich, manuel.sprung@pszw.at Professor für Klinische Psychologie, Karl Landsteiner Privatuniversität für Gesundheitswissenschaften, Dr.-Karl-Dorrek-Straße 30, 3500 Krems an der Donau, Österreich, manuel.sprung@kl.ac.at

Prim. Dr. Elmar Kaiser
Facharzt für Psychiatrie und Psychotherapie (Deutschland), Facharzt für Psychiatrie und Psychotherapeutische Medizin, Ärztlicher Leiter Klinik Eggenburg, Universitätsklinikum für Psychosomatische Medizin Eggenburg – Psychosomatisches Zentrum Waldviertel, Grafenberger Straße 2, 3730 Eggenburg, Österreich, elmar.kaiser@pszw.at

Mag. Lore Streibl
Klinische Psychologin und Gesundheitspsychologin, Psychotherapeutin in Ausbildung unter Supervision, Therapeutische Leitung, Universitätsklinikum für Psychosomatische Medizin Eggenburg – Psychosomatisches Zentrum Waldviertel, Kliniken Eggenburg und Gars am Kamp Grafenberger Straße 2, 3730 Eggenburg, Österreich, lore.streibl@pszw.at

Autorenverzeichnis

Wolfgang Egger
Riederberg, Österreich

Gerd Eichberger
Zeiselmauer, Österreich,
e-mail: gerd.eichberger@aon.at

Brigitte Fellinger
Universitätsklinikum für Psychosomatische Medizin Eggenburg – Psychosomatisches Zentrum Waldviertel, Klinik Eggenburg, Eggenburg, Österreich,
e-mail: brigitte.fellinger@pszw.at

Gernot Hauke
Embodiment Resources Academy (ERA) Europa, München, Deutschland,
e-mail: g.hauke@era-europa.com

Barbara Laimböck
SFU Wien und Berlin,
Wien, Österreich,
e-mail: barbara.laimboeck@chello.at

Christina Lohr
Embodiment Resources Academy (ERA) Europa,
München, Deutschland,
e-mail: c.lohr@era-europa.com

Rotraud A. Perner
Matzen, Österreich,
e-mail: office@perner.info

Friedrich Riffer
Universitätsklinikum für Psychosomatische
Medizin Eggenburg, Eggenburg, Österreich,
e-mail: fritz.riffer@pszw.at

Eckhard Roediger
Frankfurt a. M., Deutschland,
e-mail: kontakt@eroediger.de

Andrea Schulten
Universitätsklinikum für Psychosomatische
Medizin Eggenburg – Psychosomatisches
Zentrum Waldviertel, Eggenburg, Österreich,
e-mail: andrea.schulten@pszw.at

Christoph Steininger
Fuchsbau-Mobil, Auersthal, Österreich,
e-mail: office@fuchsbau-mobil.at

Martina Steininger
Fuchsbau-Mobil, Auersthal, Österreich,
e-mail: office@fuchsbau-mobil.at

Petra Tschögl
Eggenburg, Österreich,
e-mail: petra.tschoegl@
achtsamkeitsprogramme.at

Anton Tölk
Baden bei Wien, Österreich,
e-mail: anton@toelk.at

Elisabeth Wagner
Baden, Österreich,
e-mail: wagner.elisabeth@gmx.com

Ansprüche und Realitäten

Inhaltsverzeichnis

Kapitel 1   Was macht die gute Psychotherapeutin aus? – 3
Friedrich Riffer

Kapitel 2   Die Therapierenden in der Schematherapie. Zwischen Heilserwartung und „Therapeutenfalle" – 19
Eckhard Roediger

Kapitel 3   Beispiele zur Bedeutung von Übertragung in therapeutischen Beziehungen – 33
Anton Tölk

Kapitel 4   Balint-Arbeit unter dem Aspekt konzeptueller Änderungen in der analytischen Theoriebildung: Von der Gegenübertragung zur Intersubjektivität – 39
Gerd Eichberger

Kapitel 5   Amor und Psyche – Erotik im intersubjektiven Feld der Psychotherapie – 51
Barbara Laimböck

Was macht die gute Psychotherapeutin aus?

Friedrich Riffer

1.1 Einleitung – 4

1.2 Annäherung statt Hybris – 4

1.3 Der Mythos des objektiven Wissens – 7

1.4 Sympathie – 9
1.4.1 Anmerkungen zum Erstgespräch – 10
1.4.2 Zur Rolle von Sympathie/Empathie zu Beginn des therapeutischen Prozesses – 11
1.4.3 Anmerkung zum somatopsychischen Zusammenspiel bei der Sympathie – 12

1.5 Präsenz – 12
1.5.1 Präsenz im therapeutischen Prozess – 13

1.6 Zusammenfassung – 17

Literatur – 18

© Springer-Verlag GmbH Deutschland, ein Teil von Springer Nature 2020
F. Riffer et al. (Hrsg.), *Therapeutische Beziehungen*, Psychosomatik im Zentrum 4,
https://doi.org/10.1007/978-3-662-60817-3_1

1.1 Einleitung

Diesem Thema kann man sich so vielfältig annähern, dass nur eine kleine Auswahl an Blickwinkeln beziehungsweise Konzepten möglich ist, um den vorgegebenen Rahmen zu entsprechen. Stellvertretend seien einige Gesichtspunkte genannt: die Persönlichkeit der Therapeutin, also das eigene Gewordensein, die unterschiedlichen Auswahlverfahren zur Ausbildung, im Zusammenhang mit der praktischen Arbeit als Therapeutin die wichtige Rolle von Inter- bzw. Supervision oder auch Fortbildungsfragen, ressourcen- versus defizitorientierte Konzepte, Empowerment und Recovery im Kontext der Psychotherapie, der Blick auf Fragen der Resilienz, Eigenschaften der Therapeutin, beispielsweise Echtheit oder Wertschätzung, oder auch Humor in der Therapie. Forschungsergebnisse in Form von Zahlen wären eine weitere Möglichkeit, sich dem Thema zu nähern. Es erscheint mir jedoch in Analogie zu Colin Crouch (2015), der in seinem Werk *Die bezifferte Welt* beschreibt, wie die Logik der Finanzmärkte das Wissen bedroht, dass die Logik der Zahlen das Wissen um die gute Psychotherapeutin bedroht.

Ich wähle daher einen anderen Zugang. Ich werde versuchen, über vier Überlegungen eine – und das heißt, eine unter vielen möglichen – Antwort zu geben. „Annäherung statt Hybris" und „Der Mythos des objektiven Wissens" sind die ersten beiden. Sie haben scheinbar nur mittelbar mit der gestellten Frage zu tun. Die persönliche Haltung und deren lebenslange Reflexion zu diesen beiden Überlegungen halte ich jedoch im Sinne des Selbst-, Menschen- und Weltbildes der einzelnen Therapeutin für grundlegend wichtig. Sie prägen nachhaltig den konkreten therapeutischen Prozess.

Über die dritte Überlegung – „Sympathie" (in Erweiterung von Empathie) – und die vierte – „Präsenz" – werde ich unmittelbarer auf die Therapie, den therapeutischen Prozess und die Therapeutin eingehen, um einer versuchten Antwort auf die gestellte Frage näherzukommen.

Auch dabei wird, unter Einbezug eines Beispiels aus der Kunst, das mir so wichtig erscheinende Selbst-, Menschen- und Weltbild der Therapeutin eine Rolle spielen. Therapie und Kunst stehen ja unbestritten in einem engen Verhältnis zueinander. Denken wir an Kunst als Therapie – Kunsttherapie, also Kunst als therapeutisch wirksame Ausdrucks- und Gestaltungsform. Ausdrucks- und Gestaltungsmittel sind in abgestuften Graduierungen auch jede Form der Psychotherapie, denken wir an die (Neu-) Gestaltung des Selbstkonzeptes oder des Lebensvollzuges über therapeutische Prozesse. Über Kunst und Therapie erweitern wir uns, kommen uns und den Anderen näher, dem Bewussten und dem Unbewussten, erfahren Zusammenhänge, gewinnen Einsichten, erfahren Sinn. In Kunst und Therapie zeigen und verändern sich das Selbst-, Menschen- und Weltbild der Künstlerinnen – der Betrachterinnen, der Therapeutinnen – der Klientinnen.

Zur ersten Überlegung:

1.2 Annäherung statt Hybris

Christian Scharfetter hat in seinem Buch *Was weiß der Psychiater vom Menschen?* im Kapitel Vorsicht vor den „Meistern" eine Warnung ausgesprochen (Scharfetter 2012). Scharfetter meint, dass in unserem Zeitalter des Narzissmus überall die Gefahr der Ich-Überhöhung, Ich-Verfälschung, Ich-Inflation lauert. Dass die eigene Wichtigkeit,

Selbstgerechtigkeit oder Orthodoxie, die Selbststilisierung als Lehrer, Meister, Guru, Künder neuer Paradigmen – reisender Lehrer und Redner, wie er es so schön ausdrückt –, mit größter Skepsis zu betrachten sind. Er spricht also eine Warnung „vor dem vermeintlich gefundenen Stein der Weisen" aus und vor denen, die lauthals verkünden „die Finder" zu sein. Die Bandbreite dieser Verkünder und Verkündigungen ist groß und reicht, polar ausgedrückt, von der einen Seite, beispielsweise den „angesagten" wissenschaftlichen Disziplinen wie den Neurowissenschaften, deren Vertreter revolutionäre Ergebnisse verkünden, wobei Ursache und Wirkung oft allzu plakativ verwechselt werden, bis hin zum anderen Pol, wo ohne jede kritische Auseinandersetzung esoterische Glaubensbekenntnisse sich in unterschiedlichsten Varianten den Weg bahnen.

Wie herausfordernd die Aufgabe ist, dem entgegenzutreten, sehen wir täglich im öffentlichen, besonders im politischen Diskurs. Die Hybris, „neue – in Wirklichkeit uralte – Pseudowahrheiten" (der Ausländer ist dein Feind, der Arbeitslose ist faul…) als einzige „Wahrheit" zu propagieren, bis hin zur „Fake-News"-Mode, die ein paranoides gesellschaftliches Klima schafft, ist in der Tat eine „wahn-sinnige" Entwicklung, die mit Ehrgeiz, Entschlossenheit und fallweise großer Lust betrieben wird. Spätestens beim zweiten Blick wird dies als hilfloser Kompensationsversuch narzisstisch schwacher „echter Männer" (in der Regel sind es Männer) sichtbar, die im neurotischen Wiederholungszwang in ihrem Größenselbst gefangen sind.

Ja, diese Welt verschlägt uns den Atem ob des atemberaubenden Tempos durch Digitalisierung und Kapitalisierung. Wir fühlen uns bedroht, den „festen Boden" zu verlieren. Nur zu verständlich ist der Wunsch nach Sicherheit in einer Welt, die sich aller Gewissheiten, Verbindlichkeiten und Orientierungen zu entledigen scheint, sich postmodern in der Beliebigkeit aufzulösen droht. Es ist wohl auch oft die Komplexität des gesammelten Wissens, die Angst davor, das letzte Sichere zu verlieren. Ein schönes Beispiel ist die Lektüre „Die dunklen Seiten der Empathie" ein sehr empfehlenswertes Buchs von Fritz Beinhaupt (2017). In diesem beleuchtet er diese dunklen Seiten der Empathie auf vielfältige Weise. Klug und schonungslos stellt er die vermeintlich klare Verbindung von Moralität und Empathie infrage. Er zeigt den Missbrauch, die selbstgefällige Instrumentalisierung von Empathie, schonungslos relativiert er ein für uns Psychotherapeuten so eindeutig besetztes Konzept. Die Auflösung aller Gewissheiten …

Die Philosophin Ariadne von Schirach spricht im Zusammenhang mit der Auflösung der Gewissheiten von einem Identitäts- und Realitätsverlust unserer Gesellschaft (Schirach 2019). In „Die psychotische Gesellschaft" so der Titel ihres kürzlich erschienenen Buches, vergleicht sie treffsicher den Realitätsverlust (denken wir an die Ignoranz der drohenden ökologischen Katastrophe gegenüber) und den Identitätsverlust (Richard David Precht – „Wer *bin ich – und wenn ja, wie* viele?") westlicher Gesellschaften und Kulturen mit psychotischem Erleben.

Auch in der Psychotherapie sehen wir uns mit einem kaum bewältigbaren Zuwachs an Wissen, dargelegt in einer Vielzahl theoretischer und praktischer Konzepte, konfrontiert. Eingebettet in ein gesellschaftliches Klima des Identitäts- und Realitätsverlustes (siehe oben) verändern sich auch die Inhalte in psychotherapeutischen Prozessen und auch die Fragen an die Therapeuten selbst. Wie erwähnt, verweist der Umgang damit untrennbar auf das Selbst(bild), die Klientinnen – und somit auf das Menschenbild – sowie auf den „Rahmen" – und damit auf das Weltbild – der Psychotherapeutinnen.

Natürlich sind auch die Psychotherapeutinnen selbst den Gefahren eines möglichen Identitäts- beziehungsweise Realitätsverlustes ausgesetzt und in Abwehr dieser auch der Gefahr in Scharfetters Sinn, sich der Meisterschaft zu rühmen oder sich darauf zurückzuziehen (Scharfetter 2012). Gerade in dieser „narzisstisch verbrämten" Zeit gilt es, diesen Aspekten besondere Aufmerksamkeit zu schenken. Sie werden also an dieser Stelle keine neuen Wahrheiten verkündet bekommen, sondern vielmehr das Ergebnis einer Spurensuche. Um mehr als eine solche, eine Annäherung, kann es sich aus meiner Sicht auch deshalb nicht handeln, weil die Frage nach der guten Therapeutin die wohl komplexeste Sache berührt – nämlich den Menschen selbst, genauer die Beziehung zwischen (mindestens) zwei Menschen. Wie komplex dieses Geschehen ist, wissen wir alle – nicht nur aus therapeutischen Erfahrungen.

Auch wenn wir im medizinischen, auch psychiatrischen, Kontext gelegentlich noch immer auf ein paternalistisches Verständnis von Behandlung und Beziehung treffen, nach dem Motto: hier der Experte, da der Patient, der Experte entscheidet, der Patient führt brav aus, sollten wir gerade in der Psychotherapie den entscheidenden Schritt weiter sein. Auch wenn der Eine oder Andere wähnt, er weiß nach einer Stunde, was der Klientin fehlt, wie es zu behandeln ist und was denn zu verändern sei. Doch wer so denkt, irrt. Es sind im besten Falle „Umrisse" der Person (siehe ◘ Abb. 1.1), eine Ahnung von der Fülle der jeweils individuellen Lebensgeschichte, die untrennbar mit die Störung verbunden ist, die wir zu Beginn einer möglichen gemeinsamen Arbeit erfassen können – mehr ist uns nicht möglich.

Was wissen wir wirklich von unseren Klienten? Ich halte es daher für eine Maxime, den psychotherapeutischen Prozess, die gute Therapeutin betreffend, sich des Folgenden gewahr zu sein: Was immer wir wissen, glauben wir zu wissen, denn auch intersubjektive Übereinstimmung ist kein Wissen! Es ist eine gemeinsame Sichtweise, die – oft nur für einen umschriebenen Zeitraum – als Wirklichkeit erlebt wird. Das ist nicht wenig, ermöglicht uns alltäglich das Zusammenleben, im Therapieprozess Entwicklung. Doch es bleibt dabei, wir können uns der Person des Anderen immer nur annähern, nie alles wissen! Sich in der Hybris des Wissens wiederzufinden, bedeutet (im günstigsten Fall!) immer (un)-reflektierte Abwehr unterschiedlichster Motive. Vorsicht vor den Meistern!

Diese erste Überlegung, die Annäherung, verweist schon auf die zweite:

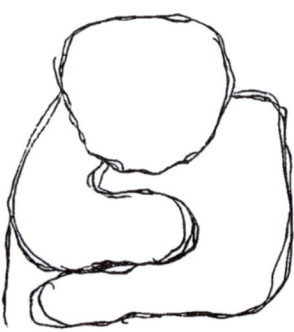

◘ **Abb. 1.1** Bild von Peter Koköfer „Ohne Titel"

1.3 Der Mythos des objektiven Wissens

Platon schuf mit seiner transzendentalen Ideenlehre und der damit verbundenen Abwertung der sinnlichen Welt die Grundlage für diesen Mythos, den Rene Descartes ca. 2000 Jahre später der westlichen Welt in die Wiege legte. Er „teilte" den Menschen, beziehungsweise die Welt, in die Res cogitans und die Res extensa, also in die Welt des Geistes und die der Objekte, zu denen er auch den menschlichen Körper zählte. Die ontologische Annahme der Trennung von Geist und Körper in einer Zeit bahnbrechender naturwissenschaftlicher Erkenntnisse – denken wir an die Ablösung des geo- durch das heliozentrische Weltbild – und der damit verbundenen Vormachtstellung des Rationalen durchdringt und bestimmt bis heute die Entwicklung unserer westlichen Kultur. Die Geistes- und Naturwissenschaften entwickelten sich in analoger logischer Konsequenz ebenfalls „getrennt". Der experimentellen, nomothetischen (Gesetze aufbauende) Forschung in den Naturwissenschaften steht die traditionell idiographische (also beschreibende) Forschung der Geisteswissenschaften gegenüber, der naturwissenschaftlich angestrebten Exaktheit die Hermeneutik, also eine umfassende Deutung des vom Menschen Hervorgebrachten.

Diesem exakten, am besten durch rein kognitive Prozesse (heute immer mehr durch künstliche Intelligenz in Form algorithmischer Prozesse) hervorgebrachten Wissen, auch als Vernunftwissen bezeichnet, welches die Naturwissenschaften anstreben, wird häufig Objektivität zugeschrieben. Dem wird das subjektive Wissen gegenübergestellt. Darunter wird landläufig ein stärker emotional gefärbtes „Wissen" verstanden. In unserem Kulturraum wird dieses Wissen in „rein emotionaler Ausprägung" auch als Bauchwissen bezeichnet. Diesem wird geringerer Wahrheitsgehalt zugeschrieben. Wenn vom Bauchwissen gesprochen wird, dann häufig in etwas despektierlicher Form mit süffisantem Lächeln. Es wird also eine Wertung vorgenommen, mit der alle, die mit psychisch kranken Menschen arbeiten, in vielfältiger Weise konfrontiert sind.

Jedoch: Objektiv bedeutet unabhängig von einem Subjekt und seinem Bewusstsein existierend, andersrum: Die Tatsache eines Subjekts (und auch die Naturwissenschaften werden von Subjekten betrieben!) schließt Objektivität aus. Und dennoch kam es, auch verständlich angesichts der revolutionären naturwissenschaftlichen Erkenntnisse ab dem 17. Jahrhundert, zu einer tiefen kulturellen Verwurzelung dieses Objektivitätsglaubens.

Es erinnert an Camus und seine Philosophie der Absurdität (Camus 1950). Das Absurde lag für ihn im Erkennen der Tatsache, dass das Streben nach Sinn in einer sinnleeren Welt vergeblich bleiben muss. Die Analogie wäre, dass die Suche nach Objektivität in einer Welt von Subjekten vergeblich bleiben muss … Allerdings bleibt die Frage, wie wir uns zur existenzialistischen Annahme Camus' zur sinnleeren Welt positionieren.

Söven (Søven) Kierkegaard meinte, dass keine Zeit so behände sei, neue Verstandes-Mythen hervorzubringen wie die, in der er lebte; und zwar dadurch, dass sie alle Mythen ausrotten wollte. Ich denke, das gilt bis heute. Übersetzt: Jede neue „objektive Wahrheit" macht die alte zum Mythos und beweist ex post ihren subjektiven Charakter. Auch die Theorien zum Aufbau der Materie aus Atomen wurden durch die Quantentheorie zum Mythos! Jede neue „objektive Tatsache" trägt also diesen Mythos schon in sich. Einfacher formuliert: Die Katze beißt sich selbst in den Schwanz.

Selbst im klinischen Kontext psychischer Störungen, von operationalisierten Diagnosemanualen über standardisierte psychologische Testverfahren oder standardisierte Reiz-Reaktions-Modelle verhaltenstherapeutischer Techniken (Watson, Skinner lassen grüßen) bis hin zu manualbasierten Therapien, Bio- und Neurofeedback und, und, und…: messen und wägen – „objektivieren"! Dieser Zugang hat sich auch hier einen (über-?) mächtigen Platz gesichert, und die dadurch gewonnenen Erkenntnisse werden bisweilen zur einzig notwendigen und hinreichenden Bedingung für Wissen, oder auch zur Wahrheit selbst, erklärt.

Zweifelsohne haben uns die Naturwissenschaften den enormen technischen Fortschritt gebracht. Sie unterstützen unseren Lebensalltag. Wenn wir an die Medizin denken, finden wir die erstaunlichsten technischen Leistungen, ob es bildgebende Verfahren in der Diagnostik, die Antibiotika- oder antiviralen Therapien bei Infektionskrankheiten oder modernste minimal- oder nichtinvasive Operationstechniken sind. Der Mehrzahl von uns haben die „Naturwissenschaften", beispielsweise über Antibiotikatherapien, schon das Leben gerettet. Doch Antibiotika helfen nicht bei psychischen Störungen, retten kein Leben in suizidalen Krisen. Ordnungen durch „Exaktheit" geben uns Orientierung und Sicherheit. Sie vermitteln auch Gefühle der Beherrschbarkeit, aber auch der Macht über Natur und Mensch, der Machbarkeit von „allem und jedem". Die dabei entstehende Gefahr der Hybris des Menschen sehen wir besonders gut dort, wo wir in ethisch-moralische Grenzbereiche vordringen, an die Grenzen des Machbaren. Beispielhaft seien die heraufdämmernden Geister der vermeintlichen Entschlüsselung des „Geheimnisses Mensch" durch die Gentechnologie und deren mögliche missbräuchliche Verwendung genannt.

Das Gegenteil von Macht ist jedoch Ohnmacht – ohne *Macht* sein. Und dieser begegnen wir, wenn wir zu sehr versuchen, mit naturwissenschaftlichen Methoden dem Subjekt Mensch zu begegnen. Wer von uns kennt sie nicht, die Ohnmacht, die wir beispielsweise in der Kommunikation mit und in der Behandlung von chronischen Schmerzpatientinnen erleben. Patientinnen berichten von einer Vielzahl an ärztlichen oder therapeutischen Reaktionen und Verhaltensweisen, die Ausdruck dieser Ohnmachtsgefühle sind.

Der Psychoanalytiker Alexander Mitscherlich (1995) beschreibt sie und auch, wie wir in unserer Ohnmacht auf die Ordnungen des naturwissenschaftlich Bewährten zurückgreifen: „Um den Schmerz zu vertreiben, verbündet sich der Arzt mit seinen Attributen – Kälte, Distanz, Maß, Zahl und Funktion". Ich ergänze: „Dabei vergisst er oder verdrängt er, dass starke Schmerzen zu haben zunächst einfach sehr weh tut" und die Betroffenen in ihrem Schmerz angenommen werden wollen. Es ist das subjektive Erleben des Einzelnen, welches das Maß und die Zahl, die Allmachtsphantasien naturwissenschaftlichen Denkens nachhaltig an ihre Grenzen bringt bzw. ihre Gesetze außer Kraft setzt.

Der Psychologie, ihren Subdisziplinen und anverwandten Fächern, die an der Grenze zwischen Natur- und Geisteswissenschaften stehen, kommt daher besondere Bedeutung zu, den dualistischen Zugang zum Menschen in seiner Begrenztheit zu sehen, sich dem Subjekt – dem Menschen – in seiner Leiblichkeit, psychosomatisch-somatopsychisch, anzunehmen.

Eigentlich gefragt ist jedoch das Annehmen der metaphysischen Frage – und ihrer Nichtbeantwortbarkeit, die Frage nach dem dahinterstehenden Rätsel, dem Hirn-Geist- oder Leib-Seele-Problem. Der Sternenhimmel (siehe ◘ Abb. 1.2) – wer hätte nicht schon staunend diesen bewundernd, die Unbeantwortbarkeit des großen Rätsels gefühlt – ist wohl die schönste Metapher dafür. Das ist sie, die Metaphysis, von der ich spreche.

Gehaltvolle Beziehung zwischen Menschen ist mit der Einsicht verbunden, dass es Intersubjektivität (die Verbindung zwischen den Subjekten – bei Husserl als

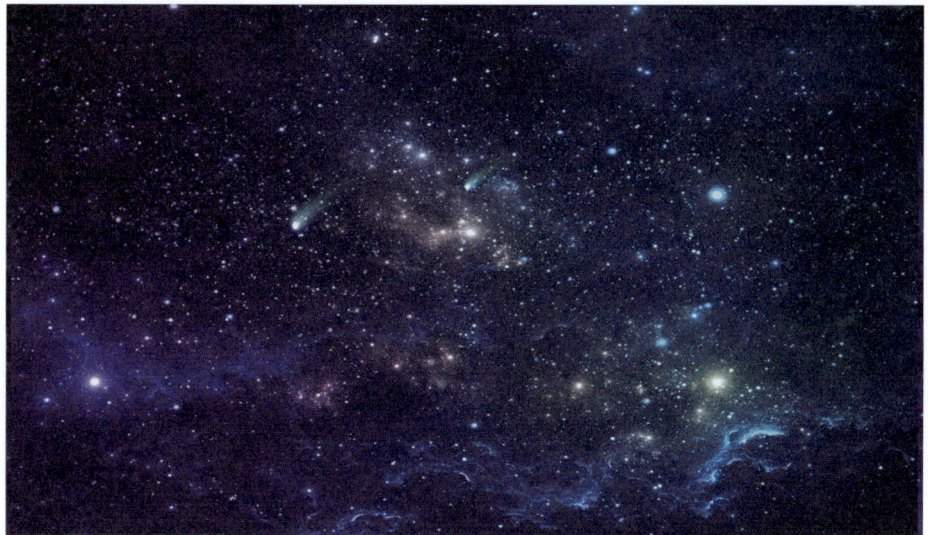

◘ Abb. 1.2 Sternenhimmel – ein Blick „in die" Metaphysis(© ธนพล สินสร้าง/stock.adobe.com)

transzendentale Voraussetzung definiert; Kern 2017) und nicht objektives Wissen ist, die uns gemeinsame Lebenswelten, gemeinsames „Wissen", ermöglicht.

Diesen Mythos des objektiven Wissens zu entkräften, sich dem Sog zu entziehen, das gilt auch für *mein* Selbstbild (als Mensch, als Therapeut), *mein* Menschenbild, *mein* Weltbild. Herabgebrochen auf die Psychotherapie, auf den therapeutischen Prozess, für *mein* Wissen über den Klienten, für den gemeinsamen Blick auf *ihn,* auf *seine* Welt, auf *seine* Sicht – das macht gute Therapeutinnen aus.

Der Mensch ist immer Mensch, daher immer Subjekt – niemals Objekt. Das Wissen über ihn kann immer nur Annäherung sein an etwas, das wir nie ganz, auch nicht im „Ganzheitlichsten", erfassen können.

1.4 Sympathie

Ich komme zum dritten und vierten Gedanken. Ich werde zwei Konzepte vorstellen, die versuchen, den Menschen in seiner leibseelischen Einheit, als fühlend-denkendes Wesen zu erfassen, zu verstehen: jenes der Sympathie und jenes der Präsenz.

Bewegen wir uns ein Stück zum Menschen hin. Fragen wir Therapeutinnen, fragen wir Klientinnen, was die gute Therapeutin ausmacht. Wenn man einen gemeinsamen Nenner für die gute Therapeutin sucht und diese selbst dazu befragt, fällt häufig das Wort Empathie. Gemeinhin stellen sich die Therapeutinnen unter der guten Therapeutin also eine empathische Therapeutin vor. Diese Attribution ist so häufig gebraucht, dass manche unserer Kolleginnen ähnlich allergisch reagieren wie bei dem Wort Burn-out. „Zu Tode gerogert" hörte ich einmal einen Analytiker sagen, er meinte damit offensichtlich, Empathie und Wertschätzung könnten in zu hoher Dosis „tödlich" sein, das heißt den Therapieprozess zerstören. Das kann tatsächlich sein, aber nur dann, wenn auf „alles und jedes" unreflektiert und nicht authentisch mit Empathie „geantwortet" wird.

Besonders bei schweren Persönlichkeitsstörungen kann das auf Grund völliger Überforderung heftige emotionale Reaktionen auslösen.

Die Empathie als wesentliches Merkmal für die gute Therapeutin trifft sich jedoch auch ganz gut mit dem, was Patientinnen mit der guten Therapeutin verbinden. Man soll mit ihr reden können, verstanden möchte ich werden (Empathie). Die Therapeutin soll Interesse an mir haben (Echtheit, Achtsamkeit), mich akzeptieren, wie ich bin (Wertschätzung). Eine gute Ausbildung oder therapeutische Techniken werden kaum genannt. Offensichtlich wird die gelingende therapeutische Beziehung sowohl im Verständnis der Therapeutinnen als auch der Klientinnen als zentral erlebt. Empathie ist die gemeinsame Klammer. Wiederholt wird von den Klientinnen jedoch auch Sympathie genannt, nicht jedoch von den Therapeutinnen. Diesen Unterschied halte ich jedoch für besonders interessant. Ich werde im Zusammenhang mit dem Erstgespräch auf die Sympathie näher eingehen, ansatzweise einen Blick auf ein kaum elaboriertes – wenn meines Erachtens doch häufig angewandten – Konzept werfen.

1.4.1 Anmerkungen zum Erstgespräch

Um was geht es beim Erstgespräch? Im Zentrum steht die Frage, ob sich Klient und Therapeut auf den Beginn eines therapeutischen Prozesses verständigen können. Da spielt Fachliches eine Rolle, aber auch die Rahmenbedingungen sind von Bedeutung. Ganz wichtig ist dabei jedoch die persönliche Passung. Denn diese eröffnet Möglichkeiten, katalysiert Vertrauen bei Menschen, die zu diesem Zeitpunkt oft ängstlich, verletzlich, unsicher sind. In der Praxis dient das Erstgespräch dafür, ein Gespür für diese Passung zu bekommen. Das Wort „Gespür" weist wiederum auf emotionale Prozesse hin, man könnte sagen, diese sind die Erweiterung des ersten Augenblicks (der Sympathie, des Neutralen, des Unbestimmten, der Antipathie …). „Dahinter" läuft eine Vielzahl an unbewussten Prozessen, parallel zum realen Kontakt.

Das Endergebnis dieses emotional-kognitiven interpersonellen Prozesses ist ein „Gefühl zum anderen hin". Dieses beeinflusst maßgeblich unsere Entscheidung, ob wir mit der Betroffenen einen therapeutischen Prozess aufnehmen, uns darauf einlassen. Dieses Dahinterstehende, Unbewusste bildet gemeinsam mit dem Bewussten unser Selbst – unser denkendes, fühlendes, handelndes Selbst. Die Frage vor der Entscheidung für einen therapeutischen Prozess an unser Selbst ist demnach immer auch eine an die nach den dahinterstehenden, unbewussten Prozessen, also an mein „ganzes Selbst".

Eine Reihe von Fragen kann uns auf der Suche nach Antworten hilfreich sein. Was interessiert mich besonders an der Person mir gegenüber? Werden Kernthemen (offene?) meiner Person berührt? Was lösen diese Themen in mir aus? Offenes Interesse? Lust auf die Arbeit mit der Person? Ein Überforderungsgefühl? Angst, Unsicherheit? Diese und andere Fragen gilt es im verantwortungsvollen Umgang mit der potenziellen Klientin zu beantworten. Das muss nicht heißen, allzu schnell von einer möglichen Therapie Abstand zu nehmen, bisweilen kann gar nicht gewählt werden (im stationären Kontext beispielsweise), das heißt jedoch, sich bewusst zu sein, sich selbst-bewusst-sein, um eine verantwortungsvolle Entscheidung treffen zu können. Dazu benötigt die Therapeutin ein halbwegs stabiles Selbstbild, das gut reflektiert werden kann und auch reflektiert wird! Das heißt eine Offenheit sich selbst gegenüber, um diese Fragen an sich beantworten zu können. Und das vielleicht gerade bei einem sehr sicheren „Bauchgefühl" ..., denn emotionale und kognitive Prozesse sind nicht trennbar, nur „vermeintlich" getrennt „anschaubar". Unser „Therapeutenleben" lang sind wir gefordert, aufgerufen, in diesem Reflexionsprozess zu bleiben (Supervision, Intervision, Selbstreflexion). Unabhängig davon sind wir gefordert, uns als Menschen, in unserem ständigen „Werden", die entsprechenden Fragen an uns selbst zu stellen. Wer bin ich? Wie verändere ich mich? Was bewegt mich? Was halte ich aus, was nicht? Wir brauchen also eine klare Idee zu unserem Selbst, auch zu dem, was nicht klar ist! Auf die Therapieprozesse bezogen sind es wiederum andere Fragen. Verfüge ich über Stabilität, um mit Patientinnen zu arbeiten? Wo sind meine Stärken, Schwächen, „wunden Punkte"? Welche Gefühle habe ich zu meiner Patientin, welche sie zu mir, wie gehen wir damit um? Wo droht mir die Gefahr, von der Echtheit und Wertschätzung in eine Form der Affiziertheit zu geraten, bei der ich mich im günstigsten Fall hinter gewählter Fachsprache, Anordnungen, Maß und Zahl, also „in weite Entfernung" vom Patienten „rette" oder, im ungünstigen Fall, mich an meinem Gegenüber mehr oder weniger stark ausagiere? Therapieabbrüche sind dann häufig die Folge. Das ist durchaus ein Plädoyer für den ständigen Blick auf sich selbst (dabei wesentlich sind selbstredend Inter- und Supervisionsprozesse), denn über diesen führt der Weg zu gelungenen Therapieprozessen.

1.4.2 Zur Rolle von Sympathie/Empathie zu Beginn des therapeutischen Prozesses

Pathos kommt vom griechischen Erlebnis, das dazugehörige Verb bedeutet erleben/erfahren, aber auch erleiden/erdulden. Em-pathos, Empathie: mit-fühlen. Sym-pathos, Sympathie: zusammen ..., zusammen fühlen ....

Es sind unterschiedliche Empathiekonzepte elaboriert. Gemeinsam ist ihnen im Zusammenhang mit Psychotherapie die Richtung; sie werden ausschließlich direktional, vom Therapeuten zum Klienten hin, verstanden. Sympathie wird, zweifelsohne seit Freud, der bekanntlich die Abstinenz als wesentliche Regel im therapeutischen Setting etablierte, aus der akademischen Diskussion ausgeklammert.

Frank Staemmler (2008) schlägt jedoch ein erweitertes Verständnis von Empathie vor: Empathie nicht als einseitigen, emotional-kognitiven Vorgang, sondern als einen intersubjektiven, gegenseitigen Vorgang zu verstehen (also eigentlich nicht Em-, sondern Sym-pathie, er bezeichnet es nur nicht so), der nicht nur mental, sondern in vielfältiger Weise auch leiblich stattfindet. Dieser gemeinsame Vorgang schafft eine überindividuelle, emergente Dimension. Auf diese emergente Dimension werde ich beim Präsenzkonzept zurückkommen, in welchem sie eine entscheidende Rolle spielt. Die Gegenseitigkeit/Wechselseitigkeit, die Staemmler in den Therapieprozessen als wichtig, entscheidend empfindet, bedeutet im Wortsinn Sym-pathie. Unter Begriffen wie Intersubjektivität in der Psychoanalyse beziehungsweise relationale Psychoanalyse findet seit über 20 Jahren auch innerhalb der Psychoanalyse einerseits eine theoretische Diskussion und andererseits eine Erweiterung der therapeutischen Praxis statt, die in ihrer Vielfältigkeit oft eine spürbare Nähe zum Sympathiebegriff aufweist. Der Herausgeberband von Altmeyer und Thomä (2006) mit dem Titel Die vernetzte Seele ist eine hervorragende Zusammenfassung der diesbezüglichen Konzepte und beschreibt eindrucksvoll die Wichtigkeit des *zusammen* Fühlens – der Sym-pathie.

1.4.3 Anmerkung zum somatopsychischen Zusammenspiel bei der Sympathie

Bekanntlich entsteht Sympathie oder auch Antipathie häufig beim ersten Kontakt, innerhalb kürzester Zeit. Die Worte „Ich habe sofort gespürt, der/die war mir vom ersten Augenblick an sympathisch," drücken das sehr schön aus.

Was passiert genau? Wir erfassen den/die Andere/n zunächst sensorisch – mit unseren Sinnen, auch wenn oft allzu rasch nur den dazugehörigen Gedanken die Aufmerksamkeit geschenkt wird, also dem nächsten Schritt, weil die Gedanken und die Sprache ganz rasch „durch unsere Erfahrung und unser Gedächtnis automatisiert" diese Empfindung, vor allem, wenn sie eindeutig ist, richtig „übersetzen". Eugen Gendlin benannte das Ausdrücken dieses körperlichen Gefühls als „felt sense", auch „verkörperte Bedeutung" (Gendlin 1981). Daraus entwickelte er eine eigene Therapieform – das Focusing. (Der Ausgangspunkt von Gendlins Überlegungen war übrigens die Entscheidung seines Vaters, 1938 mit seiner Familie von Österreich in die USA auszuwandern. Sein Vater begründete die Entscheidung damit, dass er das Gefühl hatte, es *müsse* sein.) In Gendlins Ansatz finden wir also einen Bezug auf die Konzepte des impliziten Wissens, des Unbewussten, auf sensorischer Ebene des prozeduralen Gedächtnisses wieder.

Natürlich wird das eben Ausgeführte je nach Therapierichtung eine unterschiedliche Rolle spielen – eine zentrale sicherlich bei den humanistischen Therapien, im allgemeineren Sinne bei der Verhaltenstherapie. Muss uns jetzt jeder Klient sympathisch sein? Sympathie kann, wie bereits erwähnt, von Anfang an („dem ersten Augenblick, der ersten Stunde") da sein oder auch während der Therapie entstehen. Sie muss aber nicht entstehen! Sie steht aus meiner Erfahrung im engen Bezug, im Wechselspiel zu den Bedingungen des therapeutischen Prozesses nach Rogers. Empathie, Echtheit, Wertschätzung. Die Verwirklichung dieser Haltungen wird mit hoher Wahrscheinlichkeit zu einem gewissen Maß an Sympathie führen oder dieses aufrechterhalten oder vergrößern. Das Entscheidende ist, ihre An- oder Abwesenheit bzw. ihr Ausmaß ständig zu reflektieren.

Ich ermutige daher nicht nur zur Empathie, sondern auch zur Sympathie! Zur wechselseitigen Gewahrwerdung! Schon Sandor Ferenci (1999) bezog sich auf sie, indem er meinte: Ohne Sympathie keine Heilung! Ich denke, sie kann entscheidend sein für mehr Offenheit, mehr Vertrauen, sich auf einen therapeutischen Prozess einzulassen, diesen zu vertiefen.

Therapeutinnen, die sich dem Aspekt der Sympathie öffnen, schon am Beginn und während des therapeutischen Prozesses, und – ich ergänze – auch im Leben, im Blick auf sich und den/die Anderen, in ihrem Menschenbild, bereichern sich, Klientinnen und therapeutische Prozesse.

1.5 Präsenz

Im Gegensatz zur Sympathie wurde Präsenz als psychotherapeutisches Konzept in den letzten zwei Jahrzehnten vielschichtig beforscht. Das hat gute Gründe. Meines Erachtens ist der gemeinsame Kern dieser Konzepte in ihren unterschiedlichen Ausformungen der Schlüssel, das Schlüsselkonzept, für die gute Therapeutin.

Die Annäherung an die „Präsenz" als therapeutisches Konzept erfolgt über den therapeutischen Prozess selbst. Der therapeutische Prozess findet auf Basis unterschiedlicher psychotherapeutischer Konzepte meist (noch) von Therapeutinnen zu Klientinnen statt. Häufig wird er über die zwei Aspekte Beziehung und Technik abgehandelt. Dabei wird oft der Eindruck einer dichotomen Teilung dieser beiden Aspekte, analog der Leib-Seele-Dichotomie, vermittelt. Bei genauer Betrachtung dient die therapeutische Beziehung oft nur als Basis oder Ergänzung für die Anwendung der „richtigen Technik". Bei dieser Teilung in Beziehung und Technik gelangen wir wieder zum Menschen- und auch Weltbild von Psychotherapeutinnen. Wie sehen diese den Menschen? Wie verstehen sie den Menschen? Welches Weltbild ist ihnen nahe?

Ist das Gehirn das Zentrum des Menschen? Ist das Gehirn bloß das Organ Gehirn, organisiert wie ein Computer? Sind es elektrophysiologische Prozesse, die uns re-präsentieren? Re-präsentieren bedeutet auch darstellen. Werden wir durch unser Gehirn „dargestellt"? Re-präsentieren bedeutet aber auch vertreten. Werden wir durch unser Gehirn „vertreten"? Das passt doch wohl zu unserer sich an allen Ecken und Enden zeigenden Re-präsentationsgesellschaft. Wollen wir die elektrophysiologischen Prozesse wie ein Computerprogramm verändern oder sogar „neu" programmieren? Wie stehen Therapeutinnen zu diesem Menschenbild? Oder wird der Mensch als körperlich-seelisches Wesen begriffen, als fühlend-denkendes Wesen, in seinem jeweiligen Sein – einzig-artigen Sein – in der Welt? Und wird dieses In-der-Welt-Sein nicht nur als re-präsent, in einer Re-präsentationsgesellschaft, sondern als präsent, im Sinne von gegenwärtig sein, verstanden?

Welches Weltbild tragen Psychotherapeutinnen in sich? Ein naturwissenschaftlich von einer Faszination für Daten und Zahlen geprägtes? Eines der Technikgläubig-leicht-gläubigkeit? Ein sich jeder modischen Strömung ergebendes? Ein der modernen Leistungsgesellschaft verpflichtetes, getreu dem Motto: Wer leistet, der soll auch (Gesundheit) haben? Selbst vor der Psychotherapie macht der „Leistungswahn" nicht Halt. Die „Super Shrinks", besonders erfolgreiche Therapeutinnen, werden von Scott Miller und anderen propagiert, und über „Leistungsvergleich-Apps" soll die einzelne Therapeutin besser werden (Miller et al. 2008).

Oder trägt die einzelne Therapeutin ein Weltbild in sich, welches den Menschen in Zusammenhängen, jenseits der eben formulierten, zulässt? Ein Weltbild, das sich, auf ein kritisches Bewusstsein gestützt, Alternativen zum Mainstream formulierend, bildet? Ein Weltbild, das sich nicht im unhinterfragten Konsum des von der Welt Repräsentierten erschöpft, sondern durch die eigene Präsenz „in der Welt" gestaltet wird, und die Welt in dieser Gegenwärtigkeit be-griffen, er-fühlt, wird?

Neben dem Selbstbild können auch das Menschen- und Weltbild der Therapeutin niemals den therapeutischen Prozess unberührt lassen. Sie sind immer Teil des therapeutischen Prozesses, so wie die diesbezüglichen Bilder der Klientinnen, und sie gestalten die Form des jeweiligen Präsentseins als Therapeutin bzw. Klientin wesentlich mit.

1.5.1 Präsenz im therapeutischen Prozess

Konzepte der Achtsamkeit und der Präsenz beschäftigen sich überschneidend auf theoretischer und praktischer Ebene mit Wahrnehmung, Wahrnehmung intra- oder interpsychisch, also Aspekten des Selbst, des Anderen oder auch „der äußeren

Welt" zugewandt sein. Bisweilen wird Achtsamkeit auch als ein – besonders gut erforschtes – Präsenzkonzept gesehen.

Vor allem durch ihre intersubjektive Komponente reichen diese Konzepte – gemeinsam mit Konzepten der Empathie, Mentalisierung, „Theory of Mind", der Sozialen Kognition – in die Psychotherapie hinein bzw. sind aus dieser Perspektive entwickelt worden.

Ein weiterer konzeptueller Ansatz, jener der Sympathie, wurde soeben in seinen Aspekten für psychotherapeutische Prozesse dargestellt. Ähnlich wie dieser als Erweiterung traditionell gedachter Konzepte der Therapeuten-Klienten-Beziehung gesehen werden kann, erscheint es lohnend, jenen der Präsenz unter diesem Blickwinkel der Erweiterung zu betrachten.

Zunächst soll auf ein faszinierendes Beispiel aus der Kunst hingewiesen werden.

Die Szene in ◘ Abb. 1.3 zeigt die international bekannte Performancekünstlerin Marina Abramović während ihrer Performance „The Artist is present", welche von März bis Mai 2010 im MOMA in New York stattfand. Marina Abramović ist heute 72 Jahre alt und hatte eine schwere Kindheit. Ihre Eltern waren hochdekorierte Partisanen, die sie mit militärischer Härte erzogen. Bei körperlicher Gewalt ihres Vaters gegenüber der Mutter hielt diese ihre Tochter schützend vor sich. Die Performances in ihrer Heimat waren immer sehr früh angesetzt, sie musste noch als 30-Jährige um 22 Uhr zu Hause zu sein. Nur ihre Großmutter hat sich, mit starkem kirchlichem Bezug, gut und liebevoll um sie gekümmert. Bei ihr wuchs Marina bis zum sechsten Lebensjahr auf. Vor allem ihre frühen Performances waren durch Selbstverletzungen und das Herangehen

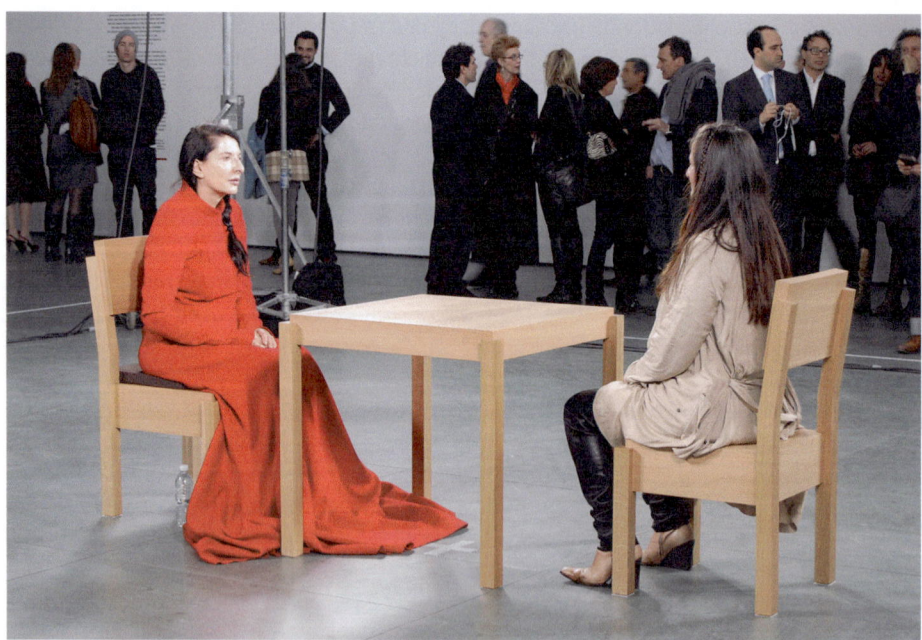

◘ **Abb. 1.3** Performancekünstlerin Marina Abramović während ihrer Performance „The Artist is Present", Museum of Modern Art, New York, 9. März bis 31. Mai 2010 (Andrew Russeth: Marina Abramović, The Artist is Present, 2010, Museum of Modern Art, New York, 9 March – 31 May 2010; ▶ https://creativecommons.org/licenses/by-sa/4.0/)

an körperlich-seelische Grenzen gekennzeichnet. Sie schnitt sich, peitschte sich und verbrannte einmal fast in einem Feuerring. Bei „The Artist ist present" im MOMA 2010 saßen der Künstlerin 1500 Menschen gegenüber. Sie wurden dabei von intensiven Emotionen erfasst, viele weinten – oft sehr rasch – und berichteten über extremes Näheerleben. Es gab auch einen Internet-Blog mit dem Titel „Marina made me cry". Die Künstlerin berichtete über eine ungeheure Masse von Schmerz, den sie erlebte.

Was passierte hier, das sich in so einer hohen Intensität zeigte? In den letzten zwei Jahrzehnten kam es innerhalb der Psychoanalyse zu einer zunehmenden Diskussion über frühes, vorsprachliches Erleben des Säuglings und über den Zugang zu diesem Erleben in psychotherapeutischen Prozessen. Vor der Erlangung der Fähigkeit zur Symbolisierung, die mit der Sprache eng verbunden ist („Das Unbewusste ist wie eine Sprache organisiert" – Lacan, einen Gedanken von Lévi-Strauss aufnehmend und im Romvortrag von 1953 erstmals darlegend), sind es der sensomotorische Austausch, das Sehen, Hören, Riechen, Ertasten, sowie die affektive Resonanz (◘ Abb. 1.4), zunächst über die Mutter-Kind-Dyade, die dem Säugling Wissen über die Welt, die menschlichen Beziehungen, vermitteln (Nemitz 2010). Auch bei den Analytikern setzt sich zusehends die Meinung durch, dass das Erleben der vorsprachlichen Zeit auf der verbalen Ebene in psychotherapeutischen Prozessen nicht erreichbar ist. Ralf Zwiebel (2013) weist darauf hin, dass dies nur auf einer sinnlichen Ebene der Wahrnehmung, der Präsenz, erreichbar ist. Rainer Gross (2015) weist in einem Aufsatz über Präsenz auf eine Arbeit der Boston Group (Boston Process of Change Study Group) hin und auf deren Konzept „Etwas mehr als Deutung". Der zentrale Aspekt dabei sind intensive emotionale Erlebnisse zwischen Therapeutin und Klientin (Ausgangspunkt ist eine Störung im gewohnten Kommunikationsmodus), nachdem sich beide auf einer höheren Ebene ihrer Selbst- und Fremdregulierungskompetenz finden. Diese Momente werden nach Daniel

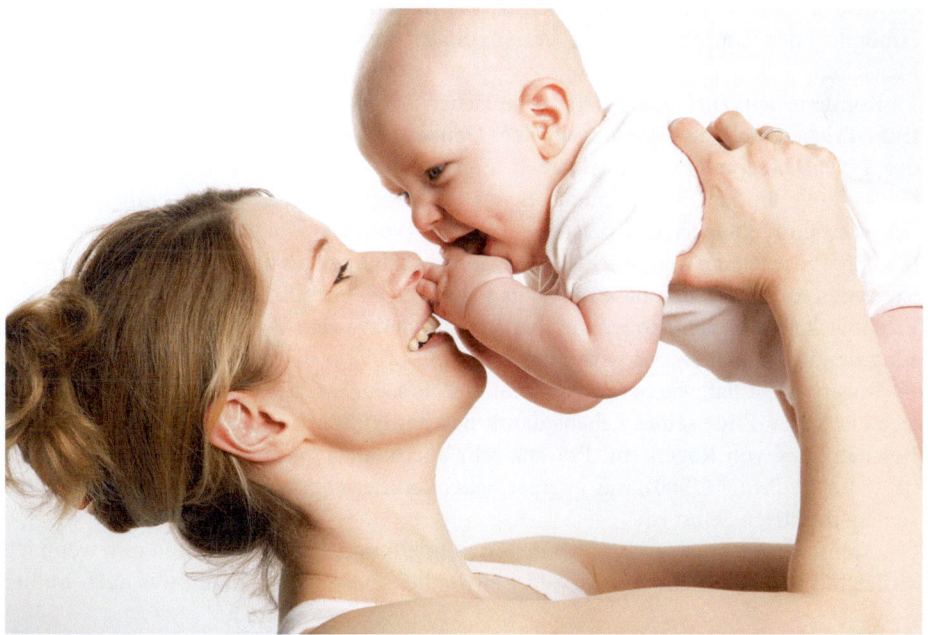

◘ Abb. 1.4 Mutter mit Kind (© photos.com PLUS)

Stern (2005), einem Mitglied dieser Gruppe, als Gegenwartsmomente bezeichnet. Sie werden im therapeutischen Prozess nicht gedeutet. Analog entspricht dies den frühen Mutter-Kind-Interaktionen. Keine Sprache, nur sensomotorische und emotionale Äußerungen seitens des Säuglings, und je jünger der Säugling, desto weniger Sprache auch auf Seiten der Mutter. Letztendlich bedeuten diese Erkenntnisse zunächst nichts anderes als das oft etwas despektierlich betrachtete Bauchwissen, ein von zwei Systemen repräsentiertes „Wissen", nämlich das frühe, im präverbalen Stadium des Säuglings (auch schon Embryos!!) entwickelte, tief im körperlichen verwurzelte „Bedeutungsfühlen".

Als entscheidend im Alltagsleben erscheint mir, die von Rainer Gross (2015) angesprochenen Gefahren zu berücksichtigen, nämlich dass wir durch Geringschätzung (als Gesellschaft) oder Störung (beim Einzelnen) dieses frühen, ersten Erfahrungssystems „kalt und körperlos" werden oder sich psychische Störungen entwickeln können. Dazu auftauchende Bilder zu unserer gegenwärtigen Gesellschaft sind wohl kein Zufall. Auf der anderen Seite würde ich die aus meiner Sicht zu Recht kritisierten Ausuferungen der Esoterik – alles ist Bauchwissen, die unantastbare Richtigkeit meines „Wissens" kommt aus dem Bauch – der Störung einer ausgewogenen Entwicklung beider Systeme (insbesondere des nachfolgenden verbalen Symbolisierungssystems) zuschreiben. Hier schließt sich der Kreis des vermeintlich objektiven Wissens. Beide Formen des Wissens, das ganz früh erworbene präverbale wie auch das später erworbene kognitiv sprachliche Wissen, vermitteln auch in ihrer Gesamtheit kein objektives Wissen. Sie ergänzen sich, um im Blick auf die Welt einen höheren Grad an Annäherung an die Wirklichkeit oder auch an intersubjektiver, gemeinsamer Sicht zu gewinnen. Bei der Performance von Marina Abramović spielte dieses dem Bewusstsein „nur" durch das „gefühlte körperliche Erleben" zugängige Wissen, welches offenbar eine sehr dichte Atmosphäre schuf, eine wesentliche Rolle. Die nonverbale Intersubjektivität schuf den Raum für jeweils beide Seiten, Affekte hoher Intensität über dieses früh entwickelte System zu erleben. Präsenz, die diesen Raum, diese Atmosphäre schafft, ermöglicht den Zugang zu diesem frühen, präverbalen Erleben und damit zum Kern des Menschen.

Kommen wir zurück zum therapeutischen Prozess. Die Boston Group hat dieses frühe Erleben nicht als erste aufgegriffen. Denken wir an die körperorientierten Formen der Psychotherapie. Auch dort spielt nonverbales körperliches Erleben eine nachhaltige Rolle. In der Therapietradition von Carl Rogers stehend, scheint mir gerade bei der von ihm entwickelten personzentrierten (vormals klientenzentrierten) Psychotherapie Präsenz eine wesentliche Rolle – wenn auch nicht als benanntes, ausgearbeitetes Konzept – zu spielen. Ich habe eingangs schon Eugen Gendlin erwähnt (Gendlin 1981). Er entwickelte aus dem Rogerianischen Ansatz heraus sein Focusing-Konzept mit dem zentralen Begriff der „verkörperten Bedeutung".

Rogers selbst hat, wie bereits erwähnt, den Präsenzansatz nicht elaboriert, er hat erst sich erst gegen Ende seines Lebens damit beschäftigt. Martin Jochheim (2019) fasst die Beschäftigung von Rogers mit Präsenz sehr anschaulich zusammen. Rogers beschreibt in „*A way of Being*" (1980), was in einer helfenden Beziehung geschieht, wenn er eng bei seinem intuitiven Selbst ist:

„Wenn ich irgendwie in Berührung bin mit dem unbekannten Selbst in mir, wenn ich vielleicht in einem leicht veränderten Bewusstheitszustand bin, dann, was auch immer ich tue, scheint mir voller Heilung zu sein. Dann ist einfach nur meine Präsenz erlösend und hilfreich für den Anderen. Es gibt nichts, was ich tun könnte, um diese Erfahrung zu erzwingen, aber wenn ich mich entspanne und dem transzendentalen Kern in mir nahe bin, scheint es, dass meine Seele sich ausstreckt und die Seele des Anderen berührt".

Und noch ein Blick ins Leben, ins Alltagsleben. Ich sehe hier drei unterschiedliche Intensitäten in der Kommunikation. Zunächst eine Form geringer Intensität, im alltäglichen Umgang miteinander. Es steht der Informationsaustausch im Vordergrund. Das Gespräch zweier Arbeitskollegen, der Austausch eines Paares über die Organisation des Tages. Ein Austausch mittlerer Intensität wäre „das gute Gespräch" mit einem Freund, dem Partner, den Kindern, bei dem auch der emotionale Gehalt, die tiefere Bedeutung, ihren Platz findet. Auf der nonverbalen Ebene beispielsweise das gemeinsame Lesen im gemeinsamen Zimmer bei guter Atmosphäre oder der anwesende tätig Vater oder die Mutter im selben Raum, in dem das Kind spielt. Hier findet Austausch statt, wird Sicherheit gegeben, wird „Beziehung gelebt". Und schließlich das, was im Hinblick auf den therapeutischen Prozess formuliert wurde, die Begegnung hoher Intensität, die das präverbale, frühe Erleben aktivierende, abbildende. Zwei Menschen, die sich in einer schwierigen Situation innig umarmen, „einfach nur halten". Ein weiteres beeindruckendes Beispiel wäre die Beantwortung einer uns aus dem therapeutischen Kontext nur allzu bekannten Frage. Ein Mensch in einer ganz schwierigen persönlichen Situation, beispielsweise durch den Tod eines Angehörigen. Die Menschen im persönlichen Umfeld fragen dann oft, was sie für den Betroffenen tun können. Die Antwort lautet meist: einfach nur da sein. Dieses Dasein, das ist genau jene Hilfe, die die Mutter dem Säugling anbietet. Sie kann in Alltagssituationen das frühe, nonverbale, emotionale Gedächtnis erreichen, das Urbedürfnis aller Menschen, Halt zu finden im Gehaltenwerden.

1.6 Zusammenfassung

Die gute Therapeutin sollte sich den Klientinnen ohne „Wissen und Gewissheiten" annähern. Dies soll achtsam, einfühlend, echt und wertschätzend geschehen. Von vornherein „zu wissen" bedeutet Hybris und den Verlust des Gegenübers, noch bevor begonnen wurde, dieses zu „gewinnen".

Wenn Therapeutinnen ein Selbst-, Menschen- und Weltbild entwickeln, das auf jede objektive Wahrheit verzichtet, und sich im therapeutischen Kontext (wie im Leben) auf sich stets wandelndes intersubjektives Erleben beziehen, schaffen sie Vertrauen, öffnen Räume und Möglichkeiten zu Veränderung.

Wenn Therapeutinnen Menschen, die sich ihnen anvertrauen, mit Sympathie begegnen, dann werden sie Offenheit und Vertrauen fördern, lebendig werden lassen, dann wird sich die Klientin wirk-lich, wirkend, uns an-ver-trauen.

Wenn Therapeutinnen bereit sind, dem ganzen Menschen in seinem seelisch-leiblichen Sein Raum zu geben und den Betroffenen durch Präsenz, die auch frühes, vorsprachliches Erleben ermöglicht, zu begleiten, dann begleiten sie ihre Klientinnen in die wirk-lichen Tiefen ihres Seins, ihrer Verletzungen und Bedürfnisse, dann werden sie gute Therapeutinnen sein.

Literatur

Altmeyer M, Thomä H (Hrsg) (2006) Die vernetzte Seele. Klett-Cotta, Stuttgart
Beinhaupt F (2017) Die dunklen Seiten der Empathie. Suhrkamp, Berlin
Camus A (1950) Der Mythos von Sisyphos: Ein Versuch über das Absurde (Le mythe de Sisyphe). Rauch, Bad Salzig
Crouch C (2015) Die bezifferte Welt. Suhrkamp, Berlin
Ferenczi S (1999) Ohne Sympathie keine Heilung. Das klinische Tagebuch von 1932. Fischer, Frankfurt a. M.
Gendlin ET (1981) Focusing (deutsche Erstausgabe). Müller, Salzburg
Gross R (2015) Präsenz – ein Konzept zwischen Kulturwissenschaft und therapeutischem Diskurs. In: Poltrum M, Heuner U (Hrsg) Ästhetik als Therapie. Parodos, Berlin
Kern I (2017) Phänomenologie der Intersubjektivität. In: Luft S, Wehrle M (Hrsg) Husserl-Handbuch. J.B. Metzler, Stuttgart
Miller SD, Hubble M, Duncan B (2008) Supershrinks: what is the secret of their success? Psychother Aust 14:14–22
Mitscherlich A (1995) Krankheit als Konflikt: Studien zur psychosomatischen Medizin I. Suhrkamp, Berlin
Precht RD (2007) Wer bin ich – und wenn ja, wie viele? Eine philosophische Reise. Goldmann, Leipzig
Rogers C (1980) A way of being. Harcourt, New York
Scharfetter C (2012) Was weiß der Psychiater vom Menschen, 2. Aufl. Verlag Wissenschaft und Praxis Dr. Brauner GmbH, Sternenfels
Schirach A (2019) Die psychotische Gesellschaft. Klett-Cotta, Stuttgart
Staemmler F (2008) Empathie in der Psychotherapie aus neuer Perspektive. Dissertation, Universität Kassel. ► https://kobra.uni-kassel.de/bitstream/handle/123456789/2009022526404/DissertationStaemmler.pdf?sequence=3&isAllowed=y
Stern D (2005) Der Gegenwartsmoment. Veränderungsprozesse in der Psychoanalyse, Psychotherapie und Alltag. (Übersetzung): Elisabeth Vorspohl. Brandes und Aspel, Frankfurt a. M.
Zwiebel R (2013) Was macht einen guten Psychoanalytiker aus? Klett-Cotta, Stuttgart

Internetadressen und weiterführende Literatur

Nemitz R (2010). Lacans Sentenzen „Das Unbewusste ist strukturiert wie eine Sprache". ► https://lacan-entziffern.de/unbewusstes/das-unbewusste-ist-strukturiert-wie-eine-sprache/
Jochheim M (2019) Präsenz bei Carl Rogers und in der Personenzentrierten Psychotherapie. ► http://docplayer.org/64574513-Praesenz-bei-carl-rogers-und-in-der-personzentrierten-psychotherapie.html

Die Therapierenden in der Schematherapie. Zwischen Heilserwartung und „Therapeutenfalle"

Eckhard Roediger

2.1 Einleitung – 21

2.2 Konsequenzen für die Therapierenden: der „Fluch der guten Tat" – 21

2.3 Die Grundlage: das vereinfachte Modusmodell – 22

2.4 Die Kombinationen der Bewältigungsmodi im Einzelnen (Moduszirkel) – 24
2.4.1 Unterordnende Therapierende – 24
2.4.2 Vermeidend-distanzierte Therapierende – 24
2.4.3 Dominante Therapierende – 25

2.5 Spezielle Fallen für Therapierende und wie man herauskommt – 25
2.5.1 Vermeidende Therapierende – 25
2.5.2 Unterordnende Therapierende – 26

2.6 Die Emotionen der Therapierenden zur empathischen Konfrontation nutzen – 27

© Springer-Verlag GmbH Deutschland, ein Teil von Springer Nature 2020
F. Riffer et al. (Hrsg.), *Therapeutische Beziehungen*, Psychosomatik im Zentrum 4,
https://doi.org/10.1007/978-3-662-60817-3_2

2.7 Die Rolle schematherapeutischer Supervision und
Selbsterfahrung – 29

2.8 Die Grenze zwischen Supervision
und Selbsterfahrung – 30

Literatur – 31

2.1 Einleitung

Die Schematherapie hat inzwischen einen festen Platz in der psychotherapeutischen Versorgungslandschaft eingenommen. Insbesondere in der Behandlung von Menschen mit einer Borderline-Persönlichkeitsstörung zählt sie zu den sogenannten „Big Four", also zu den vier als evidenzbasiert geltenden Behandlungsansätzen. Das ist durchaus nicht selbstverständlich, denn die empirische Absicherung ist noch nicht allzu groß. Allerdings zeigen die vorhandenen Studien recht gute Ergebnisse. Dies gilt sowohl für das Einzelsetting (Giesen-Bloo et al. 2006) als auch für den Einsatz in Gruppen (Farrell et al. 2009). Ganz aktuell kommen die Ergebnisse einer sehr großen Studie dazu, die unter der Leitung von Arnoud Arntz sowohl alleinige Gruppenschematherapie als auch die Kombination von Einzel- und Gruppentherapie untersucht. Die multizentrische, randomisiert-kontrollierte Studie mit insgesamt 495 Probanden zeigte sowohl für die alleinige Gruppentherapie, noch deutlicher aber für die kombinierte Behandlung, hohe Besserungsraten (d. h. einen Score von unter 15 im BPDSI bei zwei Dritteln der Patienten in beiden Armen) und sehr hohe Effektstärken (3,50 in der kombinierten und 2,67 in der alleinigen Gruppentherapie; Arntz 2019). Die Lebenszufriedenheit stieg in der kombinierten Behandlung fast auf das Niveau der Durchschnittsbevölkerung (Dickhaut und Arntz 2014). Auch die Abbruchquoten lagen mit 25 % auf einem für Gruppentherapien vergleichsweise niedrigen Niveau. In einer Metaanalyse von Jacob und Arntz (2013) lagen die Abbruchquoten von Menschen mit Borderline-Persönlichkeitsstörungen auch in Schema-Einzeltherapien mit 10,1 % deutlich niedriger als bei den anderen „Big Four"-Ansätzen (Dialektisch-Behaviorale Therapie 23,0 %, Mentalisierungsbasierte Therapie 24,8 % und Übertragungsfokussierte Therapie 34,9 %). Die vergleichsweise niedrigen Abbruchquoten können als Hinweis darauf verstanden werden, dass sich die Behandelten in der Therapie gut aufgehoben fühlen.

Die guten Ergebnisse und niedrigen Abbruchquoten gelten aber nicht nur für Behandelte mit Borderline-Persönlichkeitsstörungen. Schematherapie ist ein transdiagnostischer Ansatz, der grundsätzlich auf jede Art von dysfunktionaler Persönlichkeitsstruktur anwendbar ist. So konnten in einer großen holländischen Studie mit 323 Behandelten überwiegend aus dem sogenannten „Cluster C" des DSM-IV (d. h. mit zwanghafter, ängstlicher oder unsicher-vermeidender bzw. passiv-aggressiver Persönlichkeitsstörung) in der Schematherapiegruppe deutlich bessere Ergebnisse erzielt werden als in den mit klärungsorientierter Therapie oder „treatment as usual" behandelten Vergleichsgruppen (Bamelis et al. 2014).

2.2 Konsequenzen für die Therapierenden: der „Fluch der guten Tat"

Diese Ergebnisse schaffen Erwartungen. Immer wieder kommen Menschen in Behandlung, die in einer Schematherapie ihre „letzte Hoffnung" sehen. Insbesondere der Begriff der „Nachbeelterung" kann dazu führen, jetzt endlich das zu finden, wonach man/frau schon immer verzweifelt gesucht hat. Dieser Erwartungshaltung stehen Therapierende gegenüber, die – wie wir wissen – fast alle die Schemata „Unerbittliche

Ansprüche" und „Aufopferung" haben (Leahy 2001) und sich entsprechend freiwillig über das notwendige Maß hinaus weiterbilden. Zudem haben viele selbst in der Kindheit emotionale Vernachlässigung erlebt. Dann kann das Engagement für eine Therapieform, in der die Erfüllung des Bedürfnisses nach Bindung und die „Versorgung des verletzbaren Kindmodus" eine zentrale Rolle einnehmen, durchaus auch ein Versuch der Kompensation eines eigenen Vernachlässigungsschemas sein. Die Therapierenden erleben sich nun in der dominanten, kompetenten Rolle, nicht mehr in der der verletzbaren und abhängigen. Ist diese Kombination von bedürftigen Behandelten und kompensiert-bedürftigen Therapierenden Letzteren nicht bewusst, stellt sie eine kritische, wenn nicht sogar bedenkliche Konstellation ein. Daher sollten ein entsprechendes Beziehungsmodell und die daraus abgeleiteten Konsequenzen für die Therapierenden Teil der Supervision und Selbsterfahrung sein. Auf dieses Modell möchte ich im Weiteren genauer eingehen. Eine Einführung in das Schematherapiemodell wird hier nicht gegeben. Interessierte seien auf entsprechende Publikationen verwiesen (zur Einführung z. B. Roediger 2019 sowie das Lehrbuch von Roediger 2016a). Hier sollen nur die für das Verständnis des interaktionellen Modusmodells unabdingbaren Aspekte vorgestellt werden.

2.3 Die Grundlage: das vereinfachte Modusmodell

Das vereinfachte interaktionelle Modusmodell wurde für die Arbeit mit Paaren entwickelt und ist auf die dyadische Beziehung zwischen Therapierenden und Behandelten übertragbar (Neumann et al. 2013). Es basierte auf der Polarität zwei fundamentaler, irreduzibler Grundbedürfnisse, nämlich Bindung (bzw. Umkreisbezogenheit) und Selbstbehauptung (bzw. Selbstbezogenheit). Die Bedrohung dieser Bedürfnisse führt jeweils zur Aktivierung von spezifischen Basisemotionen (Ekman 2015). Dieser Ablauf ist in dem sogenannten „Still-Face"-Experiment von Edward Tronick (▶ https://www.youtube.com/watch?v=apzXGEbZht0) eindrucksvoll zu sehen: Droht Bindungsverlust, reagieren (zumindest sicher gebundene) Kinder primär mit einer moderaten ängstlichen Aktivierung, die ein verstärkt bindungsorientiertes Verhalten bis hin zur Aufopferung auslöst. Führt das nicht zu einer Wiederherstellung der Beziehung, wird das Alarmsystem des Kindes aktiviert, und es kippt in einen sekundären Ärger, um nun auf dem Weg der Dominanz – sozusagen „gewaltsam" – eine Verbindung zu erzwingen. Als primäre Basisemotion tritt Ärger hingegen auf, wenn unser Bedürfnis nach Selbstbehauptung, Autonomie bzw. Kontrolle bedroht ist. Das dann ebenfalls aktivierte Alarmsystem macht uns kampf- und zur Not auch fluchtfähig. Ist die Beziehung wiederhergestellt, beruhigt sich das Alarmsystem wieder. Gelingt das nicht, bleibt die Anspannung hoch, und die Betroffenen weichen in selbstberuhigendes oder Rückzugsverhalten aus. Die einzelnen Elemente dieses vereinfachten, dimensionalen Modusmodells sind in ◘ Abb. 2.1 zusammengefasst.

Ganz im Sinne der traditionellen Verhaltenstherapie zeichnet sich maladaptives Verhalten durch Einseitigkeiten in diesem polaren Spektrum bzw. in Verhaltensexzessen oder -defiziten aus. Dabei können drei typische Verhaltensmuster (bzw. Bewältigungsmodi) beobachtet werden: 1) die dominant-kontrollorientiert Kämpferischen, 2) die sich bis hin zur Aufopferung Unterordnenden und 3) die

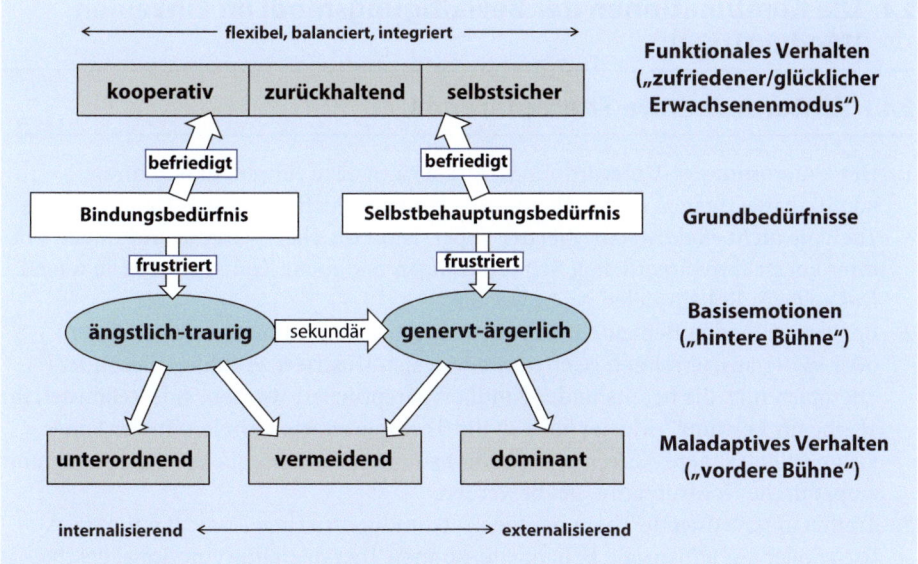

Abb. 2.1 Elemente des dimensionalen Modusmodells

	Ther.-Modus	Pat.-Modus	Therapiefalle
1	Unterordnung	Unterordnung	„Freundliche" Zusammenarbeit ohne Fortschritte. Pat. werden nicht autonom
2	Unterordnung	Vermeidung	Die T „schwitzt mehr als P"
3	Unterordnung	Dominanz	Die T lassen sich ausnutzen und entwerten
4	Vermeidung	Unterordnung	Die Bedürfnisse des P werden wie früher frustriert, die Pat. erdulden das
5	Vermeidung	Vermeidung	Es passiert nichts in der Therapie
6	Vermeidung	Dominanz	Die P klagt T an, dieser lässt sie „gegen die Wand laufen"
7	Dominanz	Unterordnung	Die T dominiert, P ordnet sich unter. Probleme bei Ablösung am Therapieende
8	Dominanz	Vermeidung	Die T fordert zu stark, klagt an oder entwertet, P bricht evtl ab
9	Dominanz	Dominanz	Machtkampf von Beginn an, es entsteht keine Therapie, sondern ein Abbruch

Abb. 2.2 Mögliche Bewältigungsmodus-Konstellationen in der Therapie

ängstlich-passiv oder auch angespannt-genervt Vermeidenden. In der sozialen Interaktion treffen nun diese Verhaltensmuster (bzw. Bewältigungsmodi) aufeinander. Bei jeweils drei möglichen Bewältigungsmodi ergeben sich in einer Therapie neun Moduspaarungen (bzw. Moduszirkel), die in ◘ Abb. 2.2 aufgelistet sind. In der rechten Spalte sind stichwortartig auch die jeweiligen „Beziehungsfallen" beschrieben. Auf diese wird im Weiteren genauer eingegangen. Selbstverständlich können sich im Laufe einer Behandlung die Bewältigungsmodi auf beiden Seiten verändern. Dann entsteht jeweils eine neue Moduspaarung.

2.4 Die Kombinationen der Bewältigungsmodi im Einzelnen (Moduszirkel)

2.4.1 Unterordnende Therapierende

1. Der Unterordnungs-Unterordnungs-Zirkel kann dazu führen, dass zentrale, konflikthafte Themen in der Therapie nicht angesprochen werden. Dann wird die Therapie nicht effektiv sein. Ziel der Supervision ist, Therapierende in Kontakt mit ihrer konstruktiv-ärgerlichen Seite zu bringen und mehr Konfrontation zu wagen. Das sollte in Rollenspielen geübt werden.
2. Bei vermeidenden Behandelten drohen unterordnende Therapierende früher oder später auszubrennen oder zumindest, sich frustriert zu fühlen. Besonders Therapierende, die bereits in der Kindheit parentifiziert wurden, sind gefährdet, ihr „Liebe für Leistung"-Muster auch in der Therapie zu wiederholen. In der Supervision sollten innere Antreiber reflektiert sowie selbstfürsorgliche Abgrenzung und empathische Konfrontation geübt werden.
3. Treffen unterordnende Therapierende z. B. im forensischen Kontext auf narzisstische oder gar antisoziale Behandelte, können Therapierende emotional geschädigt werden (wie z. B. im Film *Das Schweigen der Lämmer*). Supervidierende sollten klar und entschlossen warnen und aktiv bei der Korrektur des Behandlungssettings und der empathischen Konfrontation helfen. Gelingt dies nicht, sollten die Therapierenden unter Wahrung des Gesichtes der Behandelten von sich aus die Therapien beenden.

2.4.2 Vermeidend-distanzierte Therapierende

1. Vermeidende Therapierende können durch distanziert-emotionsarmes Verhalten bei unterordnenden Behandelten eine Wiederholung emotionaler Vernachlässigungssituationen der Kindheit bewirken und daher im Sinne einer Retraumatisierung direkt schädigen. Grundsätzlich sollten emotionsvermeidende Therapeuten bereit sein, ihr Vermeidungsmuster zu verändern, sonst können sie keine gute Schematherapie machen. Supervidierende sollten das unbedingt thematisieren und auf eine Selbsterfahrung hinwirken, da sich die Behandelten bedingt durch ihren Unterordnungsmodus kaum wehren können.
2. Begegnen sich Therapierende und Behandelte vermeidend, stagniert die Therapie. Therapierende sollten in Kontakt mit ihrem konstruktiven Ärger gebracht und zur empathischen Konfrontation ermutigt werden. Supervidierende werden hier eher zum Anwalt des Versorgungssystems bzw. der Gemeinschaft der Versicherten, unproduktive Therapien zu verhindern.
3. Distanzierte Therapierende leiden wenig unter dominanten Behandelten, bekommen aber auch in der Regel keinen emotionalen Zugang zu deren verletzbaren Kindmodi, weshalb der Therapieerfolg begrenzt bleiben dürfte. Selbstoffenbarung des eigenen Erlebens in der Therapiesituation kann modellhaft zeigen, wie sie selbst mit ihren verletzbaren Anteilen umgehen, und einen Zugang zu dem verletzbaren Kindmodus der Behandelten eröffnen, weil sich diese weniger bedroht fühlen.

2.4.3 Dominante Therapierende

1. Sehr kritisch ist die Kombination von dominanten Therapierenden und unterordnenden Behandelten. Im positiveren Fall dominieren die Therapierenden den Prozess, verfolgen dabei aber für die Behandelten adäquate Ziele. Das Problem besteht dann darin, dass sie deren Selbstbehauptungsseite und damit Autonomie nicht optimal fördern. Das fällt manchmal erst auf, wenn die Beendigung der Therapie ansteht. Kommen die Therapierenden z. B. in der Supervision in Kontakt mit den eigenen Verletzbarkeits- und Ohnmachtsgefühlen, anstatt diese in der Therapie zu kompensieren, können sie weniger aktionistisch sein und den Behandelten mehr Raum und Zeit zu lassen, die eigenen Fähigkeiten zu entwickeln. Im negativen Fall benutzen Therapierende die Behandelten zur Selbsterhöhung bzw. um sich selbst besser zu fühlen. Das wäre ein emotionaler Missbrauch in der Therapie, der in der Supervision sehr klar thematisiert werden muss, um die Behandelten zu schützen.
2. Treffen dominante Therapierende auf distanziert-vermeidenden Behandelte, droht kein unmittelbarer Schaden, denn Letztere schützen sich in der bewährten Weise. Aber es kommt eben auch nicht zu einer positiven Veränderung. Bevor Therapierende Behandelte durch ihre unempathische Dominanz in den Abbruch treiben, sollten Supervidierende versuchen, die Therapierenden (z. B. durch eine Imaginationsübung in der Supervision) in Kontakt mit ihrer eigenen verletzbaren Kindseite zu bringen, um empathischer mit dem Vermeidungsverhalten der Behandelten umgehen zu können.
3. Treffen zwei Dominante aufeinander, werden die Behandelten vermutlich rasch die Therapie unter Entwertungen abbrechen. Das schadet zwar niemandem direkt, aber das „therapeutische Fenster" der Behandelten droht sich zu schließen und sie werden vermutlich zunächst keine weitere Therapie aufsuchen. Therapierende sollten sich die hintergründige Verletzbarkeit auf beiden Seiten ins Bewusstsein rufen, das Tempo verlangsamen und zumindest strategisch eine weniger konfrontative Haltung einnehmen (akzeptierende und validierende Position), um erst einmal eine vertrauensvolle und weniger kontrollorientierte Beziehung aufzubauen.

2.5 Spezielle Fallen für Therapierende und wie man herauskommt

Nachdem wir auf die Problematik der verschiedene Moduszirkel im Allgemeinen geschaut haben, möchte ich nun auf einzelne „Therapeutenfallen" genauer eingehen.

2.5.1 Vermeidende Therapierende

1. Die Therapierenden bleiben in ihrer „therapeutischen Komfortzone", vorzugsweise in der Face-to-Face-Position, und „reden mit den Behandelten über die Dinge". Diese Tendenz gibt es auch in der Verhaltenstherapie. So antworten viele Behandelte auf die Frage nach Vorbehandlungen, dass sie eine „Gesprächstherapie"

gemacht hätten. Die Frage, ob Expositionen gemacht wurden, Arbeitsblätter eingesetzt, Hausaufgaben vereinbart oder Rollenspiele gemacht wurden, wird verneint. Dennoch wurde bei der KV eine Verhaltenstherapie abgerechnet! Die genannten Elemente gelten in der Verhaltenstherapie aber als besonders wirksam (Hand 1993). Sie verlangen leider – zumindest anfangs – einen größeren Einsatz der Therapierenden. Aus der Synergetik (Haken und Schiepek 2006) wissen wir, dass biologische Systeme (und damit auch Therapierende) einen Zustand niedriger Aktivierung anstreben. Es ist daher nicht verwunderlich, dass wir uns einen innerlichen „Schubs" geben müssen, um aus dem energetisch wenig fordernden Gesprächsmodus in die Arbeitshaltung zu wechseln, die diese Techniken brauchen. Aber es lohnt sich!
2. Neben den oben genannten verhaltenstherapeutischen Elementen gelten die erlebnisaktivierenden Techniken der Schematherapie (d. h. Imaginationen und Stühledialoge) als besonders wirksam. Arntz und Kollegen konnten in der sog. „Cluster-C-Studie" (Bamelis et al. 2014) nachweisen, dass mit zunehmendem Einsatz dieser Techniken die Therapieergebnisse besser wurden. Daher sollten diese Elemente in jeder Stunde Einsatz finden. Wie dies aussehen kann, wird im Folgenden am Beispiel der empathischen Konfrontation umrissen.
3. Manche Therapierende vermeiden die Aktivierung starker Emotionen in den Sitzungen. In der Regel wird das damit begründet, die Behandelten seien nicht stabil genug. Häufig haben aber auch die Therapierenden selbst aufgrund ihrer eigenen Schemata Angst vor starken Emotionen. Die Behandelten merken das und gehen in eine abwartende Haltung. Es sind daher nicht selten die Therapierenden, die die Behandelten bremsen, z. B. wenn Behandelte zur Traumaexposition in eine darauf spezialisierte Klinik eingewiesen werden, aber nur Stabilisierungstechniken vermittelt bekommen, weil den Behandlern eine Traumaexposition zu riskant erscheint. Auch in den Videos in der Supervision sehen wir oft Vermeidungsverhalten, das wir dann empathisch konfrontieren.
4. Ein weiteres Problem kann mangelnde Übung in empathischer Konfrontation sein. Arntz (2011) beschreibt sehr anschaulich, dass es bei vermeidenden Behandelten zentral ist, die Begrenzung der Therapie empathisch anzusprechen und die Verantwortung für das in dieser Zeit erreichte Ergebnis in die Verantwortung der Behandelten zu geben. Es scheint, dass es auch vielen Schematherapierenden angenehmer ist, nachzubeeltern als empathisch zu konfrontieren. Die bereits genannten Schemata der Therapierenden machen das nachvollziehbar, aber nicht besser. Anleitung zu empathischer Konfrontation ist daher ein wichtiges Element schematherapeutischer Supervision. Dazu müssen wiederum auch die Supervidierenden aus ihrer Komfortzone heraus und Rollenspiele machen (anstatt nur darüber zu reden, wie empathische Konfrontation geht).

2.5.2 Unterordnende Therapierende

1. Auf das Problem der ausbleibenden empathischen Konfrontation wurde bereits hingewiesen. Das trifft in gleichem Maße auf sich unterordnende Behandelnde zu, wollen diese doch von den Behandelten schemabedingt „gemocht" werden. Eine zusätzliche Gefahr besteht darin, dass sich die Therapierenden zu sehr allein für den Therapieerfolg verantwortlich fühlen. Wenn die Therapie stockt oder es den

Behandelten „schlecht geht", gehen sie rasch in eine (zu) aktive Rolle. Besonders stark kann diese Aktivierung sein, wenn Patienten suizidal sind bzw. mit Suizidalität „drohen". Da viele Therapierende Züge von Parentifizierung zeigen, ist das nicht überraschend. Hayes 2012 nennen das den „problem solving mode". Das kann Behandelte dazu verleiten, in ihrer passiven Rolle zu bleiben. Tatsächlich entwickeln Behandelte oft mehr Eigeninitiative, wenn Therapeuten sich „innerlich zurücklehnen" und in einen Zustand „kreativer Hoffnungslosigkeit" (Hayes et al. 2012) gehen.
2. Ein weiteres Problem kann entstehen, wenn Therapierende – anstatt das passive Verhalten der Behandelten empathisch zu konfrontieren – der Versuchung erliegen, immer wieder „ein neues Werkzeug aus dem Werkzeugkasten zu holen", d. h., die Techniken rasch zu wechseln, anstatt mit einer grundsätzlich geeigneten Technik „dranzubleiben". Schulte (1996) konnte zeigen, dass an einem vorgegebenen Ablauf (bzw. Manual) zu bleiben zu besseren Ergebnissen führt als häufiges Wechseln der Technik. Jeff Young selbst (2011) nennt das „being persistant", also den Behandelten mit einer gewissen „freundlichen Penetranz" zu begegnen und Vermeidungsverhalten rasch und konsequent zu thematisieren. Sonst besteht die Gefahr, dass dem maladaptiven Verhalten der Behandelten zu viel Raum geben wird. Wir können nämlich davon ausgehen, dass die meisten Behandelten sehr wohl über beachtliche Kompetenzen bzw. Ressourcen für die Problembewältigung verfügen, denn sie können ihren Alltag über weite Strecken ganz gut bewältigen. Im Moment der Schemaaktivierung haben sie aber keinen Zugriff auf diese Ressourcen. Daher ist es wichtig, die Behandelten aus diesem Zustand herauszuholen und mit Abstand auf die Situation schauen zu lassen, damit die vorhandenen Ressourcen wieder genutzt werden können, anstatt sie in diesem Zustand zu lassen und (nachbeelternd) zu „versorgen". Auch Jugendliche brauchen manchmal einen „Schubs", um aktiver zu werden und sich weiterzuentwickeln.

2.6 Die Emotionen der Therapierenden zur empathischen Konfrontation nutzen

Um stockende Therapieprozesse wieder in Fluss zu bringen, können auch die in den Therapierenden angestoßenen Emotionen genutzt werden. Wenn z. B. Behandelte anhaltend in einer passiven Rolle verharren und auf therapeutische Angebote nicht einsteigen (z. B. keine Emotionen zeigen oder keine Hausaufgaben machen), kann in den Therapierenden Ärger aufkommen. Dieser „konstruktive Ärger" ist wichtig, weil er eine Aktivierung des Selbstbehauptungsbedürfnisses der Therapierenden anzeigt, die sich nicht weiter aufopfern, sondern die Blockade überwinden wollen. Es gibt zwei Wege, diesen Ärger konstruktiv in die Therapie einzubringen: den oberen und den unteren Weg.

Der „obere Weg", der therapeutisch leichter zu kontrollieren ist, geht über die gemeinsame Wahrnehmung des Erlebens in der reflexiven Position. Beide stehen nebeneinander und schauen auf die Stühle unter sich und sprechen in der dritten Person über die aktivierten Modi auf beiden Seiten. Die Emotionen sind gedämpft, und beide können sich in einer gemeinsamen Einordnung in die Fallkonzeption finden. Auch die Perspektive anderer „weiser Menschen" kann einbezogen werden (Details zur

Beziehungsgestaltung siehe Roediger 2016b). Dieses Vorgehen erleichtert den Zugang zu den kognitiven Ressourcen der Behandelten. Es ist hilfreich zu Beginn der Therapie oder allgemein, wenn Behandelte sehr starke Emotionen zeigen oder leicht kränkbar sind (z. B. narzisstische Behandelte).

Der *„untere Weg"* ist deutlich emotional aktivierender. Dabei teilen sich die Therapierenden auf zwei Stühle auf (siehe ◘ Abb. 2.3, Schritt 1). Vom „konfrontierenden" Stuhl aus sagen sie einige sehr kritische oder sogar provozierende Sätze, z. B.: „Der kritische Teil in mir denkt, dass Sie nicht genug für die Therapie tun, wenn Sie nicht in Kontakt mit Ihren Gefühlen kommen wollen und keine Hausaufgaben machen. Dann bin ich als Therapeut gelähmt. Das macht keinen Sinn, und ich möchte die Therapie so nicht weitermachen". Im positiven Fall führt das zu einer emotionalen Aktivierung auf Behandeltenseite. Nach drei bis vier Sätzen nehmen die Therapierenden den Ausgangsstuhl, setzen sich mit diesem zügig in die nachbeeltern-unterstützende Position (Schritt 2) und wenden sich an die emotionale Seite der Behandelten: „Was kommt da für ein Gefühl in dir hoch, wenn der ungeduldige Therapeut da drüben solche Sachen zu dir sagt? Was spürst du im Körper?" (ein Video mit diesem Vorgehen kann unter ▶ https://www.youtube.com/watch?v=2nzq1wBMucU angeschaut werden).

Können die Emotionen wahrgenommen werden, kann entweder in einem imaginativen Float-back in die Kindheit zurückgegangen werden, oder die Bedürfnisse jetzt werden erfragt. Die *verletzbare Seite* wird gefragt: „Was brauchst du jetzt?", die *ärgerliche Seite:* „Was möchtest du jetzt am liebsten tun, wenn du diese Kraft spürst? Mache die Augen zu. Du bist drei Meter groß, hast ganz viel Kraft. Alles ist erlaubt, wie in einem Science Fiction. Was möchtest du jetzt am liebsten mit diesem Therapeuten da drüben machen oder ihm sagen?" Im positiven Fall gelingt es in diesem imaginativen Status, die Ärgerkraft der Behandelten zunächst in einem spielerischen, imaginativen Raum zu mobilisieren und anzunehmen (sog. Ermächtigung). Später kann dann im Stehen in der reflexiven Position gemeinsam nach einem funktionalen Umgang mit dieser Ärgerkraft gesucht werden, der dann in einem Rollenspiel eingeübt wird. Dieses Vorgehen ist eher in der zweiten Hälfte der Therapie insbesondere bei Behandelten angebracht, die anhaltend in distanzierten oder passiv-aggressiven Vermeidungsmodi feststecken. Es stellt eine forcierte Form der Selbstoffenbarung dar. Die Therapierenden können so zu einem „Sprachrohr" für die Menschen im Umfeld der Behandelten

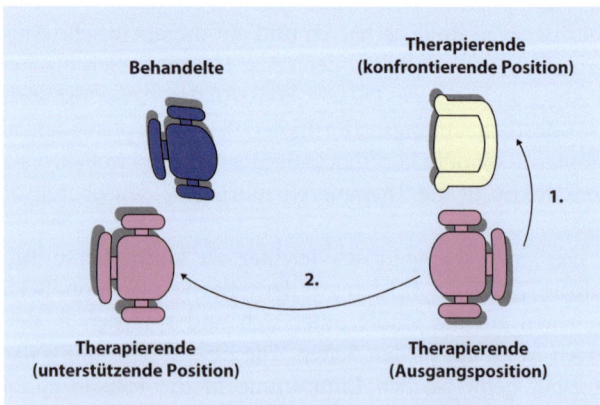

◘ **Abb. 2.3** Anordnung der Stühle bei der empathischen Konfrontation

werden, und Konflikte im Lebensumfeld der Behandelten können exemplarisch aktiviert und funktional aufgelöst werden.

Zu Beginn der Therapie werden wir uns häufig in der unterstützenden Position befinden, um die Behandelten bei der Wahrnehmung und Akzeptanz ihre abgelehnten Emotionen zu helfen. In Verbindung mit der imaginativen Haltung können sie sich ihren Schemaaktivierungen öffnen und Bezüge zu den Entstehungssituationen erleben. Lockwood und Perris (2012) haben diese nachbeelternde Funktion „maternalen Modus" genannt. In der reflexiven Position im Stehen wird das Erlebte in den Kontext des Modusmodells eingeordnet und Abstand zu den herandrängenden Schemaaktivierungen geübt. Dann können die Therapierenden langsam in die empathisch-konfrontativ-fordernde Position gehen und wie ein Trainer funktionales Verhalten aufbauen. Diese Haltung nennen Perris und Lockwood den „paternalen Modus".

2.7 Die Rolle schematherapeutischer Supervision und Selbsterfahrung

Was kann das Ziel für Therapierende sein, wenn sie im Rahmen einer Supervision auf therapeutische Verhaltensdefizite bzw. -exzesse hingewiesen wurden oder diese bei sich selbst bemerkt haben? Im Sinne der sog. funktionalen Prozesse (Hayes et al. 2012) bedeutet „gesund erwachsenes Verhalten" u. a. die Fähigkeit, eine flexible Balance zwischen den Polen der Beziehungsgestaltung zu finden (Roediger 2016a). Das zu lernen ist kein leichtes Unterfangen und geht nicht (nur) theoretisch. Dazu braucht es therapeutische Modelle. Zum Einstieg gibt es inzwischen verschiedene didaktisch gut aufbereitete Videos als Anschauungsmaterial (z. B. ▶ https://www.schematherapie-frankfurt.de/index.php/materialien-3/schematherapie-demonstrationsvideos/basistechniken) bzw. Mitschnitte von Workshops (▶ https://www.youtube.com/channel/UC7Wz_REOFKI-orvGbC78Mnw). Im Weiteren ist die Supervision ein „Labor", um Beziehungsgestaltung zu lernen. In Videos der Therapiesitzungen wird das Verhalten der Therapierenden deutlich und kann gemeinsam angeschaut werden. Dies löst die dyadische (und damit tendenziell konfrontierende) Face-to-Face-Situation auch in der Supervision auf. Es kann (wie in der Therapie) in der dritten Person über die Therapierenden, die Behandelten und deren Interaktion in dem Video aus einem gemeinsamen Blickwinkel konkret und nicht-wertend gesprochen werden. Es ist deutlich leichter, in dieser Weise (hoffentlich konstruktiv) geäußerte Kritik anzunehmen. Daher insistieren wir, dass in einer schematherapeutischen Supervision nach einer Eingangsphase von vier oder fünf Sitzungen regelmäßig Videos angeschaut werden (Neumann et al. 2013).

In der Interaktion mit den Therapierenden kommt es selbstverständlich auch zu Schemaaktivierungen auf Therapeutenseite (in der Psychodynamik Gegenübertragung genannt), die nicht nur von den Behandelnden bewirkt werden. In den Videos der Therapiesitzungen sind diese Schemaaktivierungen in der Regel gut zu sehen, weil sich das nonverbale Ausdrucksverhalten ändert (z. B. Körperhaltung, Gesten, Stimme, Stimmlage). Diese schemaauslösenden Situationen können Ausgangspunkt sein, in der Supervision in eine Imagination mit der supervidierten Person zu wechseln und sich aus der Therapieszene in eine Kindheitsszene zurücktreiben zu lassen. Dort ist es dann – wie in den Therapien – möglich, die supervidierte Person im heutigen „therapeutischen

Erwachsenenmodus" diese Szene betreten zu lassen, die Bezugspersonen zu entmachten und sich selbst im Kindmodus zu versorgen (für Details zu Imaginationsübungen siehe z. B. Roediger 2016a). Anschließend können die Betroffenen in der Regel deutlich souveräner mit den Behandelten in der Therapie interagieren, denn je vertrauter den Therapierenden ihre eigenen Schemaaktivierungen sind, umso besser können sie diese im Rahmen einer Selbstoffenbarung in der reflexiven Position in die Analyse des Moduszirkels zwischen sich und den Behandelten einbringen. Damit wird der Therapieraum zu einem „Labor", in dem die Beziehungsmuster der Behandelten prototypisch analysiert und modifiziert werden können. Im Sinne des „szenischen Verstehens" (Argelander 1979) bringen sich die Behandelten mit denselben Interaktionsmustern in die Therapie ein, die sie auch im Alltag zeigen (und die sie in der Kindheit entwickelt haben). Die im Therapeuten induzierten Gefühle können in den Raum gestellt werden, und die Therapierenden und Behandelten analysieren in der reflexiven Position nebeneinanderstehend als „Beraterteam" die Aktivierungen auf beiden Stühlen (in der dritten Person).

2.8 Die Grenze zwischen Supervision und Selbsterfahrung

Mit Imaginationsübungen wird die Schwelle zwischen fallbezogener Supervision und Selbsterfahrung aufgelöst bzw. überschritten. Dies ist in einer schematherapeutischen Supervision gewollt, und die Supervidierten müssen dazu bereit sein, sonst können sie keine Schematherapeuten werden. Jeffrey Young selbst sagt, dass der Selbstreflexionsanteil in einer Schematherapiesupervision bis 50 % betragen kann (Young pers. Mitteilung). Das ist vermutlich etwas hoch gegriffen und wirft die Frage auf, ab wann den Supervidierten eine systematische Selbsterfahrung nahegelegt werden sollte. Als Daumenregel kann gelten: Wenn eigene Schemaaktivierungen die Therapierenden wiederholt und/oder bei mehreren Behandelten daran hindern, auf Letztere einzugehen, sollten die Schemata zunächst in einer Selbsterfahrung, ggf. auch in einer Eigentherapie angegangen werden. In den Richtlinien für die Schematherapiefortbildung wird Selbsterfahrung dringend empfohlen und kann begrenzt auf die Supervisionsstunden angerechnet werden. Sie ist aber nicht zwingend vorgeschrieben, da international – besonders im Bereich der Verhaltenstherapie – Selbsterfahrung als nicht so notwendig erachtet wird wie im deutschsprachigen Raum.

Schematherapeutische Selbsterfahrung wird in verschiedenen Formaten angeboten: Es gibt Wochenendseminare in größeren Gruppen (mit Übungen in Kleingruppen). Intensiver sind Gruppen, bei denen vier bis fünf Teilnehmende hintereinander jede/r ca. 1,5 Zeitstunden an ihrer Thematik arbeiten (Goudsmit und Roediger in Vorbereitung). So findet zum einen eine intensive Selbsterfahrung aus kompetenter Hand statt, zum anderen können die Beobachtenden das therapeutische Handeln modellhaft „live" miterleben und z. B. sehen, wie sich bestimmte Abläufe wiederholen. Die intensivste Form der Selbsterfahrung ist sicher die Einzelselbsterfahrung über eine längere Zeit mit fließendem Übergang in eine Eigentherapie.

Damit Supervision und Selbsterfahrung erfolgreiche Lernfelder sind, dürfen die Supervidierenden nicht selbst in die Vermeidung gehen, sondern müssen den Mut haben, Supervidierte empathisch zu konfrontieren und nicht „durchrutschen" zu lassen. Oder mit einem Satz gesagt: Wir müssen auf allen Ebenen dieselben Prinzipien anwenden und nicht Wasser predigen und selbst Wein trinken.

Literatur

Argelander H (1979) Die kognitive Organisation psychischen Geschehens. Ein Versuch zur Systematisierung der kognitiven Organisation in der Psychoanalyse. Klett-Cotta, Stuttgart

Arntz A (2011) Schematherapie für Patienten mit Cluster-C-Persönlichkeitsstörungen. In: Roediger E, Jacob G (Hrsg) Fortschritte der Schematherapie. Hogrefe, Göttingen, S 146–181

Arntz A (2019) New developments in schema therapy for personality disorders. In: Invited lecture, WCBCT-Congress, Berlin, 17 July 2019

Bamelis L, Evers S, Spinhoven P, Arntz A (2014) Results of a multicenter randomized controlled trial of the clinical effectiveness of schema therapy for personality disorders. Am J Psychiatry 171:305–322

Dickhaut V, Arntz A (2014) Combined group and individual schema therapy for borderline personality disorder: a pilot study. J Behav Ther Exp Psychiat 45(2014):242–251

Ekman P (2015) ▶ http://atlasofemotions.org/

Farrell J, Shaw IA, Webber M (2009) A schema-focused approach to group psychotherapy for outpatients with borderline personality disorder: a randomized controlled trial. J Behav Th er Exp Psychiatry 40:317–328

Giesen-Bloo J, van Dyck R, Spinhoven P, van Tilburg W, Dirksen C, van Asselt T, Kremers I, Nadort M, Arntz A (2006) Outpatient psychotherapy for borderline personality disorder: a randomized trial for schema-focused-therapy versus transference focused psychotherapy. Arch Gen Psychiatry 63:649–658

Haken H, Schiepek G (2006) Synergetik in der Psychologie. Selbstorganisation verstehen und gestalten. Hogrefe, Göttingen

Hand I (1993) Exposition – Reaktion – Management (ERM) in der strategisch-systemischen Verhaltenstherapie. Verhaltenstherapie 3:61–65

Hayes SC, Strohsal KD, Wilson KG (2012) Acceptance and commitment therapy: the process and practice of mindful change. Guilford Press, New York

Jacob G, Arntz A (2013) Schema therapy for personality disorders – a review. Int J Cogn Ther 6(2):171–185

Leahy RL (2001) Overcoming resistance in cognitive therapy. Guilford Press, New York

Neumann A, Roediger E, Laireiter AR, Kus C (2013) Schematherapeutische Supervision in verhaltenstherapeutischer Aus- und Fortbildung – ein integratives Supervisionskonzept. Hogrefe, Göttingen

Lockwood G, Perris P (2012) A new look at core emotional needs. In: van Vreeswijk M, Broersen J, Nadort M (Hrsg) The Wiley-Blackwell handbook of schema therapy: theory, research, and practice. Wiley-Blackwell, Chichester, S 41–66

Roediger E (2016a) Schematherapie – Grundlagen, Modell und Praxis, 3. Aufl. Schattauer, Stuttgart

Roediger E (2016b) Ressourcenaktivierung durch Perspektivwechsel. Stehen Sie doch einfach einmal auf! Ein Plädoyer für mehr Bewegung(en) in der Verhaltenstherapie. Verhaltenstherapie 26(2):117–123

Roediger E (2019) Was ist Schematherapie. Eine Einführung in Grundlagen, Modell und Anwendung. Junfermann, Paderborn

Schulte D (1996) Tailor-made and standardized therapy: complementary tasks in behavior therapy – a contrarian view. J Behav Ther Exp Psychiatry 27:119–126

Young JE (2011) Verhaltenstherapie ist wirklich integrativ. In: Roediger E, Jacob G (Hrsg) Fortschritte der Schematherapie. Hogrefe, Göttingen, S 306–311

Beispiele zur Bedeutung von Übertragung in therapeutischen Beziehungen

Anton Tölk

3.1 Einleitung – 34
3.1.1 Ein kurzer historischer Rückblick – 34
3.1.2 Wie kann man das Phänomen der Übertragung am besten erklären? – 34
3.1.3 Nun noch einmal unser Beispiel etwas anders – 35

3.2 Zwei Fallbeispiele – 36
3.2.1 Fallbeispiel einer positiven Übertragung – 36
3.2.2 Fallbeispiel einer negativen Übertragung – 37

Literatur – 38

3.1 Einleitung

In psychotherapeutischen Behandlungen sind Übertragung und *Gegenübertragung* die wesentlichen Faktoren in der Beziehungsgestaltung Therapeut – Patient. Überhaupt spielen Übertragungs- und Gegenübertragungsphänomene in jeder menschlichen Begegnung eine große Rolle. Gefühle der Zuneigung werden als *positive Übertragung* bezeichnet, solche der Abneigung bedeuten eine negative *Übertragung*. Spannend ist immer die Frage: Warum entsteht Zu- oder Abneigung?

Unter Gegenübertragung versteht man auftretende Gefühle in Reaktion auf die Übertragung.

Übertragungs- und Gegenübertragungsgefühle werden beeinflusst von Erwartungen, Wünschen, Vorurteilen und noch anderem mehr. Vieles bleibt hierbei unbewusst und kann in einem psychoanalytischen Prozess bewusst gemacht werden. Eine *Supervision* hilft hierbei dem Therapeuten, Übertragungs- und Gegenübertragungsgefühle besser verstehen zu können.

Die in diesem Beitrag angeführten zwei Beispiele beschränken sich auf die Übertragung, Gegenübertragungsaspekte werden nicht besprochen.

3.1.1 Ein kurzer historischer Rückblick

Freud hatte zunächst beobachtet, dass Patientinnen und Patienten merkwürdige Einstellungen und Gefühle gegenüber dem Analytiker entwickeln können, die an sich für eine Behandlung unangemessen erschienen. Dies hat er als „Übertragung" bezeichnet. Hat er ursprünglich das Phänomen der „Übertragung" als stärksten Widerstand in einer Behandlung bezeichnet und als Hindernis für die Behandlung betrachtet, erkannte er schließlich dessen therapeutischen Wert und hielt die Analyse der Übertragung für unverzichtbar. Die Übertragung ist ihm sogar ein besonderes Anliegen geworden. Die Arbeiten in *Zur Dynamik der Übertragung* von 1912 und *Bemerkungen zur Übertragungsliebe* von 1915 sind ausdrücklich dieser Thematik gewidmet (Ermann 2015).

C.G. Jung hat in seinem Konzept der *Analytischen Psychologie* den Begriff der Übertragung weiterentwickelt. So gibt es nicht nur Übertragungsphänomene vom Patienten auf den Therapeuten, sondern natürlich auch solche vom Therapeuten auf den Patienten, Übertragung wirkt also in beide Richtungen. Mit Übertragung ist das primär auftretende Gefühl zu einer Person gemeint, Gegenübertragung ist die Reaktion auf dieses „primäre Übertragungsgefühl" (Ermann 2015).

Überhaupt gibt es keine Beziehung ohne Übertragungs- und Gegenübertragungsphänomene. Diese können positive oder negative Gefühle sein.

3.1.2 Wie kann man das Phänomen der Übertragung am besten erklären?

Ich will eine Erklärung in einem Beispiel versuchen.

Stellen Sie sich vor, sie haben einen Hautausschlag, der sich nicht bessert. Sie beschließen schließlich, einen Facharzt für Hautkrankheiten aufzusuchen. Meist ist es so, dass man sich im Freundeskreis erkundigt, ob jemand einen guten Hautarzt oder eine gute Hautärztin kennt und weiterempfehlen kann. Geschieht dies und man erhält eine Empfehlung für eine bestimmte Ärztin oder einen bestimmten Arzt, so entsteht alleine schon durch diese positive Empfehlung ein positives Gefühl diesem Arzt gegenüber, ohne dass man diesen selbst persönlich kennengelernt hat.

Erhält man keine solche Empfehlung, wird man sich wahrscheinlich aus dem Internet (früher war es das Telefonbuch) schlau machen. Man wird jemanden auswählen, den man dem Foto nach auf der Website oder vielleicht auch aufgrund des Namens oder der Adresse sympathisch findet. Bei der Auswahl des Dermatologen spielen natürlich auch viele andere unbewusste Faktoren eine Rolle. So wird sich wahrscheinlich ein überzeugter Wähler einer rechtspopulistischen Partei keinen Dermatologen mit dem Namen „Dr. Mohamed Narkovic" aussuchen, sondern seine Wahl wird auf einen „Dr. Siegfried Stürmer" fallen. All dies läuft meist unbewusst ab.

Nach getroffener Wahl macht man sich auf den Weg zur Arztpraxis. Man steht vor dem Haus, in dem sie sich befindet, und sieht, dass das Haus keinen sehr repräsentativen Eindruck hinterlässt. Man betritt das Treppenhaus und bemerkt einen eigenartigen Geruch. Man betritt schließlich die Praxis und stellt fest, dass es etwas heruntergekommen und renovierungsbedürftig wirkt. Im Wartezimmer sitzt niemand, unter den Sesseln liegt der Hausstaub und überhaupt liegen etwas eigenartige Zeitschriften wie z. B. der *Wachturm* im Wartezimmer herum. Es hat sich nun ein Gefühl eingestellt, dass dies wohl nicht der richtige Hautarzt sei, ohne dass man ihn jedoch bisher persönlich kennengelernt hat. Nun öffnet ein älterer Mann mit einem schmutzigen, etwas blutverschmierten weißen Mantel die Tür und sagt: „Kommen Sie bitte herein." Spätestens jetzt weiß man, man hätte die Praxis wieder verlassen sollen, es hat sich ein negatives Gefühl aufgebaut, dass man von diesem Arzt nicht behandelt werden möchte, ohne dass man aber tatsächlich etwas über seine fachlich-medizinischen Fähigkeiten weiß, vielleicht hat gerade dieser Arzt trotz der hygienischen Defizite ein hilfreiches Fachwissen und könnte einem helfen. Diese negativen Gefühle, die sich aufgrund der bisherigen Eindrücke aufgebaut haben, nennt man negative Übertragungsgefühle.

3.1.3 Nun noch einmal unser Beispiel etwas anders

Die ganzen Rahmenbedingungen passen, die Praxis ist sauber und architektonisch gut gestylt, nichts erweckt Ihr Misstrauen. Die Tür zum Wartezimmer wird geöffnet und ein Arzt in einem sauberen weißen Mantel bittet Sie herein. Sollten Sie sich nicht davor ein Foto im Internet angesehen haben, wissen Sie auch nicht, wie er aussieht. Sie haben jedenfalls Vertrauen. Aber tatsächlich können Sie nichts über seine fachliche Kompetenz wissen, ja Sie wissen nicht einmal, ob dieser Mann im sauberen weißen Mantel auch tatsächlich ein Arzt ist. In einem Krimi könnte es auch vorkommen, dass jemand in die Praxis eingedrungen ist, den Arzt vor einer halben Stunde ermordet hat und sich den weißen Mantel nur angezogen hat und nun die Rolle des Arztes spielt. Die positiven Gefühle werden also jemandem entgegengebracht, bei dem Sie in Wirklichkeit nichts über seine medizinischen und menschlichen Qualitäten wissen.

Alle aufgetretenen Gefühle dem Arzt gegenüber, ob positiv oder negativ, nennt man Übertragungsgefühle, und diese haben immer auch sehr viel mit der eigenen Person und nicht so viel mit dem Gegenüber zu tun. Übertragungsgefühle finden in jeder Beziehung statt, sind meist unbewusst und manchmal schon vorhanden, bevor man die entsprechende Person persönlich kennengelernt hat. Es sind Gefühle, die von

Informationen oder Bildern über diese Person gespeist werden, man muss dieser Person noch gar nicht persönlich begegnet sein.

Übertragungsgefühle entstehen natürlich immer gegenseitig, das heißt: Beide, Patienten und Therapeuten, haben Übertragungsgefühle. Man könnte sie auch primäre Gefühle nennen.

Demgemäß entsprechen der Gegenübertragung Gefühle, die als Reaktion auf die Übertragungsgefühle auftreten. Wenn etwa ein Patient seinem Arzt vertrauensvoll die Symptome und Problematik schildert, so löst dies im Arzt Gefühle aus wie z. B. „Dies ist ein sympathischer Patient, er glaubt an meine Kompetenz, ich werde ihm helfen, so gut ich kann." Dies wären dann positive Gegenübertragungsgefühle.

Nun zwei Beispiele aus meiner persönlichen therapeutischen Erfahrung zur Übertragung.

3.2 Zwei Fallbeispiele

3.2.1 Fallbeispiel einer positiven Übertragung

In diesem Beispiel einer positiven Übertragung beeinflussen externe Faktoren wie ein Zeitungsinserat die Beziehung des Patienten zum Therapeuten wesentlich.

Herr O., ein 35-jähriger Patient mit einer generalisierten Angststörung, kam Mitte Oktober 1984 wegen gastrointestinaler Beschwerden, für die bisher keine organischen Ursachen gefunden werden konnten, und massiver depressiver Einbrüche in Behandlung. Er leide häufig unter Magenschmerzen, Durchfällen, Darmkoliken, und insbesondere habe er Angst, dass er etwa eine Blinddarmentzündung haben könnte, die Gefahr liefe, von den Ärzten übersehen zu werden. Er hatte bis jetzt noch keine psychiatrische/psychotherapeutische Hilfe in Anspruch genommen.

Wie vereinbarten eine Psychotherapiesitzung pro Woche. Die ersten zehn Stunden dienten vorwiegend der genauen Anamneseerhebung sowie der Schilderung der Lebensgeschichte von Herrn O. Er idealisierte mich als Analytiker, wichtig war für ihn auch, dass ich ärztliche Kompetenz besaß, damit ich nach seiner Vorstellung eine körperliche Erkrankung, falls sie auftreten sollte, gleich erkennen würde.

Er berichtete eine Menge aus seiner Kindheit, der Vater kam in seinen Erzählungen jedoch nicht vor. Er erzählte über seine Mutter, zu der eine sehr intensive Beziehung bestand, über seine Ehe, die bereits geschieden war, der Vater wurde kein einziges Mal erwähnt, ich fragte ihn auch nicht danach und ließ ihn frei erzählen.

In Österreich regierte zu dieser Zeit eine Koalition von SPÖ und FPÖ. Am 24. Januar 1985 kam der österreichische Kriegsverbrecher Walter Reder, der aus der italienischen Kriegsgefangenschaft entlassen worden war, in Graz am Flughafen an und wurde vom damaligen österreichischen Verteidigungsminister der FPÖ Friedhelm Frischenschlager per Handschlag am Flughafen begrüßt. Walter Reder hatte als einstiger SS-Major in der deutschen Wehrmacht Kriegsverbrechen begangen und war deswegen 1951 in Bologna zu lebenslanger Haft in der Festung Gaeta verurteilt worden. Er wurde für die angeordnete Erschießung von sechs Partisanen für schuldig befunden. Die Begrüßung per Handschlag in Graz vom österreichischen Verteidigungsminister rief massive Empörung hervor. Aus diesem Anlass konnte man sich in der Zeitschrift *Profil* an einem Inserat beteiligen, welches den Rücktritt von Verteidigungsminister

Frischenschlager forderte. Diesem Inserat habe ich mich angeschlossen, und mein Name wurde in der Liste aller Unterzeichner auch angeführt.

In der darauffolgenden Psychotherapiestunde nach Erscheinen dieses Inserates teilte Herr O. mir gleich zu Beginn mit, dass ich „so ein freundliches Inserat" in der Zeitschrift *Profil* unterzeichnet hätte. Ich wusste zunächst nicht, was er damit meinte. Er präzisierte, dass es das Inserat sei, welches den Verteidigungsminister zum Rücktritt aufforderte.

In dieser Stunde war irgendwie ein Bann gebrochen, und Herr O. konnte erstmals über seinen Vater sprechen. Dieser sei Jude aus Polen gewesen und während des zweiten Weltkriegs in einem Konzentrationslager interniert gewesen, aus dem er mit zahlreichen körperlichen und psychischen Gebrechen nach Ende des Krieges entlassen worden war. Sein Vater litt zeitlebens an Depressionen und verstarb zehn Jahre nach der Entlassung aus dem Konzentrationslager. Herr O. habe sich als Kind stets für seinen Vater geniert. Erstens habe dieser mit einem Akzent Deutsch gesprochen, und zweitens war er aufgrund der körperlichen Gebrechen gehbehindert, er hinkte, war immer kränklich, bis er schließlich verstarb. Die ambivalenten Gefühle dem Vater gegenüber haben bei Herrn O. später zu massiven Schuldgefühlen geführt.

Dieses Inserat in der Zeitschrift *Profil* hat jedenfalls massiv dazu beigetragen, die bereits positiven Übertragungsgefühle von Herrn O. auf meine Person zu verstärken. Er hatte nun vermehrt Vertrauen zu mir gefasst, und wir konnten seine Schuldgefühle gegenüber seinem Vater bearbeiten.

3.2.2 Fallbeispiel einer negativen Übertragung

In diesem Beispiel einer negativen Übertragung verwandelt sich eine ursprünglich positive Übertragung durch Fehler des Therapeuten in eine negative.

Frau S., eine 28-jährige Patientin mit Borderline-Störung, kommt wegen zunehmender Probleme mit ihrem Partner. Es gebe vermehrt Streit, und dies insbesondere nach gemeinsamen Alkoholexzessen.

Sie arbeitete in einer Bank, und infolge der häuslichen Alkoholexzesse war sie in ihrer Leistungsfähigkeit zunehmend beeinträchtigt. Sie wollte diesen Zustand ändern. Wir sprachen ihre Situation und ihre Ressourcen zur Veränderung ausführlich durch, nach 20 Therapiestunden gelang es, ein zufriedenstellendes Ergebnis zu erreichen. Fünf Jahre später suchte sie mich erneut in meiner Praxis auf, da mittlerweile wieder ein ähnlicher Zustand wie damals vorlag. Sie sagte, die Therapie vor fünf Jahren habe ihr sehr geholfen, deshalb wolle sie wiederkommen. Auch fragte sie, ob ich noch Zeitressourcen für eine gute Freundin von ihr hätte, diese wolle ebenfalls eine Psychotherapie machen. Nachdem ich freie Kapazitäten hatte, sagte ich auch der Freundin von Frau S. zu. Diese war von Beruf Lehrerin, hatte schon einige Psychotherapien absolviert und wollte nun erneut eher im Sinne einer Selbsterfahrung mit einer Psychotherapie beginnen, ohne dass ein besonderer Leidensdruck vorgelegen hätte. In der ersten Stunde fragte sie mich, ob wir nicht in der Therapie „per Du" sein könnten, es wäre für sie sehr wichtig, und es sei auch in den beiden vorangegangenen Therapien mit den jeweiligen Therapeuten möglich gewesen, die Kommunikation mit *Du* zu führen. Ich sagte, wenn sie dies so wolle, ich hätte kein Problem damit.

Frau S. ersuchte mich, ob die Therapiestunden für sie und ihrer Freundin am selben Tag jeweils hintereinander stattfinden könnten, da sie sich dann leichter mit ihrer Freundin verabreden und nach den absolvierten Stunden in einem Kaffeehaus treffen könnten. Auch dies war von meiner Seite möglich. Dadurch entstand jedoch eine Dynamik, dass beide Patientinnen zu rivalisieren begannen. Für Frau S. war es ein zunehmendes Problem, dass ich in der Therapie mit ihrer Freundin „per Du" war, für Frau S. kam das Du-Wort in der Therapie nicht infrage. Meine therapeutische Beziehung zu Frau S. verschlechterte sich zunehmend, und Frau S. brach die Therapie bei mir ab, nicht ohne mir mitzuteilen, dass ich der schlechteste und unprofessionellste Therapeut sei, den sie jemals kennengelernt habe. Eine Aufarbeitung der „negativen Übertragung" war nicht mehr möglich.

Auch die Freundin beendete die Therapie, indem sie den nächsten vereinbarten Termin absagte.

Ich habe aus diesem Beispiel sehr viel gelernt.

Literatur

Ermann M (2015) Freud und die Psychoanalyse: Entdeckungen, Entwicklungen, Perspektiven. Kohlhammer, Stuttgart

Weiterführende Literatur

Lohmer M (2005) Borderline-Therapie, Psychodynamik, Behandlungstechnik und therapeutische Settings. Schattauer, Stuttgart

Balint-Arbeit unter dem Aspekt konzeptueller Änderungen in der analytischen Theoriebildung: Von der Gegenübertragung zur Intersubjektivität

Gerd Eichberger

4.1 Vorbemerkung – 40

4.2 Beschreibung der Balint-Arbeit – 40

4.3 Gegenübertragung aus Sicht der Psychoanalyse – 40
4.3.1 Gegenübertragung in der Balint-Gruppe – 44

4.4 Fallschilderung – 45

4.5 Intersubjektive Wende – 46
4.5.1 Analytische Haltung – 47

4.6 Kleine Fallvignette zum intersubjektiven Ansatz – 48

4.7 Das Problem der Methodenintegration – 48

Literatur – 49

© Springer-Verlag GmbH Deutschland, ein Teil von Springer Nature 2020
F. Riffer et al. (Hrsg.), *Therapeutische Beziehungen,* Psychosomatik im Zentrum 4,
https://doi.org/10.1007/978-3-662-60817-3_4

4.1 Vorbemerkung

In diesem kurzen Beitrag soll versucht werden, die Anwendung zweier unterschiedlicher psychoanalytischer Konzepte und ihre Integration in die Balint-Gruppenarbeit zu diskutieren.

Aus dem Aspekt des persönlichen Lernens war dem Autor das Konzept der Gegenübertragung immer wichtig gewesen (Eichberger 1985). Vier Jahrzehnte Sozialpsychiatrie trugen das ihre bei, um bei den unterschiedlichsten Kontakten mit PatientInnen auf das Konzept der Gegenübertragung aufmerksam zu werden. Die unterschiedliche Gruppenarbeit und die vermehrte Anwendung von Balint-Gruppen in der Ausbildung junger PsychiaterInnen führten andererseits zum vermehrten Beachten des Prinzips der Intersubjektivität. Die „intersubjektive Wende" war auch ein entscheidender Paradigmenwechsel der psychoanalytischen Theoriebildung im Rahmen meines Arbeitslebens.

4.2 Beschreibung der Balint-Arbeit

Die Klientel für meine Balint-Arbeit kam aus zwei Bereichen: Einerseits gehört die Balint-Arbeit zum Ausbildungsstandard österreichischer PsychiaterInnen, andererseits muss sie aber auch für die sogenannten PSY-Diplome der österreichischen Ärztekammer angeboten werden. In beiden Fällen war mir die Vermittlung des Phänomens „Gegenübertragung" (GÜ) wichtig – wobei mir die Beachtung der Gegenübertragung nicht nur bei jenem/jener ÄrztIn wichtig erscheint, welche/r gerade den jeweiligen Fall schildert, sondern auch die Beachtung der in der LeiterIn der Balint-Gruppe ausgelösten Gegenübertragung, sowohl dem/der Einzelnen als auch der Gruppe gegenüber.

4.3 Gegenübertragung aus Sicht der Psychoanalyse

Es erscheint mir für die Leitung einer Balint-Gruppe und für die Prozesse, die dort ablaufen, wesentlich zu sein, einen Überblick über die wichtigsten psychoanalytischen Konzepte zu haben. Somit:

„Die" Psychoanalyse gibt es nicht (Mertens 1997). Der Gegenübertragungsbegriff ist demzufolge schulen- und auch therapeutenabhängig. Er ist aber auch zeitabhängig (Gysling 1995).

Die „klassische" Auffassung: Freud hat den Begriff der GÜ das erste Mal in *„Zukünftige Chancen der psychoanalytischen Therapie"* erwähnt. Er formulierte: „Wir sind auf die ‚Gegenübertragung' aufmerksam geworden, die sich bei der ÄrztIn durch den Einfluss der PatientIn auf das unbewusste Fühlen der ÄrztIn einstellt, und sind nicht weit davon, die Forderung zu erheben, dass die ÄrztIn diese GÜ in sich erkennen und bewältigen müsse" (Sigmund Freud 1999b).

Freud definiert allerdings hier nicht, was er unter dem „Einfluss der PatientIn" wirklich versteht: die Übertragungen, das Verhalten, die Persönlichkeit oder das Material der PatientIn? (Gysling 1995).

Zwei Jahre später formulierte er eine Entsprechung zur psychoanalytischen Grundregel, welche von TherapeutInnen fordert, auf das eigene UBW (Unbewusste) zu achten:

„Die ÄrztIn soll dem gebenden UBW des/der Kranken das eigene UBW als empfangendes Organ zuwenden, sich auf den/die Analysierte/n einstellen, wie der Receiver des Telefons zum Teller eingestellt ist ... so ist das UBW der ÄrztIn befähigt, aus den ihm mitgeteilten Abkömmlingen des UBW dieses ... UBW wiederherzustellen" (Freud 1999b).

Und ebenso drückte Freud 1912 in den *„Ratschlägen für den Arzt bei der psychoanalytischen Behandlung"* seine Sorge über die Handhabung der GÜ bei den PsychoanalytikerInnen aus: „Ich kann den KollegInnen nicht dringend genug empfehlen, sich während der psychoanalytischen Behandlung die Chirurgen zum Vorbild zu nehmen, die alle ihre Affekte und selbst ihr menschliches Mitleid beiseite drängen und ihren geistigen Kräften ein einziges Ziel setzen: die Operation so kunstgerecht als möglich zu vollziehen" (Freud 1999c). Diesem „Chirurgen-Ideal" setzte er das „Spiegel-Ideal" nach: „Die ÄrztIn soll undurchsichtig für den/die Analysierte/n sein, und wie eine Spiegelplatte nichts anderes zeigen als was ihm/ihr gezeigt wird" (Freud 1999c). „Außerdem ist der Versuch, sich in zärtliche Gefühle gegen die PatientIn gleiten zu lassen, nicht ganz ungefährlich. Ich meine also, man darf die Indifferenz, die man sich durch die Niederhaltung der Gegenübertragung erworben hat, nicht verleugnen" (Freud 1999a).

Diese Vorgehensweise ist aus der Anfangszeit der Entwicklung der Psychoanalyse verständlich. Waren doch damals das Ideal einer objektiven, neutralen BeobachterIn als ein Zeichen höchster Wissenschaftlichkeit vorgegeben – im Sinne einer empirisch-analytischen Erkenntnistheorie – und die Anwendung dieser Erkenntnisprinzipien für die sich neu entwickelnde Methode der Psychoanalyse auch ein Kriterium für ihre „Sauberkeit". Die den damaligen AnalytikerInnen vorgegebene strenge Auffassung von GÜ lässt sich bis in das Jahr 1950 verfolgen und wird von Gysling als „Pionierzeit" und Phase des „Dornröschenschlafes" bezeichnet (vgl. Gysling 1995). Das Bedauerliche an der damals entwickelten Praxis der Psychoanalyse war, dass die phobisch-ängstliche Vermeidungshaltung gegenüber der GÜ bei vielen TherapeutInnen dazu führte, dass sie z. B. arge Bedenken gegenüber ihrer Darstellung in ihrer Praxis hatten.

Allerdings gab es in den Jahren bis 1950 auch TherapeutInnen, welche sich den starren Anfangsprinzipien, welche Freud vorgegeben hatte, nicht unterordneten – z. B. der in der Integrativen Therapie als „Referenzanalytiker" akzeptierte Sandor Ferenczi. Er war der erste Analytiker der nach-hypnotischen Zeit gewesen, der es in seinem Aufsatz „Relaxationsprinzip und Neokatharsis" (vgl. Ferenczi 1982) gewagt hatte, das Abstinenzprinzip in seiner absoluten Gültigkeit infrage zu stellen und parallel zu Freuds Prinzip der Versagung auch ein mehr mütterlich gefärbtes Prinzip der „Gewährung" einzuführen (vgl. Ferenczi 1982).

Eine weitere Neuerung Ferenczis betraf die Beachtung und Behandlung der gegenwärtigen Beziehung von AnalytikerIn und PatientIn (Schuch 1994, zit. Ferenczi 1924). Daraus ergab sich für ihn, dass es in der therapeutischen Beziehung zum Austausch unbewusster Regungen zwischen TherapeutIn und PatientIn käme. Ferenczi war somit auch einer der ersten, welcher der Ansicht war, dass ausschließlich die „akribischste Prüfung der GÜ, d. h., die Differenzierung des Gefühls, die Sympathie klärt und erst heilsam macht" (Schuch 1994, zit Ferenczi 1988, S. 270 f.).

1950 beendet Paula Heimann mit ihrer Publikation *„On Countertransference"* die Phase einer ängstlichen Vermeidung von GÜ-Phänomenen (Heimann 1950). Nun wird die GÜ der „Schlüssel zum Unbewussten der PatientIn" (Gysling 1995). Heimann wendet sich in ihrem Aufsatz gegen das weit verbreitete Ideal der gefühllosen, immer nur gleichbleibendes, mildes Wohlwollen verspürenden AnalytikerIn. „The analyst's counter-transference is not only part and parcel of the analytic relationship, but it is the patient's creation, it is a part of the patient's personality" (Heimann 1964). Was ehemals Ausdruck der Neurose der AnalytikerIn gewesen war, ist nun zu einer Manifestation der Neurose der AnalysandIn geworden. „Wir alle wissen, dass keine AnalytikerIn jemals endgültig und vollkommen analysiert ist, und dass er/sie immer neurotische Reste zurückbehält" (Heimann 1950).

Es ist verständlich, dass diese Interpretation viele TherapeutInnen entlastete – konnten sie doch für alles, was im therapeutischen Prozess geschah, nun eher das Unbewusste der jeweiligen PatientIn und nicht ihr eigenes verantwortlich machen. Allerdings kann der veränderte Umgang mit Übertragung und GÜ eigentlich bereits mit dem Zitat von Balint aus dem Jahr 1939 festgesetzt werden: „Die Analyse findet nicht im luftleeren Raum statt" (Cremerius 1982, zit Balint 1966/1988, S. 214 ff.).

Berühmt wurde auch D. W. Winnicott, der es als einer der Ersten in seiner Publikation *„Hate in Countertransference"* (vgl. Winnicott 1949) wagte, sich zu seinen negativen GÜ-Gefühlen zu bekennen. Als einer der Ersten machte er auch auf den diagnoseabhängigen Umgang mit der GÜ aufmerksam: Im Umgang mit ÜbertragungsneurotikerInnen käme es auf die Aufrechterhaltung der „ärztlichen Haltung" durch die AnalytikerIn an. Diese ärztliche Haltung setze aber voraus, dass es eine Distanz zwischen AnalytikerIn und PatientIn gäbe. Zum Aufgeben eben dieser Distanz rät uns Winnicott einzig bei jenen PatientInnen, die eine Regression brauchen. Dies ist aber für ihn identisch mit der Diagnose Schizophrenie oder Borderline-Struktur. Ein Aspekt, dem sich übrigens auch Harold Searles anschließt, der darauf hinweist, dass es in der Therapie von psychotischen PatientInnen für die TherapeutIn oftmals Situationen gebe, in denen es unmöglich sei, sich geordnete therapeutische Strategien zu überlegen, sondern wo es einfach zu Reaktionen der TherapeutIn aus dem Augenblick heraus käme. Diese würden jeweils der unzensurierten GÜ der TherapeutIn entsprechen (vgl. Searles 1959, 180 ff.).

Balint betonte, dass eine wirkliche Verweigerung der Kommunikation, um dem Spiegelideal näher zu kommen, für die TherapeutIn nicht möglich sei: „Tausend Kleinigkeiten sind es, die der AnalysandIn verraten, mit wem sie es wirklich zu tun hat, vielsagende, enthüllende Details ... So ist etwa der Umgang der AnalytikerIn mit dem harmlosen, kleinen Kopfkissen auf der Couch durchaus als Abbild und Spiegel seiner/ihrer Gegenübertragung anzusehen" (Gysling 1995). Balint machte darauf aufmerksam, dass sich die AnalytikerIn auch auf nonverbalem Weg mitteile – einer Ebene, der wir ohnedies alle viel mehr Wahrheitsgehalt zumessen als bloßen Worten (vgl. Balint 1965, 1988).

1949 hat Balint den entscheidenden Schritt hin zur Erkenntnis getan, dass die analytische Beziehung eine Objektbeziehung darstellte (vgl. Gysling 1995). Übertragung und Gegenübertragung wurden als Zweieinheit erkannt, in der zwei Individuen immer in einer „Wechselbeziehung" zueinander stehen. Die AnalytikerIn ist als lebendige TeilnehmerIn und Mitbetroffene/r in die analytische Situation eingetreten, und entsprechend werden jetzt das eigene Lebendigsein und damit auch die eigene Bedürftigkeit gleichfalls in Rechnung gestellt (vgl. Balint 1965, 1988).

Erstaunlich ist es, dass um diese Zeit des „Umbruchs" in der Entwicklung des GÜ-Begriffs auch der Begriff der „projektiven Identifizierung" entstand (Klein 1972, S. 1 ff.). „Die normale projektive Identifizierung ist ein universeller Mechanismus, den wir alle in der Kindheit verwendet haben, sofern uns überhaupt die Chance gegeben wurde, diesen Mechanismus des Hineinverlagerns eigener Anteile in ein verständigeres Wesen anzuwenden" (Gysling 1995). Das von Melanie Klein 1946 eingeführte Konzept erlaubte in seiner Weiterentwicklung ein besseres Verständnis von Krankheitsgruppen, welche einen weiteren Raum in der psychoanalytischen Praxis einnahmen, nämlich narzisstische, Borderline- und psychosenahe Störungen (Klein 1972). Melanie Klein beschrieb mit dem Begriff „projektive Identifizierung" einen Prozess, mit dem der Säugling schädliche Inhalte in sein Objekt – beispielsweise die Mutter – hineinprojiziert und dabei gleichzeitig diejenigen Teile seines seelischen Apparates projiziert, die mit diesen Inhalten verknüpft sind (vgl. Feldmann 2007, S. 29). „Da es auf diese Weise dazu kommt, dass die Mutter die bösen Selbstanteile enthält, wird sie nicht nur als ein getrenntes Individuum und als böse erlebt, sondern wird mit den bösen, unerwünschten Selbstanteilen identifiziert."

Zurück zur GÜ: Wolfgang Mertens bringt 1996 einen Überblick über die unterschiedlichen Auffassungen von GÜ (Mertens 1996, S. 211 ff.), wobei er sich selbst der totalistischen Version anschließt:

1. In der „totalistischen" Konzeption, wie sie von Heimann (1950) und Kemper (1969) vertreten werde, wird davon ausgegangen, dass alle Gefühle und Einstellungen der TherapeutIn der PatientIn gegenüber unter dem Begriff GÜ einzuordnen wären.
2. Bei der klassischen Interpretation werde die GÜ als – zunächst – unbewusste Reaktion der TherapeutIn auf die Übertragung der PatientIn aufgefasst.
3. Eine dritte Gruppe sehe (z. B. Greenson 1974) in der GÜ das Pendant zur Übertragung der PatientIn.

Helmut Thomä und Horst Kächele weisen dazu auf die „zerstrittene Begriffsfamilie" – „reale Beziehung, therapeutische Allianz, Arbeitsbündnis und Übertragung" – hin (vgl. Thomä und Kächele 1996, Bd. 1, S. 77), wobei die Schwierigkeiten der Definitionen in einer entweder monadisch konzipierten (Übertragung) oder dyadisch konzipierten (reale Beziehung) Praxisauffassung bestehen. Sie machen weiters darauf aufmerksam, dass die Umwandlung der Haltung zur GÜ in der Geschichte der psychoanalytischen Theoriebildung nach der Publikation von Heimann im Jahr 1950 dazu geführt habe, dass das subjektive Empfinden der TherapeutIn ein Übergewicht bekommen habe. Heimann hat die „ganzheitliche" Auffassung der GÜ wohl in die Wege geleitet, sich aber nachher durchaus kritisch über die Auswirkungen ihrer Interpretation geäußert. Denn „wird die GÜ zur wesentlichen Wahrnehmungsfunktion erhoben, liegt die Gefahr nahe, ihr auch eine verlässliche Urteilskraft zuzuschreiben" (Thomä und Kächele 1996, S. 111). Die TherapeutIn hat also doch wieder die Aufgabe, seine/ihre GÜ zu „kontrollieren", worauf bereits Freud hingewiesen hatte. Diese Kontrolle sei nämlich deswegen zu fordern, weil es leicht sei, „in die Versuchung zu geraten, das, was die PsychoanalytikerIn in dumpfer Selbstwahrnehmung von den Eigentümlichkeiten seiner/ihrer eigenen Person erkennt, als allgemeingültige Theorie in die Wissenschaft hinaus zu projizieren" (Thomä und Kächele 1996, zit. Freud 1999c, S. 383).

Die Schulenvielfalt (Triebpsychologie, Ich-Psychologie, Szenisches Verstehen, feministische Analyse, Lacan, Kohut) definiert doch viele Einzelbegriffe der Theorie subtil anders.

In der Objektbeziehungstheorie (Mahler, Kernberg, Guntrip, Fairbairn, Winnicott, Balint) wird der Einfluss von Triebimpulsen wohl nicht geleugnet, es wird aber der

Beziehungskontext als übergeordnet empfunden. Für das Verstehen des Menschen sei seine zutiefst soziale Natur ausschlaggebend. Die Analyse der Mutter-Kind-Interaktion wird betont. Nicht ödipale Konflikte stehen im Vordergrund, sondern solche, die um Autonomie und Abhängigkeit, Selbstständigwerden, Bindung und Selbstbehauptung kreisen. Die GÜ-Auffassung im Rahmen der Objektbeziehungstheorie steht der „totalistischen Konzeption" nahe. Dies findet sich auch bei Thea Bauriedl, einer Autorin, welche in ihrer "Beziehungsanalyse" eine Weiterentwicklung der Objektbeziehungstheorie vorangetrieben hat und eines ihrer Werke folgerichtig *„Psychoanalyse ohne Couch"* nennt (Bauriedl 1985).

Die sozialwissenschaftliche Psychoanalyse – stellvertretend dafür Alfred Lorenzer – unterzog die tendenzielle Gesellschafts- und Geschichtsblindheit der Ich-Psychologie einer eingehenden Kritik. Lorenzer weist darauf hin, dass der Austausch von Gesten und Handlungen des Kindes nicht nur von der Interaktion zum/zur jeweiligen PartnerIn, sondern vor allem auch von der konkreten materiellen Lebenslage abhängt (vgl. Lorenzer 2002). „Die von ihm entwickelte Methode der Tiefenhermeneutik übertrugen er und seine SchülerInnen auch auf die Sozial- und Kulturforschung" (Mertens 1997). Lorenzer legt vor allem auf die Beobachtung von „Szenen" wert – was zum Konzept der „free-floating-role-responsiveness" nach Sandler führt (vgl. Sandler 1976) – ein Konzept, welches die AnalytikerIn darauf achten lassen soll, wie weit und wie sehr er/sie in unbewusste Rollenangebote der PatientIn einsteigt.

Die von Heinz Kohut begründete „Selbstpsychologie" stellt den Aspekt des begabten, aber hoffnungslos traumatisierten Kindes in den Vordergrund. Die KritikerInnen seines Konzeptes werfen ihm vor, dass er das dialektisch-emanzipatorische Potenzial der klassischen Psychoanalyse aufgegeben habe, indem er sich in seinem Menschenbild dem naiv-optimistischen und ideologischen Glauben der humanistischen Psychologie angenähert habe (vgl. Mertens 1997). Die Betonung auf die Traumatisierung des Kindes lässt identifikatorische GÜ-Haltungen im Sinne der „konkordanten Identifizierung" nach Racker erwarten. „Mehr oder weniger sind alle [Schulen, Anm. des Autors] der Einstellung verpflichtet, dass es ein dynamisches Unbewusstes gibt, das einen wirksamen Einfluss auf unser bewusstes Erleben und Verhalten ausübt" (Mertens 1997, S. 17). Allerdings wird dieses Unbewusste von einem Teil der Schulen (Ich-Psychologie, Interpersonelle Psychologie) sehr zugunsten von Ich-Leistungen reduziert. Wesentlich sei, dass sich die AnalytikerIn mit den Übertragungsobjekten der PatientIn identifizieren könne, was Helene Deutsch als „komplementäre Identifizierung" beschreibt (Deutsch 1926). Dazu hatte bereits Ferenczi bemerkt, dass der Widerstand der AnalytikerIn gegenüber seiner/ihrer eigenen GÜ das Zustandekommen von Übertragung bei PatientInnen gefährde (Ferenczi 1982). „Soviel die PatientIn auch immer zur Inszenierung der GÜ beitragen mag – sie entsteht in der AnalytikerIn und diese/r hat sie auch zu verantworten" (Thomä und Kächele 1996).

4.3.1 Gegenübertragung in der Balint-Gruppe

Es ist sicher schwierig, im Rahmen von Fallbesprechungen in Balint-Gruppen auf die vielen verästelten Strömungen psychoanalytischer Theoriebildung zu achten. Dennoch bringt es meiner Ansicht nach viel, wenn die Beschreibung der PatientIn und die Schwierigkeiten, die die ReferentIn mit ihm/ihr hat, als Produkt mitgestaltender unbewusster Strömungen der ReferentIn interpretiert werden – solche allerdings, welche im spezifischen Fall sehr viel mit der PatientIn zu tun haben. Und es ist auch wichtig, wahrzunehmen, dass ebenso die LeiterIn einer Balint-Gruppe mit seinem/ihrem Unbewussten zur Interpretation der jeweiligen Fallgeschichte beiträgt. Darauf konnte die reichhaltige Literaturrecherche zu Beginn sicher hinweisen. Der „aufgelöste" und durchbesprochene „Fall" ist also in jedem Fall ein Kunstprodukt – entstanden aus wechselseitigen unbewussten Beeinflussungen.

4.4 Fallschilderung

Nach dieser ausführlichen Darstellung psychoanalytischer Konzepte möchte ich einen Fall schildern, der auf solche GU-Phänomene sowohl bei der ReferantIn des Falls als auch beim Leiter der Balint-Gruppe aufmerksam machte.

Es handelt sich um eine etwa 40-jährige Allgemeinmedizinerin, welche in einer Gruppenpraxis mit einem – in dieser Praxis schon bekannten – Patienten mit der Diagnose „Persönlichkeitsstörung" konfrontiert wird. Nach anfänglichem gutem Gespräch kippt das Verhalten des Patienten in eine aggressiv-anklagende Stimmung, was die Ärztin enttäuscht – wo sie sich doch sehr bemüht hatte und auch gedacht hatte, dass sie mit Persönlichkeitsstörungen gut umgehen könne. Wochenlang hört sie von diesem Patienten nichts mehr, bis zu einem Nachmittag, an dem innerhalb der üblichen Routine genau dieser Patient wieder in ihrem Praxiszimmer erscheint, was in ihr auf der Stelle ein ungutes Gefühl auslöst. Und sofort beginnt der Patient, mit einem ungeheuer aggressiven Verhalten die Referentin einzuschüchtern. Er stützt sich auf den Schreibtisch, schreit herum und droht, sie zu schlagen. Die Referentin ist vor Angst wie gelähmt, tut alles, was er an Verordnungen und Rezepten von ihr will, und ist froh, dass er geht, ohne gewalttätig geworden zu sein.

In der Besprechung dieses Falles in der Balint-Gruppe stehen alle Teilnehmer sofort auf der Seite der Ärztin. Gegenüber dem Patienten entsteht eine feindselige Gruppenstimmung. Auch der Leiter der Gruppe schwingt emotional mit der Referentin durchaus mit. Unverständlich bleibt ihm aber die Haltung der Kollegin – eine durchaus durchsetzungsfähige, mutige Frau, der man nicht zutrauen würde, dass sie sich so einschüchtern ließe. Es beginnt die Frage nach den näheren Umständen, was sie dabei empfunden habe, was genau eigentlich die Angst bei ihr ausgelöst habe usw.

Mit anderen Worten: Die Arbeit des Gruppenleiters konzentriert sich nun auf die intrapsychische Situation der Referentin, – auf ihre Stimmung gegenüber dem Patienten, ihre GÜ-Gefühle und all das, was sie nebenbei wahrgenommen hatte. Auch nach geduldigem Arbeiten ergibt sich kein Anhaltspunkt. Ihre Reaktion bleibt weiterhin unverständlich. Immer wieder taucht im Inneren des Gruppenleiters allerdings das Bild dieses Patienten auf, der sich in einer äußerst gewaltbereiten Haltung einer Ärztin nähert, die nichts getan hat, um etwaige Gewalt auszulösen. Und gleichzeitig das Bild einer vor Angst gelähmten Ärztin, die in dieser Situation einen fast hilflos kindlichen Eindruck macht. Die Gegenübertragungsfantasien gehen weiter ...

Bis der Gruppenleiter die Fragen nach Gewalterfahrungen in der Familie lenkt. Und da ergibt sich, dass der Großvater der Referentin ihren Vater immer geschlagen hatte – und sie mit dem Vater mitgelitten habe. Es wird die Deutung versucht, ob der Patient in seinem Verhalten vielleicht Züge des Großvaters an sich getragen hätte – und plötzlich fällt der Referentin ein, dass sie von ihm immer nur verächtlich als „blödes Kind" dargestellt worden sei und sich vor ihm sehr gefürchtet habe. Wir finden also die

Bilder, die der Patient repräsentierte – Verachtung, Aggression und Entwertung – als „Übertragung" vom Großvater auf ihn wieder. Die Referentin nimmt diese Deutungen weinend und erschüttert zur Kenntnis und meint, dass das alles so stimme.

Ihre Gegenübertragung auf den Patienten war also die spezifische Reaktion auf einen Menschen, der ihrem Großvater sehr ähnlich war. Bewusst war ihr das nicht – und auch ihre Reaktion war ihr völlig unverständlich, bis sie im Rahmen der Gruppenarbeit aufgelöst wurde.

Zur Interpretationstechnik des Balint-Gruppenleiters wäre zu sagen, dass hier die Konzentration auf intrapsychische Phänomene der Referentin im Vordergrund stand.

4.5 Intersubjektive Wende

Frühe Vorläufer des intersubjektiven Ansatzes können im symbolischen Interaktionismus gefunden werden, auch in der klassischen deutschen Philosophie: „Das Selbst ist nur im Spiegel des anderen erlebbar" in der *„Phänomenologie des Geistes"* (Georg Wilhelm Hegel 1770–1831; Hegel 1988), aber auch in der „Zur Phänomenologie der Intersubjektivität" von Edmund Husserl und der Hermeneutik von Georg Gadamer bis hin zu Martin Buber, Ludwig Binswanger und Martin Heidegger.

Schon die Interpersonelle Psychoanalyse (Harry Stuck Sullivan 1892–1949) legte besonders auf den Beziehungsaspekt zwischen TherapeutInnen und PatientInnen wert: „Wo Ich ist, soll Beziehung werden!", galt hier anstelle des klassischen „Wo Es ist, soll ich werden". Die Interpretation von GÜ-Phänomenen weicht in dieser Richtung der Psychoanalyse dem Beziehungsaspekt TherapeutIn – PatientIn und seiner Interpretation.

Auch in der neueren Psychoanalyse finden sich Ansätze zum intersubjektiven Denken, wie bei Helmut Thomä („Vom spiegelnden zum aktiven Psychoanalytiker"), welcher auf das Verbindende der verschiedenen intersubjektiven Ansätze hinweist, auf die soziale Konstitution des Selbst und die Wechselseitigkeit der Bezogenheit im psychoanalytischen Prozess (Thomä 1981).

Der intersubjektive Ansatz in der Psychoanalyse gründet auf den Arbeiten von Robert D. Stolorow et al., die unter Einbeziehung der Selbstpsychologie von Heinz Kohut eine erlebensnah orientierte Form psychoanalytischer Theorie und Behandlungspraxis formulierten. Diese unterscheidet sich in wesentlichen Punkten von der klassischen Konzeption S. Freuds, indem sie dessen intrapsychisch orientiertes Modell der Psyche zugunsten des grundlegenden Vorrangs von „intersubjektiver" Beziehungsrealität infrage stellt. In Deutschland wird die paradigmatische Neuorientierung als „intersubjektive Schule" benannt. Hauptvertreter sind hier Helmut Thomä, Martin Altmeyer sowie Chris Jaenicke.

Die auch als „intersubjektive Wende" (Ermann 2014) bezeichnete Konzeptualisierung der Psychoanalyse der letzten 30 Jahre hat theoretische Grundlagen und Vorläufer in der Gruppenanalyse und der relationalen Psychoanalyse – wobei sich Letztere wiederum aus Beiträgen der Psychoanalytiker Sandor Ferenczi, Michael Balint u. a. entwickelt haben.

Das Konzept der Intersubjektivität wurde 1978 von Robert Stolorow und George Atwood erstmals in die US-amerikanische Psychoanalyse eingeführt, mit einem Artikel, in dem sie den psychoanalytischen Prozess aus phänomenologischer Perspektive zu beschreiben suchten und hierfür das Wort „intersubjektiv" verwendeten. Als Mitarbeiter der Rutgers University in New Jersey betrieben Stolorow und Atwood

Persönlichkeitsforschung in der akademischen Psychologie und vertraten dort die Auffassung, dass intensive individuelle Fallstudien menschlicher Erfahrungswelten notwendig seien, um zu einer verallgemeinerbaren Theorie über die Persönlichkeit zu gelangen. Bei der Untersuchung der Metatheorien psychoanalytischer Theoretiker (Adler, Freud, Jung, Reich) stellten sie fest, dass diese von deren existenziellen Krisen geprägt waren: „Die prinzipiellen metapsychologischen Konstrukte dieser Theoretiker … reflektieren und symbolisieren die persönlichen Lösungsversuche auf die zentralen Krisen und Dilemmata in ihrer persönlichen Entwicklung."

4.5.1 Analytische Haltung

Kohut hatte das Selbst vor dem Hintergrund des Freudschen Instanzenmodells noch als Struktur konzipiert. Der Begriff Struktur bezeichnet dabei das ganzheitliche Gefüge und betont die Tatsache des Überdauerns des Selbstgefühls und der Selbstrepräsentanzen.

Nach Auffassung von Stolorow und anderen entsteht und ereignet sich Erleben im wechselseitigen Austausch von ▸ Subjektivitäten, z. B. der der PatientIn und der der AnalytikerIn. Die Beobachtungsposition liegt dabei stets innerhalb des gemeinsamen Kontextes, d. h., die AnalytikerIn versucht, die PatientIn aus deren Perspektive heraus zu verstehen, und bezieht ihren eigenen biographischen Hintergrund in die Reflexion ihrer Haltung der PatientIn gegenüber mit ein. Dies hat maßgebliche Konsequenzen für die psychoanalytische Theorie und Praxis, die an zentralen Begriffen der Psychoanalyse deutlich werden.

Im Freudschen Sinne wird „analytische Haltung" als eine Form von „Neutralität" definiert und ist eng mit der Vorstellung von Abstinenz verknüpft: AnalytikerInnen dürfen PatientInnen möglichst keine Triebbefriedigung gewähren, um die Ausbildung einer Übertragungsneurose zu ermöglichen. „Triebbefriedigung" meint in diesem Zusammenhang alles, was die PatientIn wünscht bzw. begehrt – in Freuds Konzeption handelt es sich bei den psychopathologischen Phänomenen, mit denen sich die Psychoanalyse auseinandersetzt, um die Produkte verdrängter Triebabkömmlinge. Triebbefriedigung würde die Bewusstwerdung verdrängter Triebwünsche erschweren und damit dem analytischen Prozess zuwiderlaufen. Nach intersubjektiver Auffassung wird eine solchermaßen abstinente Haltung die AnalytikerIn, die eine bewusste Frustration der Bedürfnisse der Patienten darstellt, von diesem/dieser nicht als neutral erlebt. Die AnalytikerIn läuft Gefahr, Konflikte zu provozieren, die ein durch die Haltung der AnalytikerIn bedingtes Artefakt darstellen, nicht aber eine Manifestation der primären Psychopathologie der PatientIn. Deshalb sollen die Interventionen der AnalytikerIn auf der Grundlage von Selbstbeobachtung und Empathie von einer kontinuierlichen Einschätzung dessen geleitet sein, was den Prozess der Entfaltung der subjektiven Welt der PatientIn im Kontext der analytischen Beziehung erleichtern oder erschweren würde.

Wir sehen somit – um an den Anfang dieses Beitrags zurückzukommen, dass sich das „psychodynamische Krankheitsverständnis der Psychoanalyse" in den letzten Jahren durchaus geändert hat und auch unsere Behandlungstechnik und Sichtweisen in Balint-Gruppen sich durchaus ändern werden müssen – letztlich in Richtung der Tatsache, dass BehandlerInnen und PatientInnen in einem gemeinsamen Prozess ihre ganz spezifische Übertragungs-Gegenübertragungs-Situation selbst schaffen, einschließlich der daraus resultierenden unbewussten Prozesse. Ein Geschehen, welches als intersubjektiver Prozess bezeichnet werden muss.

Wenn das nun auf die Beziehung BehandlerIn – „ProblempatientIn" anwendbar ist und dort auch seine Gültigkeit erweist, dann ist derselbe Interpretationsmechanismus natürlich auch auf das Geschehen in der Balint-Gruppe selbst anzuwenden – und zwingt die TeilnehmerInnen zusammen mit dem/der LeiterIn der Balint-Gruppe zur Reflexion des Geschehens in der Gruppe selbst. Letztlich geht es um die Entstehung eines gemeinsamen Unbewussten im Gruppenprozess und um die wechselseitige Beeinflussung der TeilnehmerInnen in diesem Prozess.

4.6 Kleine Fallvignette zum intersubjektiven Ansatz

Es handelt sich um einen Arzt Mitte 30, der an einer Kinderabteilung arbeitet und den Umgang mit Angehörigen schildert, die damit nicht zurechtkommen, dass das letzte der sieben Kinder, welches als Frühgeburt auf einer Intensivstation liegt, sich in seinem Zustand konstant verschlechtert. Sie machen den Ärzten Vorwürfe und geben ihnen die Schuld, für den eventuellen Tod dieses Kindes verantwortlich zu sein. Exponentin der Familie ist die Großmutter, welche unabhängig von den Besuchszeiten vorspricht, wann immer sie will, mit dem jeweiligen Dienstarzt reden will und sich konstant verächtlich und abwertend diesem gegenüber verhält. So auch gegenüber dem Referenten, welcher eindrucksvoll und hoch emotional die Situation auf der Aufnahmestation, der Intensivabteilung und das Organisationsmilieu der Abteilung schildert. Wir müssen ihm, was den medizinischen Bereich betrifft, völlig recht geben, schwingen mit ihm mit, vor allem, als er erzählt, dass der Abteilungsleiter sich in keiner Form hinter sein Team stelle und immer wieder den Angehörigen Recht gebe. Was sich als Gruppenmeinung einstellt, ist nun nicht mehr unter dem Thema „Gegenübertragung" zu subsumieren, sondern entspricht eher einer Identifizierung mit dem Kollegen in einem intersubjektiven Dialog auf Augenhöhe und sozusagen einer „Diskussion unter Freunden".

Die Lösung ist letztlich die, dass die schlechte Abteilungsorganisation und die Haltung des Abteilungsleiters für die Missstände und Schwierigkeiten verantwortlich zu machen seien und der Kollege sich so benommen habe, wie wir alle das auch getan hätten. Eine Analyse der intrapsychischen Vorgänge im Referenten erscheint nicht mehr adäquat. Wir fühlen uns alle unterschiedlichen Systemen ausgeliefert, die es zu beeinflussen gilt. Die Intersubjektivität steht somit deutlich im Vordergrund.

4.7 Das Problem der Methodenintegration

Die Frage ist nun, wie die unterschiedlichen theoretischen Ansätze in der praktischen Arbeit integriert werden können. So könnte man ja argumentieren, dass die reine Konzentration auf das „Intersubjektive" den Gruppenleiter daran hindern würde, intrapsychische Gegebenheiten zu beachten. Genauso könnte man andererseits argumentieren, dass die ausschließliche Beobachtung des „Intrapsychischen" die Bindungsphänomene, Bezogenheitsphänomene und systemischen Aspekte ausblenden könnte. Wobei immer wieder zu betonen ist, dass das Pendeln zwischen den beiden Aspekten des „intra" und „inter" nicht nur den jeweils fallberichtenden Arzt, sondern auch den Leiter der Balintgruppe betrifft.

Zum Problem von Intersubjektivität und Psychoanalyse heute finden wir in der Literatur die Grundannahme, dass im analytischen Prozess vorrangig reparative Bedürfnisse zum Tragen kommen, speziell Bedürfnisse nach Bindung, Anerkennung, Spiegelung und Kontinuität. Das Hauptmerkmal des intersubjektiven Ansatzes wäre die These der reziproken Bipersonalität. Sie besagt, dass die unbewussten Muster der Reorganisation von Erfahrungen, die von beiden TeilnehmerInnen unweigerlich aus ihren frühen Interaktionen in die Begegnung hineingetragen werden, in eine wechselseitige Beziehung zueinander treten und das Ergebnis der Behandlung maßgeblich beeinflussen. Die Übertragung wird auf diese Weise zu einem „aktualgenetischen Übertragungskonzept". Die therapeutische Haltung bei Störungen der Selbst-Objekt-Bedürfnisse führt zu einer Analyse der Eigenübertragung bzw. Gegenübertragungswiderstände des Analytikers, die bewirkt haben, dass es zur Störung der Übertragung gekommen ist. Subjektivität und Intersubjektivität in der Psychoanalyse kann man als funktionelle Einheit betrachten. Aus der Außenperspektive ist die kontrollierte selektive Selbstenthüllung zum Inbegriff des intersubjektiven Ansatzes geworden.

Darüber hinaus ist wahrzunehmen, dass unsere Zeit nicht mehr vorrangig an der Sexualität leidet, sondern an einem Mangel an Identität, welche aus Sicherheit, Kontinuität und Empathie in den Bindungen und in der Bezogenheit gespeist wird.

Die Aufgabe der modernen Balint-GruppenleiterIn wird es wohl sein müssen, diese intersubjektiven Konzepte mit den intrapsychischen Aspekten des/der jeweiligen ReferentIn zu vereinen. Das bedeutet Gegenübertragung im klassischen Sinn wahrgenommen – aber auch als intersubjektiver Prozess interpretiert.

Literatur

Balint M (1965) Die Urformen der Liebe und die Technik der Psychoanalyse. Klett-Cotta, Stuttgart
Balint M, Balint A (1988) Übertragung und Gegenübertragung. In: Balint M (Hrsg) Die Urformen der Liebe. Deutscher Taschenbuchverlag, München, S 214 ff.
Bauriedl T (1985) Psychoanalyse ohne Couch. Urban & Schwarzenberg, München
Cremerius J (1982) Kohuts Behandlungstechnik: Eine kritische Analyse. Psyche 36(1):17–46
Deutsch H (1926) Okkulte Vorgänge während der Psychoanalyse. Imago 12:418–433
Eichberger G (1985) Probleme der Gegenübertragung. Bulletin Wiener Psychoanaly Ver 1:22–52
Ermann M (2014) Der Andere in der Psychoanalyse. Die intersubjektive Wende. Kohlhammer, Stuttgart
Feldman M (2007) Spaltung und projektive Identifizierung. In: Frank C, Weiß H (Hrsg) Projektive Identifizierung: ein Schlüsselkonzept der psychoanalytischen Therapie. Klett-Cotta, Stuttgart, S 27–44
Ferenczi S (1982) Relaxationsprinzip und Neokatharsis. In: Sándor F (Hrsg) Schriften zur Psychoanalyse, Bd 2. Fischer Taschenbuch, Frankfurt a. M., S 257 ff., 263, 280
Freud S (1999a) Bemerkungen über die Übertragungsliebe. Gesammelte Werke, Bd 10. Fischer, Frankfurt a. M., S 308, 312–313
Freud S (1999b) Die zukünftigen Chancen der psychoanalytischen Therapie. Gesammelte Werke, Bd 8. Fischer Taschenbuch, Frankfurt a. M., S 108
Freud S (1999c) Ratschläge für den Arzt bei der psychoanalytischen Behandlung. Gesammelte Werke, Bd 8. Fischer Taschenbuch, Frankfurt a. M., S 380, 382, 384
Greenson RR (1974) Loving, hating and indifference towards the patient. Int Rev Psycho Anal 1:259–266
Gysling A (1995) Die Analytische Antwort. Eine Geschichte der Gegenübertragung in Autorenporträts. Edition diskord, Tübingen, S 35 ff., 37, 89 ff., 183, 155
Hegel GW (1988) Phänomenologie des Geistes. Reclam, Ditzingen
Heimann P (1950) On countertransference. Int J Psychoanal 31:81–83

Heimann P (1964) Bemerkungen zur Gegenübertragung. Psyche 18(9):483–493
Klein M (1972) Das Seelenleben des Kleinkindes und andere Beiträge zur Psychoanalyse. Rowohlt Taschenbuch, Hamburg
Lorenzer A (2002) Diskursive und präsentative Symbole – das szenische Verstehen. In: Lorenzer A (Hrsg) Die Sprache, der Sinn, das Unbewußte. Klett-Cotta, Stuttgart, S. 63 ff.
Mertens W (1996) Psychoanalyse. Kohlhammer, Stuttgart
Mertens W (1997) Psychoanalyse. Geschichte und Methoden. Beck, München, S 17, 31
Sandler J (1976) Gegenübertragung und Bereitschaft zur Rollenübernahme. Psyche 30(4):297–305
Schuch HW (1994) Aktive Psychoanalyse. Sándor Ferenczis Beitrag zur Technik der Psychotherapie. Integr Ther 20(1, 2): 270 f.
Searles HF (1959) Oedipal love in countertransference. Int. J. Psycho-Anal. 40:180–190
Thomä H (1981) Vom spiegelnden zum aktiven Psychoanalytiker. Suhrkamp, Frankfurt am Main
Thomä H, Kächele H (1996) Lehrbuch der psychoanalytischen Therapie, Bd 1. Grundlagen. Springer, Berlin, S. 77, 111, 118
Winnicott DW (1949) Hate in countertransference. Int J Psychoanal 30:69–74

Amor und Psyche – Erotik im intersubjektiven Feld der Psychotherapie

Barbara Laimböck

5.1 Einleitung: Amor und Psyche im Übertragungsfeld – 52

5.2 Abstinenz und Erotik – Intimität ohne Intrusion – 54

5.3 Sexualisierung ohne Erotik – 55

5.4 Tabu der Erotik: These Boots … – 58

5.5 Zusammenfassung – 63

Literatur – 64

© Springer-Verlag GmbH Deutschland, ein Teil von Springer Nature 2020
F. Riffer et al. (Hrsg.), *Therapeutische Beziehungen*, Psychosomatik im Zentrum 4,
https://doi.org/10.1007/978-3-662-60817-3_5

5.1 Einleitung: Amor und Psyche im Übertragungsfeld

Amor und Psyche begegnen einander in der Mythologie und im Therapieraum. Psyche will heimlich nachts ihren in Dunkelheit gehüllten Amor betrachten und erkennen. Als ein Tropfen heißes Wachs ihrer Kerze auf seine Schultern fällt, erwacht Amor. Er flieht. Psyche hat ihn für immer verloren. So fragil ist Psyches Kontakt zu Amor. Und so heikel ist amouröse, erotische Begegnung in der Psychotherapie. Erotik bewegt sich im therapeutischen Setting zwischen den Polen des sexuellen Übergriffs bis hin zum „schafgesichtigen Blechaffen", der zwanghaft jede Nähe vermeidet (Ferenczi 1919, S. 191, zit. in Krutzenbichler und Esser 2010, S. 81).

Intime Beziehung wird in der Therapie intensiv erlebt – Liebe und Hass, Wut und Dankbarkeit, Verehrung und Enttäuschung, Scham und Bewunderung, Vertrauen und Verlustangst, Schuld und Freude. Und diese Intensität und Lebendigkeit sind für das Gelingen der Therapie notwendig. Dabei werden auf die Therapeutinnen[1] unterschiedliche Rollen übertragen und diese lassen sich passager und spielerisch darauf ein und erleben, wie es damals gewesen sein könnte, wie aufregend, überwältigend, hilflos machend, liebevoll, aggressiv, zärtlich, bewertend oder phantastisch die frühen Beziehungen gewesen sind – und es könnte auch ganz anders sein. Wechselseitig verführen beide am Therapieprozess Beteiligte einander dazu, Geheimnisse zu ergründen.

Die Arbeit von Psychotherapeutinnen lässt sich nicht mehr in Freuds Chirurgenmetapher kleiden (Freud 1905). Anstatt der geschliffenen Deutung tritt die Kommunikation der rechten Hemisphären in den Vordergrund. Der Neurowissenschaftler Allan Schore (2007, S. 18) legt dies so dar: „Der wesentliche Austausch subjektiver Informationen in menschlichen Beziehungen erfolgt nonverbal und schließt dynamische Veränderungen in der Mimik, im Klang der Stimme, in der Berührung, in der Geste und in der körperlichen Haltung ein". Auch die Metapher der weißen Leinwand für die unbeteiligte und neutral reflektierende Therapeutin ist obsolet: Diese Leinwand wird im Übertragungsfeld gemeinsam bunt bemalt. So wird im Sinne des „relational turn" die therapeutische Asymmetrie zum Teil aufgehoben. Im Übertragungs-Gegenübertragungs-Geschehen entwickelt sich das analytische Dritte als die „unbewusste Intersubjektivität des analytischen Paares" (Ogden 2006, S. 52), die in einem „unbewussten Zusammenspiel von gegenseitiger Unterwerfung und gegenseitiger Anerkennung" steht (S. 54). Das analytische Dritte entsteht im Bereich zwischen Realität und Imagination, in ahnungsvoller Träumerei („rêverie"), im „unthought known" (Bollas 2005, S. 189) einer nicht kognitiven Erfahrung. Hier ist der Ort der Transformation als vitaler Aspekt des sich entwickelnden Subjekts (vgl. Bollas 2005, S. 189). So gewinnt die therapeutische Beziehung als Resonanzraum an Bedeutung.

Während aber die Intersubjektivität in den Vordergrund tritt, ebbt parallel dazu die Bedeutung der Trieb- und Affekttheorie ab (vgl. Kernberg 1992). Dies spiegelt sich darin, dass Sexualität im therapeutischen Setting immer weniger thematisiert wird. Mary Target beschreibt, dass in allen Kulturen sexuelle Betätigung von Kleinkindern von den primären Bezugspersonen nicht gespiegelt, sondern systematisch ignoriert wird. „Vielleicht wird evolutionär dem kleinen Kind die sexuelle Erregung kaum gespiegelt und kann deshalb vom Kind nicht repräsentiert werden. Dadurch kann die

---

[1] Aus Gründen der besseren Lesbarkeit verwende ich die weibliche Form. Damit sind Zugehörige jedes Geschlechts gemeint.

Zugehörigkeit sexueller Gefühle zu sich selbst primär nicht erfahren und erlebt werden" (Target 2007, 2013, S. 522). Sexualität kann nicht mentalisiert werden. Daher sind bei uns allen sexuellen Gefühle dysreguliert. Mary Target bezeichnet auch gesunde menschliche Sexualität als Borderline-Phänomen. Ein wichtiges Therapieziel besteht darin, abgespaltenes sexuelles Erleben oder sexualisierte Aggression zu integrieren und in eine erotische, vertrauensvolle, einander zugewandte Beziehung einzubetten.

Mary Target stellt fest, dass Sexualität viel einfacher thematisiert worden ist, solange die therapeutische Beziehung weniger im Zentrum der Psychotherapie stand (Target 2007, 2013, S. 527). Offenbar sind Erotik und Sexualität riskante Themen in Therapien. Dennoch sollten erotische Augenblicke und Empfindungen nicht stillschweigend übergangen werden, wie es die Eltern bei den Kindern getan haben. Aber es fällt nicht leicht, dies feinfühlig und nicht übergriffig anzusprechen. Viel leichter lassen sich nicht-sexuelle Aspekte der Übertragung und Gegenübertragung bearbeiten. So wird Sexualität aus dem Therapieraum ausgesperrt. Thomas Stark stellt dies so dar:

> „Die Sexualität als der Weg zum Finden oder Wiederfinden der Wonne mit dem Objekt in der Kreativität oder in einer intimen Beziehung und zum Ausweiten und Vertiefen des Denkens bleibt auf der Strecke. … Je mehr die therapeutische Beziehung in der Therapie zur Sprache kommt, desto radikaler wird in situationstheoretischer Schlüssigkeit die Sexualität ausgeschlossen, und je eher die Sexualität zur Sprache kommt, desto eher wird die therapeutische Beziehung abgebrochen" (Stark 2013, S. 324 ff.).

Viel leichter als mit erotischen Augenblicken in der Therapie umzugehen und über Sexualität zu sprechen, gelingt die mütterliche, fürsorgliche, besorgte und unterstützende therapeutische Haltung. In der Objektbeziehungstheorie liegt der Schwerpunkt auf der nährenden Mütterlichkeit, während Erotik ignoriert wird. Joy Schaverien beschreibt dies in ihrem Werk *Desire and the Female Therapist* (1995, S. 24): „It also seems that female analysts may find it more acceptable to remain within the frame of the maternal rather than to confront the sexual transference." Aber die Erfahrung einer **einigermaßen** guten („good enough") Mutter bildet bereits das Fundament von erotischer und infantiler sexueller Übertragung. Frühe Erfahrungen mit wichtigen Anderen manifestieren sich als Beziehungsrepräsentanzen. Diese frühen Objektbeziehungen werden im therapeutischen Setting inszeniert. Wurden sinnlich-erotische Erfahrungen nicht gemacht, entstehen „psychische Löcher" (Green 1993, S. 215), die dann nachträglich durch Aggression oder Sexualisierung aufgefüllt werden. Meist aber war die frühe Intersubjektivität erotisch gefärbt. Daniel Stern (2000) beschreibt den Ursprung der sinnlichen Erwachsenenliebe im frühen Austausch von Intimität, im Synchronisieren und im langen und stillen Augenkontakt. Wir haben also schon ganz früh gelernt, uns zu verlieben und einander erotisch zu begegnen und zu begehren. So liegt nicht nur der Schatten des Objekts (Bollas 2005) auf dem Subjekt, sondern auch der Schleier der Erotik. Die Intersubjektivität mit der frühen Mutter bedeutet auch, mit deren rätselhaften Botschaften konfrontiert zu sein (vgl. Ferenczi 2004, 1933). Nachdem dyadisch, präödipal, mütterlich genährt wurde, taucht die Triade der Ödipalität und Erotik auf … und versinkt dann rasch wieder im Tabu. Und genauso verhält es sich in der Therapie: Gerne, sicher und routiniert übernehmen die Therapeutinnen die mütterliche Rolle. Aber wie verhält es sich mit der erotischen? Oft wird Erotik im therapeutischen Raum verleugnet – die Therapie stagniert im Schonklima. Aber nicht nur Aggression soll aufgegriffen werden und zur Veränderung führen, sondern auch libidinöse und erotische Aspekte. Es darf und soll mit Sprache erotisch gespielt werden.

5.2 Abstinenz und Erotik – Intimität ohne Intrusion

Der Imperativ der Abstinenz in Psychotherapien und anderen abhängigen Beziehungen muss durchgehend erhalten bleiben (Schaverien 2006, S. 87: „Reinforce the imperative of abstinence"). Stets haben ausschließlich die Bedürfnisse der Patientinnen Priorität – trotz Enactments, Übertragung, Gegenübertragung und intersubjektivem Dritten.

Ausagieren sexueller Phantasien und sexueller Anziehung würde die Therapie zerstören und den symbolischen Raum zusammenbrechen lassen. Konkretistisch würde eine Imagination real werden und innere und äußere Empfindung und Realität gleichsetzen. Spielen mit der Realität, „unbewusstes Nachdenken über sich selbst" (Bion 1962) und „als ob" gingen irreversibel verloren. Libidinöse Affekte würden nicht transformiert, nicht symbolisiert werden, erhielten keine Bedeutung, sondern würden lediglich ausagiert werden. Genauso wie die Eltern-Kind-Beziehung durch den Inzest zerstört wird, wird die therapeutische Beziehung durch das Enactment zerstört (vgl. Hirsch 2018). Die Bedeutung des Sprechens jenseits des Handelns erklärt Mathias Hirsch (2018, S. 111): „Ein gesellschaftliches Tabu bedeutet eigentlich die Unfähigkeit, über das Tabuisierte zu denken und zu sprechen. … Durch das Ausleben narzisstischer Größenphantasien und sexualisierter Macht Schwächeren, Abhängigen gegenüber wird ein Versprechen gebrochen, ein Therapeut für die Patientin, ein Lehrer für die Schülerin und ein Vater für die Tochter zu sein mit stets katastrophalen Folgen oft für beide Beteiligte." Der missbrauchende Therapeut kann über die Beziehung nicht mehr „denken" im Sinne von Bion (1963) und kann nicht mehr Container für die Beziehung sein. Er repräsentiert nicht mehr und steht nicht mehr für jemand Anderen, sondern reduziert sich selbst konkret zum Sexualpartner.

Aber ein Bypass und Vermeiden von Erotik im Übertragungsfeld verhindern ein ganz wesentliches Element der tiefen therapeutischen Beziehung. Einerseits nährt sich die Erotik vom Blick zurück zum ersten Liebesobjekt und den Erfahrungen mit diesem. Andererseits lebt sie von der aktuellen Situation, der imaginierten intimen Begegnung, der reziproken Anziehung und dem Blick nach vorne, was alles sein könnte – dem „as if". Therapeutin und Patientin sind beide sowohl Beobachterin als auch Teilnehmende am therapeutischen Prozess. Je näher beide einander kommen, umso mehr Unbewusstes und Erotisches taucht auf. Die entstehende erotische Übertragungsbeziehung gestaltet sich meist nonverbal, durch Gesten und Körpersprache. Die Therapeutin beobachtet den Affekt und das eigene Arousal und bleibt dennoch gelassen. Es kommt zu keiner physischen Intimität, hingegen zu intensiver emotioneller Intimität. Das lateinische Wort „intimare" bedeutet „beibringen, berichten, erzählen": In diesem Sinn sind das Narrativ und das einander Erkennen bedeutsam. Und das ist nicht vereinbar mit einer sich bemächtigenden, intrusiven Haltung.

Die therapeutische Abstinenzregel verhindert keine erotischen Phantasien, ganz im Gegenteil. Kernberg (1994, S. 814 f. zit. in Hirsch 2018, S. 115) fordert sogar auf, sexuelle Gefühle in Bezug auf Patientinnen imaginativ auszumalen, umso weniger müssten sie agiert werden. Mathias Hirsch (2004, S. 113) beschreibt dies so: „Die Kunst wäre eben, eine gewisse gebotene Aktivität, persönlichen Stil und individuelle Kreativität im therapeutischen Dialog mit einer grundlegenden Haltung der Abstinenz zu verbinden." Grenzüberschreitungen in der Phantasie sind hilfreich zur Desexualisierung. Beim Menschen ist sexuelle Erregung immer auch ein kognitiver Prozess. Die hypothalamische und amygdäre Aktivität sinken stark ab, wenn inhibitorische Funktion zur Deaktivierung der sexuellen Erregung führt (Redouté et al. 2000, zit. in Dulz 2009,

S. 34). Die mentale therapeutische Fähigkeit zur Desexualisierung muss die sexuelle Erregung kontrollieren, und in heiklen Situationen muss die therapeutische Dyade mit Hilfe von Supervision trianguliert werden. So kann Therapie gelingen und unsere Patientinnen entwickeln sich weiter. Otto Kernberg (1998, S. 44) erklärt: „Das erotische Begehren trägt nämlich dazu bei, Teilobjekt- zu Ganzobjektbeziehungen zu integrieren, das heißt abgespaltene oder dissoziierte Repräsentanzen von Selbst und Objekt zu ganzen oder umfassenden Repräsentanzen zusammenzufügen. Dieser Entwicklungsprozess läßt das sexuelle Erleben an Tiefe gewinnen und gipfelt schließlich in der reifen sexuellen Liebe."

5.3 Sexualisierung ohne Erotik

In der ersten Fallvignette geht es um das Thema der sexualisierten Übertragung als Hinweis auf eine Inszenierung und Abwehr. Sexualisierung ohne erotisches Gefühl und ohne wertschätzende Beziehung weist auf einen tiefen Mangel hin. Andrea Celenza stellt die Frage: Was passiert, wenn gar kein erotisches Begehren im Übertragungsgeschehen auftaucht? („What if there is no sexual desire in relation to the patient? Whether or not a patient arouses sexual desire in the analyst is an important indicator of the patient's vitality and strength. The absence of erotic energy (mutual and bidirectional) should prompt the analyst to explore inhibitions or other conflicts" (Celenza 2010, S. 178). Celenza hält es für besonders auffällig, wenn in der therapeutischen Beziehung gar keine erotischen Gefühle auftauchen. Dann bestehe ein tiefer anderer Mangel. Dies ist diagnostisch und therapeutisch relevant. Ist eine sexuelle Störung auf dem Boden früher Beziehungstraumen entstanden, ist eine reine Sexualtherapie nicht indiziert. Denn die verinnerlichten Objektbeziehungen sind entweder hochaggressiv oder sexualisiert (Kernberg 1998, S. 41). Dann soll in erster Linie die Bindungs- und Beziehungsstörung bearbeitet werden, um die Patientinnen dabei zu unterstützen, „liebesfähig" zu werden.

Herr A. ist ein circa 40-jähriger Mann, der ohne Vater aufgewachsen ist. Seine Mutter war mit ihrem eigenen Leben so sehr beschäftigt, dass sie wenig Zeit und Geduld für ihren Sohn hatte. Wenn sie gestresst war, hat sie ihn gedemütigt, beschimpft und entwertet. Der Patient ist ein kleiner Mann, hochintelligent, aber sozial ungeschickt. Zu den Sitzungen kommt er kontinuierlich zu spät und schickt mir eine Nachricht mit dem Inhalt: „Arrive asap". Er baut immer wieder Anglizismen ein und schickt stereotype Nachrichten. Diese nicht authentische Sprache wirkt klischeehaft und aufgeblasen. Ich sehe dies als Abwehr von Scham. Dann läutet er resolut, ich öffne die Tür und er geht mit hoch erhobenem Kopf an mir vorbei. Meine Hand, die ich ihm zum Gruß reiche, ignoriert er und nimmt Platz. Ich schließe die Tür hinter ihm und setze mich danach ebenfalls. Auf dieses Begrüßungsritual angesprochen meint er, er hasse es, auf jemanden zu warten, und komme zu spät, um selbst erwartet zu werden. Und außerdem sei Psychotherapie bloß eine Dienstleistung.

Sein Therapieziel besteht darin, endlich berufliche Kontinuität und eine sexuell erfüllende Beziehung zu finden. Jedes Beschäftigungsverhältnis endet nach circa einem Jahr, weil er in den diversen Firmen stets versucht, seine männlichen Kollegen und Vorgesetzten auszustechen und die weiblichen ins Bett zu bekommen. Frauen nimmt er lediglich als Sexualobjekte wahr, hat gelegentlich mit ihnen Sex und fordert Unterwerfung ein. Seine dominante Position verteidigt er vehement. Ansonsten masturbiert er häufig zu homo- und heterosexuellen Videos.

Mir fallen autistische Züge auf dem Boden einer narzisstischen Persönlichkeitsstörung auf. Seiner Maskulinität ist er sich unsicher. Kompensatorisch idealisiert er männliche Dominanz und Rivalität. Er ist in zahlreiche Gerichtsprozesse verwickelt und lebt auch so seine Aggressionen aus. Er hat schon einige Psychotherapien hinter sich und stellt fest, dass man auch Psychotherapeuten wegen eines Kunstfehlers verklagen solle. Offenbar bemerkt er meinen erstaunten Blick und beruhigt mich gönnerhaft, denn ich sei ja so „smart" und viel besser als alle anderen. Immer wieder bewertet er mich und schmeichelt mir – aber ohne Charme. In mir kommt keinerlei Freude über die Komplimente auf, eher fühle ich mich manipuliert.

Seine Kindheit war von Frauen dominiert, die er zwangsläufig als übermächtig und sehr destruktiv erlebt hat. Um sie zu kontrollieren, musste er viele Strategien entwickeln, wohl auch manipulative. Der Vater war abwesend und auch die Stiefväter blieben jeweils nur ganz kurz. Eine väterliche Bezugsperson fehlte weitestgehend und alle haben sie nicht nur die Mutter, sondern auch ihn verlassen. Er meint, immer wieder sei es zu Trennungen gekommen, weil er die Männer aus dem Haus geekelt habe.

Eines Tages berichtet er von einer beruflichen Tagung und der Übernachtung im Hotel. Sein Zimmer grenzt an das der hübschen neuen Praktikantin. Spätabends masturbiert er so laut, dass er davon ausgeht, sie habe ihn gehört. Er fragt sich, ob sie das angeturnt habe. Jedenfalls habe sie ihn beim Frühstück vielsagend angeblickt. Ich staune, weil ich nichts Erotisches oder Anturnendes an dieser Situation entdecken kann.

Auch seine Imaginationen ähneln zu diesem Zeitpunkt einer Selbstbefriedigung: Vollkommen unabhängig davon, welches Motiv ich vorgebe, tauchen meist Raketen oder technische Flugobjekte auf, die wie bei einem Computerspiel durch den Raum schwirren und am Boden detonieren. Er ist dabei ganz mit sich selbst beschäftigt und es gelingt mir kaum in Kontakt zu treten.

Mein Bemühen besteht darin, seine Aggressionen zu containen und im Kontext mit seinem frühen emotionalen Mangel und unerfülltem Liebesleben zu sehen. Er beruhigt sich im weiteren Verlauf und es gelingt ihm, beruflich eine unbefristete Stelle zu bekommen. Zwar beklagt er sich, dass er sich da unter seinem Wert verkaufe, weil er besser als die langgedienten, farblosen Kollegen sei, aber trotzdem weniger verdiene. Doch der Vorteil der Sicherheit lässt ihn den Vertrag unterzeichnen. Auch die therapeutische Situation beruhigt sich, er wertet mich nicht mehr ab und bemüht sich um Pünktlichkeit. Allerdings überweist er mein Honorar so säumig, dass wir vereinbaren, er solle mir jedes Mal am Ende der Sitzung mein Honorar geben. Eines Tages drückt er mir ein Kuvert in die Hand mit dem Kommentar, das sei das Honorar, und verlässt rasch den Praxisraum. Ich öffne das Kuvert. Darin befindet sich allerdings nicht Geld, sondern ein Gutschein von „Agent Provocateur", einem Geschäft mit extravaganter, aufreizender Unterwäsche. In der nächsten Sitzung gebe ich ihm den Gutschein zurück und ersuche um Überweisung des Honorars. Auf den sexualisierten Inhalt des Kuverts angesprochen, wirkt Herr A. reumütig, findet es nicht ganz passend und hofft, dass ich die Therapie trotzdem fortsetze. Da er mein Honorar wochenlang nicht überweist, vereinbaren wir den nächsten Termin erst nach erfolgter Überweisung. So entwickeln sich lange Abstände zwischen den einzelnen Sitzungen, die er kontrolliert. Auf den Überweisungsschein schreibt er Botschaften an mich und fragt an wegen eines Treffens außerhalb meiner Praxis. Wir besprechen die Inhalte und jedes Mal bittet er unterwürfig, ich möge ihn deshalb nicht vor die Türe setzen. Eines Tages während einer längeren Pause schreibt er mir eine SMS, in der er seine Mutmaßungen zu meinen sexuellen Präferenzen vulgär darstellt. Das Honorar bleibt er schuldig. Ich gebe ihm daraufhin keinen Termin mehr und der Kontakt bricht für circa ein Jahr ab.

Meine Gedanken zur therapeutischen Beziehung mit Herrn A.: Seine sexualisierte Übertragung fand nicht im erotischen Raum statt. Wie aus dem Nichts tauchen sexuelle Avancen in aggressiver Form auf. Dabei bleibt die Beziehung distanziert und affektarm, nicht von wechselseitiger Sympathie geprägt, sondern hat eine perverse Note. In diesem Fall dient die Sexualisierung der Abwehr. „Während Liebesgefühle mit Verpflichtung und Abhängigkeit korrelieren, geht es bei Sexualität ohne Beziehung um Macht und Dominanz. … Wenn Liebesgefühle schlechter ertragen (bzw. *contained* oder *processed*) werden können als sexuelle Phantasien, käme das der Dynamik der sexuellen Perversion bereits nahe" (Hirsch 2018, S. 115). Abgewehrt wird die Angst vor der frühen, mächtigen, verschlingenden, überlegenen, gefährlichen Mutter, nach der aber auch immense Sehnsucht besteht. Diese Ängste werden „durch ‚männlich' aktives Handeln, durch sexuelle Aktivität" (Hirsch 2018, S. 115) und seine dominierende Haltung abgewehrt. Bei Herrn A. besteht ein Mangel zu phantasieren, imaginieren und symbolisieren. Dies begünstigt sein Agieren. Eine vertrauensvolle Beziehung würde vor Sexualisieren schützen. Erotik hätte in der liebevollen Zuwendung einen Container. Dies war hier nicht der Fall. Auch Ödipus hatte keine liebevolle Beziehung zu seinen leiblichen Eltern. Jokaste und Laios haben ihren Sohn Ödipus als kleines Kind ausgesetzt und seinem Schicksal überlassen. Daher fehlen Bindung, zärtliche Beziehung und Liebe, die vor (sexueller) Gewalt schützen könnten, und es kommt zu Mord und Inzest.

Mit Herrn A. entstand kein erotischer Raum, kein Spielraum. Hier dient die sexualisierte Übertragung der Abwehr. Mathias Hirsch (2001) sieht als Ursache der Neigung zur Sexualisierung sowohl Deprivations- als auch Überstimulierungstraumen. Im ersten Fall strömt der Trieb in ein emotionales Vakuum ein. Zärtlichkeit und Vertrauen waren ein so großer Mangel, dass Herr A. nur in der Sexualität Nähe erfahren konnte. Sexualisierung dient somit als konkretisierende Abwehr des Traumas. Sie kann aber auch als Ausdruck mangelnder Symbolisierung verstanden werden. Die dominierende, aggressiv aufgeladene Suche nach sexualisierter Nähe kann als Widerstand, aber auch als Darstellung des frühen Beziehungsgeschehens mit der Mutter gesehen werden. Der Abbruch der Therapie und neuerliche Beginn waren für ihn vielleicht auch eine Rettung vor bedrohlichen Ängsten vor Verschmelzung und gleichzeitig Wünschen danach. Indem er die Termine selbst gestaltete, konnte er die Beziehung einigermaßen kontrollieren.

Nach einem Jahr überweist Herr A. mein Honorar mit der Begründung, sein finanzieller Engpass sei vorüber. Nach der Pause hat sich etwas verändert und die neuerliche Therapie ist entspannter. Vermutlich hat Herr A. gespürt, dass er eine Grenze überschritten hat. Es stellt sich heraus, dass er es bedauert hat, mich so vor den Kopf gestoßen zu haben, und er hat einen Hauch von Sehnsucht während der einjährigen Trennung verspürt. Er stellt sich zaghaft seiner Empathie und seinen eigenen romantischen Gefühlen von Sehnsucht und Vertrauen. Ganz selten und kurz tauchen solche Momente auf und offenbaren wie ein Blitzlicht das „wahre Selbst", das sich durch die „spontane Geste" ausdrückt: „Die spontane Geste ist das wahre Selbst in Aktion. Nur das wahre Selbst kann kreativ sein, und nur das wahre Selbst kann sich real fühlen" (Winnicott 1974, S. 193). Taucht aber kurz das „wahre Selbst" auf, drängt Herr A. dies durch Provokation, Kontrolle und Dominanz zurück. Nun können wir aber diese Dynamik und seine kontrollierende und aggressive Sexualisierung besprechen und gemeinsam erforschen, ohne die Beziehung zu bedrohen. Zaghaft entwickelt sich ein spielerischer „Möglichkeitsraum" und ich fühle mich mehr und mehr als Person wahrgenommen und nicht als „Dienstleister". Mit feiner Selbstironie kann Herr A. manchmal sogar über einen Fauxpas schmunzeln. Es entsteht zwar nicht ganz das, was Thomas Ogden als „erfrischender Humor erkennt, eine Art von Kameraderie, eine spielerische Ausgelassenheit, Formen des Mitempfindens, ein harmloser Flirt, ein gewisser Charme im Umgang miteinander" (Ogden 2006, S. 53). Aber immerhin werden Sympathie und Bezogenheit spürbar. Fritz Riffer (2019) zeigt auf, dass sich Patientinnen in erster Linie eine therapeutische Zusammenarbeit, geprägt von „Sympathie", wünschen. Ähnlich formuliert dies Thomas Ogden und hält gerade solche Erfahrungen für besonders bedeutsam. So erleben und erfahren Patienten, was „Objektbezogenheit in ihrer heilsamen und produktiven Form sein kann" (Ogden 2006, S. 53 f.).

5.4 Tabu der Erotik: These Boots …

Die zweite Fallvignette zeigt einen ganz anderen Verlauf: Hier besteht eine sehr vertrauensvolle Beziehung, in der sich zwar Erotik im Übertragungsfeld entwickelt, dann aber tabuisiert wird. Wie leicht im therapeutischen Setting Übertragungsliebe entsteht, wurde schon vielfach beschrieben. Joy Schaverien (2006, S. 7) formuliert dies so:

> „Two people, each with their own history, gender and sexual orientation, meet alone in a private room for the purpose of one helping the other. But then the imaginal world begins to weave its spell. It is as if the transference plays tricks; it mixes reality with fantasy and engages both people in a dance where material certainty and the imaginal world may become confused. Gender, and other facets of reality too, may sometimes become confused."

Zwei Menschen im intimen Raum verweben ihre jeweils idiosynkratische Welt zu einer gemeinsamen Imagination. Phantasie und Realität, Geschlecht und andere Fakten vermischen sich im gemeinsamen Tanz und verwirren beide (übersetzt durch die Autorin).

David Mann geht so weit, Erotik als einen zentralen Beitrag zum Gelingen der Psychotherapie zu sehen. Einen Widerstand dagegen wertet er als Widerstand der Therapeutinnen und nicht der Patientinnen. Er meint, erotische Phantasien würden immer sowohl bei Therapeutinnen als auch bei Klientinnen aktiviert werden. Und das ist sehr erwünscht. Erotik als Herzstück unbewusster Phantasien folgt jeder intensiven Auseinandersetzung in der Tiefenpsychologie und ist das zentrale Agens von Veränderung. Werden erotische Übertragung und Gegenübertragung nicht entwickelt und durchgearbeitet, erschwert dies die Arbeit mit dem Unbewussten. Gelingt es aber, Erotik in den therapeutischen Prozess zu integrieren, stärkt dies die bewusste und unbewusste therapeutische Beziehung und verändert wechselseitige Phantasien. Es entwickelt sich eine Transformation für beide Beteiligten des therapeutischen Paares und „good enough incestous desires" (vgl. Mann 1999, S. 86 f., übersetzt durch die Autorin).

In meiner Anfangszeit als Psychotherapeutin habe ich stillschweigend und peinlich berührt einen erotischen „now moment" (Stern 2004) übergangen und tabuisiert. Zu Beginn der Therapie entwickelte sich eine nicht sexuelle, „idealisierende Übertragungsliebe".

Eine junge, selbstständige, beruflich erfolgreiche Frau mit einer warmen sympathischen Ausstrahlung kommt zu mir zur Psychotherapie. Mir gefallen ihre Autonomie und ihr

Mut, beruflich unkonventionelle Wege hoch erfolgreich zu beschreiten. Gleich zu Beginn fallen mir ihre festen Schuhe auf, die wie Bergschuhe aussehen und einen Kontrast zu ihrer besonders feinen Mimik und zarten Erscheinung bilden. Wenn mir ihre Schuhe ins Auge fallen, erklingt in mir Nancy Sinatras Lied „These boots are made for walking" mit der Phrase: „One of these days these boots are gonna walk all over you". Diese Boots sind noch markanter als die Sportschuhe meiner feministischen Freundinnen. Nie im Leben würden sie Schuhe mit Absatz oder gar Highheels anziehen, mit denen sie unsicher und wackelig gehen, weshalb sie auf die stützende Hand eines Mannes angewiesen wären. Vielleicht zeigen die festen Schuhe, wie fest meine Patientin im Leben steht – auch ohne weibliche Identifikationsfigur beim alleinerziehenden Vater. Vielleicht wollte sie sich dessen „Phallus" und Macht aneignen. Vielleicht fungieren sie als Fetisch, als ein Bekleidungsstück mit besonders aufgeladener Bedeutung.

Ihr Anliegen ist es einerseits, sich in Liebesbeziehungen mehr gesehen zu fühlen, und andererseits, den Verlust ihrer Mutter zu betrauern. Als Kleinkind wurde sie von der Mutter, die fortan in einer Sekte lebte, verlassen. Frau T. erzählt über ihre Verzweiflung an ihrem vierten Geburtstag. Dieser besondere Tag war ihr so wichtig und sie hat so sehr gehofft, ihre Mutter würde sie anrufen und ihr gratulieren. Sie hat gewartet und gewartet. Aber der Anruf kam nicht.

Ich hatte zu dieser Zeit selbst Kleinkinder und verstand sehr gut, wie bedeutsam ein Geburtstag in diesem Alter ist, weil an diesem Tag ihre Lebendigkeit besonders freudig anerkannt und gefeiert wird und sie hochleben sollen.

In der Therapie entwickelt sich eine längere Phase der Trauer um das verlorene Objekt, ihre erste Liebe, ihre Mutter. Unsere Begegnungen sind von Sympathie und Harmonie getragen, von freundlichen und manchmal traurigen Blicken, beinahe einem vorsprachlichen Verständnis. Dann ergibt es sich, dass sie bei der Vereinbarung des nächsten Termins sagt: „An dem Tag habe ich Geburtstag." Nachdem sie gegangen ist, überlege ich, ob ich ihr in der folgenden Sitzung gratulieren soll. Wäre es eine Überschreitung meiner therapeutischen Grenze? Würde ich es aus dem narzisstischen Motiv tun, die bessere Mutter zu sein? Oder wäre die Ignoranz eine massive Kränkung und beschämende Wiederholung? Muss ich den Schmerz reinszenieren? Ich beschließe, die Situation auf mich zukommen zu lassen und wenn es passt, zu gratulieren. Die Sitzung am Geburtstag beginnt nachdenklich gestimmt. Frau T. wirkt an diesem Tag besonders vulnerabel – an diesem Tag, an dem Geburt und Verlust ganz nahe sind und Lebensfreude und beschämende Zurückweisung unmittelbar zusammenfallen. Sie sieht mich immer wieder direkt an und berichtet, wie sie diesen Tag verbringen wird, spricht mit Vorfreude und Sorge. Plötzlich sage ich ohne nachzudenken: „Ihr Geburtstag …". Es ist gar nicht notwendig, zu gratulieren, offenbar reicht es aus, dass ich diesen besonderen Tag erwähne – ihr Gesicht strahlt, als ich diese beiden Wörter sage und ihren Tag anerkenne. Vielleicht bin ich in diesem Augenblick ihr Verwandlungsobjekt (Bollas 2005, S. 36 f.), nach dem sie sich so sehr sehnt und immer schon gesehnt hat. Wo zuvor noch Einsamkeit, Schmerz und Angst waren, kommt nun Lebendigkeit und Erfüllung, ihr Gesicht strahlt und sie sagt: „Danke". Ihre Anspannung fällt sichtlich ab, ihre Augen füllen sich mit Tränen. Wir schweigen den Rest der Stunde – die angenehme Ruhe wird von reziprokem Blickkontakt von Dankbarkeit und Freude begleitet. Und als ich bei der Verabschiedung „Alles Gute" sage, wischt sie dies mit einer unbekümmerten Handbewegung weg und verlässt beschwingt, beinahe hüpfend die Praxis. Auch ich bin heiter und berührt und erinnere mich an Winnicotts Idee, dass Patientinnen ihre Therapeutinnen „benutzen", um eine Beziehung aufzubauen. Dazu muss die Therapeutin etwas von ihrer Reserviertheit aufgeben und nicht nur schweigend zuhören, sondern ab und zu auch eine aktive, warmherzige Haltung einnehmen. Die mütterliche Übertragung, die fürsorgliche, nährende Mutter habe ich gerne angenommen, bin in die mir zugedachte Rolle bereitwillig hineingeschlüpft. Erotisches Begehren war aber vielleicht auch schon im Sehnen nach Nähe verborgen. Eigentlich entspricht ja bereits die Einladung zum intimen Gespräch, zum gemeinsamen Nachsinnen, zur „rêverie" – der allerersten Verführung, der „Urverführung" durch die „sexuelle Mutter" – im Sinne von Jean Laplanche (1988). Auch Winnicott empfiehlt, keinen Bypass um die kindliche Sexualität zu wählen, sondern deren Bedeutsamkeit anzuerkennen: „Any theory that bypasses the importance of instinct and the significance of childhood sexuality is unhelpful" (Winnicott 1988, S. 36).

In einer der nächsten Sitzungen – es ist ein heißer Sommertag – erzählt Frau T. von ihrer Freundin, der ein Tattoo am Handgelenk gestochen wurde. Meine Patientin war betrübt und enttäuscht, weil sie nicht die Erste war, die es zu sehen bekam, und fühlte sich nicht ausreichend wahrgenommen und gesehen. „Übrigens", fährt sie fort, „ich weiß nicht, ob ich es schon erwähnt habe, aber ich lebe mit einer Frau zusammen." Nein, das hat sie nicht erwähnt, ich würde mich garantiert erinnern, denke ich. In dem Augenblick taucht bei mir erstmals Ärger auf, weil sie vorgibt, sie zweifle am etwaigen Ansprechen. Denn ich weiß genau, dass es nie Thema war, und das weiß auch sie ganz genau. „Übrigens, ich hab ein Tattoo" … wie ihre Freundin etwas Wichtiges en passant erwähnt, so hat sie nun die Mitteilung ihrer sexuellen Orientierung ganz beiläufig ausgedrückt: „Übrigens, ich lebe mit einer Frau zusammen". Und doch – eine Offenbarung, über die ich schon davor nachgesonnen habe. Denn bisher war noch kein einziger Mann in den Gesprächen aufgetaucht, als ob es keine innere Repräsentanz für ihn gäbe. Wir blicken einander an und ich nehme erstmals nicht nur das verletzte verlassene Kind wahr, das mich sehr anrührt, sondern auch die Erwachsene, die mit einer Frau zusammenlebt. Spannung liegt in der Luft – ein kurzes Aufflackern von Ärger wird von Interesse übertönt. Es beschäftigt mich, weshalb sie sich erst jetzt, nach circa einem halben Jahr Therapie, zu ihrem Liebesleben äußert. Wir sitzen schräg einander zugewandt, beide haben wir das äußere Bein über das innere geschlagen, sodass unsere Füße einander sehr nahe sind – ihre festen, harten Bergschuhe und mein „Nichts" von einem Schuh, meine Sandalen, die den Fuß beinahe nackt lassen. Plötzlich berühren einander unsere Füße ganz kurz. Ich hätte (im Sinne von Peter Fonagy) ironisch markieren und spiegeln können und über die verwegenen Zehenspitzen lachen oder einfach containen, hätte einfach „mhm" gesagt und so die Situation entschärft, gelächelt, und die versehentliche Berührung wäre gelassen anerkannt und wohlwollend bemerkt worden. Stattdessen zucke ich erschrocken mit meinem Fuß zurück. Etwas beschämt verstecke ich ihn unter meinem Sessel und blicke zu Boden. Wie bei etwas Verbotenem ertappt, stelle ich meine Füße nebeneinander und tue so, als sei nichts geschehen. Meine Reaktion ähnelt dem „Freezing", also dem motorischen Einfrieren zur affektiven Betäubung, um „die legitimen Kleinkindwünsche des Patienten nicht erst erkennen und nicht anerkennen zu können" (Hirsch 2018, S. 89). Warum ist diese kleine Szene, dieser Hauch einer Berührung so bedeutsam? Wie hätte ich reagiert, wäre mir das in der Straßenbahn mit einer wildfremden Person passiert? Ich wäre gelassen geblieben bei einer so kleinen, beiläufigen, unabsichtlichen Berührung. Wäre ich gelassen geblieben, wenn ein männlicher Patient meine Fußspitzen berührt hätte? Wäre ich auch gelassen geblieben, wenn die Patientin heterosexuell wäre und ich keine potenzielle Geliebte? Ist Homosexualität stärker tabuisiert als Heterosexualität? Und weibliche Homosexualität stärker tabuisiert als männliche? Christa Rohde-Dachser beantwortet diese Frage so: „Weibliche Homosexualität unterliegt auf diese Weise einem noch stärkeren Trend zur Pathologisierung als die männliche Homosexualität, in der sich die narzißtische Objektwahl immerhin auch als ein Schritt der Befreiung aus der Beziehung mit dem Primärobjekt interpretieren lässt" (Rohde-Dachser 1994, S. 832). Nancy Chodorow meint, dass zwar die Beziehung zwischen Mutter und Tochter sehr emotional sei, „Körperlichkeit und Sexualität" hingegen „kaum thematisiert" werden (Chodorow 1985, S. 643).

Nachträglich verstehe ich, dass vielleicht der kurze Ärger notwendig war, um die innige Übereinstimmung und nahezu symbiotische Nähe zu durchbrechen und unsere Differenz anzuerkennen. Bis zu dem Augenblick hat sie aber auch ihr Geheimnis vor mir gehütet und mir nichts von ihrem erotischen und sexuellen Leben offenbart. An diesem Tag – durch den kurzen Konflikt – ist sie in meinen Augen vom Kind zur Frau geworden. Und das hat das Übertragungsfeld geprägt und den Boden für das Enactment bereitet. Dies hat auch Anna Koellreuter beobachtet und schreibt: „Die Grenzen zwischen Frauen, d. h. innerhalb des gleichen Geschlechts, sind schwerer zu erkennen. Die Versuchung, diese zu übersehen, entspringt einerseits der frühen Mutter-Tochter-Beziehung, andererseits dem Homosexualitätstabu, das Differenz, welches Begehren auslöst, nicht zulässt" (Koellreuter 2008, S. 13). Erst die Differenz, das Wahrnehmen eines Geheimnisses und der darauf folgende Ärger haben Begehren ausgelöst. Das wurde aber durch mein Schweigen und den Versuch, es ungeschehen zu machen, sofort wieder zum Tabu. So musste der „now-moment" (Stern 2002) ungenutzt verblassen. Später habe ich gelesen, Stern hat erkannt, dass „viele Therapien nicht aufgrund unzutreffender oder nicht angenommener Deutungen scheitern oder beendet werden, sondern weil jene Augenblicke, in denen eine bedeutsame Verbindung zwischen den beiden Beteiligten hätte hergestellt werden können, ungenutzt vorübergingen" (Stern 2002, S. 975). Und tatsächlich: Nach dieser Sitzung bricht Frau T. die Therapie ab. Ein winziger Augenblick der Nähe beider Fußspitzen – und die Trennung folgt wörtlich auf den Fuß. Eigentlich war dieses Enactment ein besonders wichtiger Augenblick der Therapie, durch den ich aber erst danach Einsicht gewonnen habe. Mein Körpergefühl, mein unbewusstes Annähern des Fußes war ein Monitor für die Erotik der Übertragung.

Der Neurowissenschaftler Allan Schore (2011) hält die „somatic countertransference", also die körperlichen Reaktionen der Therapeutinnen, für besonders bedeutsam für die bewusste und unbewusste Kommunikation. Er betrachtet die impliziten Botschaften der rechten Hemisphäre als Herzstück der Psychoanalyse. Für ihn sind die wichtigsten Faktoren für das Gelingen von Psychotherapie die therapeutische Beziehung, das Kodieren und Dekodieren von verbalen und nonverbalen Äußerungen und das empathische Antworten auf implizite und explizite Erfahrungen. Und zur impliziten Kommunikation gehören ultrakurze Veränderungen von Mimik, Gestik, Stimmlage und Sprechtempo, Körperhaltung und viszeralen Phänomenen. Allan Schore (2005) bezeichnet dies als Kommunikation zwischen jeweils den rechten Hemisphären von Therapeutinnen und Patientinnen. Dies entspricht der ganz frühen Kommunikation zwischen Mutter und Kind, bei der sich beide spielerisch in ihrem Rhythmus und ihren Gesten und Stimmen aufeinander einstellen wie bei einem gemeinsamen Tanz. Dabei ist es wichtig, auch kleine Gesten und Berührungen wahrzunehmen und spielerisch damit umzugehen. Ignorieren oder schamhaft verstecken stört die Intensität dieses tiefen Kontakts. Im Gegenteil: Freude und lustvolle Stimmung im Übertragungsfeld würden die

Patientinnen als lebendige, erotische und sexuelle Personen anerkennen. Heisterkamp (2002) plädiert für den authentischen therapeutischen Umgang und kritisiert damit eine distanzierte Einstellung: „Ich nehme an, dass im gehemmten Umgang vieler Analytiker mit freudigen Gegenübertragungsgefühlen eine Fülle von Wachstumsquellen ihrer Patienten ungenutzt bleibt" (S. 274). Erotik soll im therapeutischen Setting nicht abgespalten werden und empathisches Zuhören und Resonanz nicht taub oder unberührbar für sexuelle Attraktivität sein. Wie die Mutter in ihrer „rêverie" nicht nur ihr Kind sieht, sondern all die möglichen Entwicklungen ahnt, so kann die Therapeutin mehr sehen als die Patientin, wie sie ihr jetzt gerade gegenübersitzt. So, wie die Mutter Erotik in den Körper des Kindes einschreibt, macht dies die Therapeutin. Damit kann sich die Patientin lebendiger, dem wahren Ich und dem erotischen Selbst näher erleben. Denn auch die ursprüngliche Verletzung entstand in einem sehr intimen Kontext. Frau T. hat sich nicht von der verinnerlichten Mutter-Imago gelöst, sondern ihre leidenschaftliche Liebe zu ihr aufrechterhalten und deren Mütterlichkeit, aber offenbar auch Erotik intensiv besetzt. Jessica Benjamin schreibt in *The Bonds of Love* (1980) über das Bedürfnis, erkannt zu werden im eigenen Begehren. Wird dieses Begehren nicht durch die Eltern erwidert, muss es abgespalten, verdrängt oder projiziert werden.

Aber auch das Begehren der Therapeutin, ein Geheimnis oder das Unheimliche zu ergründen, stimuliert den therapeutischen Prozess. Es wächst über Gender-Grenzen hinaus. Traude Ebermann (2019, S. 423) zeigt in ihrer Studie die Fluidität der Geschlechter auf. Und Otto Fenichel hat erkannt, dass das Geschlecht weiblicher oder männlicher Therapeuten gar nicht so großen Einfluss auf das Übertragungsfeld hat im Sinne von väterlicher oder mütterlicher Übertragung: „Both men and women patients can and do develop both father and mother transference toward the analyst, whether male or female" (Fenichel 1945, S. 328). Ich vermute, die Geschlechtszugehörigkeit hat nicht nur wenig Einfluss auf väterliche und mütterliche Übertragung, sondern auch auf homo- oder heterosexuelle Erotik im intersubjektiven Raum. Und obwohl Psychotherapien überwiegend von Frau zu Frau stattfinden, gibt es dennoch wenig Literatur zu diesem Thema. Karin Flaake schreibt über Liebesbeziehungen unter Frauen, sie „haben durch die große auch körperliche Nähe zum Geschlecht der ersten Bezugsperson, der Mutter, eine besondere Intensität und zugleich Fragilität" (Flaake 1995, S. 49).

Rückblickend betrachtet sehe ich ihre festen Bergschuhe einerseits als Übergangsobjekt – zwar kein kuschelig weiches, das die mütterlichen Attribute verkörpert, dafür ein festes, hartes, robustes mit maskulinem Charakter in die Fußstapfen des Vaters tretend. Vielleicht ist ihr Übergangsobjekt durch mich zum Fetisch geworden, hat also sexuelle Bedeutung angenommen (Phyllis Greenacre 1969 beschreibt die Gemeinsamkeiten von Übergangsobjekt und Fetisch in ihrem Werk *The Fetish and the Transitional Object*).

Leider war es mir damals mit Frau T. nicht möglich, die „embodied cognition" – ihre Boots und unsere Berührung – intuitiv zu erfassen. Oder vielleicht habe ich sie sogar erfasst, mich aber dafür geschämt und deshalb die Berührung tabuisiert. Ihre Scham ist mit meiner kollidiert – wir haben einander gegenseitig bei einem erotischen Gefühl ertappt. Immerhin entschied sie sich selbst und aktiv für den Abbruch der Therapie. Den bereits vereinbarten Termin sagte sie ab. Von der Mutter durfte sie sich nicht selbstbehauptend abwenden, sondern hat sie diese irreversibel verloren. Von der Mutter wurde sie nicht als ödipal liebendes Mädchen gesehen und begehrt, von mir zumindest für einen Augenblick. Jetzt ist sie nicht mehr die Verlassene und Ungesehene. Jetzt verlässt sie mich, nutzt ihre Autonomie und ihr Übergangsobjekt zur Trennung, denn „these boots are made for walking".

5.5 Zusammenfassung

Aggressive und sexuelle Regungen sind zentrale Bestandteile von Psychotherapien und weisen auf libidinöse und aggressive Affektdisposition von „verinnerlichten Objektbeziehungen" hin. Unbewusste Konflikte werden reaktiviert und kommen in der Übertragung zum Ausdruck (vgl. Kernberg 1998, S. 41). Wenn sie abgespalten und nicht in einer wertschätzenden therapeutischen Beziehung auftreten, ist es besonders wichtig, sie zu integrieren und sexualisierte Kontaktaufnahmen zu desexualisieren. Erst dann kann allmählich eine libidinöse Begegnung und Beziehung entstehen und ein potenzieller Raum. Diesen Resonanzraum gestalten Therapeutin und Patientin. Sie sind nicht in erster Linie Triebobjekte für einander. Denn im Erleben von Resonanz und Erotik können Erfahrungen nachgeholt bzw. Leerstellen gefüllt werden, die bereits die frühe Kommunikation der rechten Hemisphären widerspiegeln. Der Resonanzraum öffnet sich „für eine Vielfalt von körperlichen und seelischen Bedürfnissen: physiologische Regulation, sinnliches Vergnügen, Neugier, Bindung, Kommunikation, Aversion und vielleicht auch Anerkennung" (Dornes 2005, S. 127).

Ein erotisches Enactment lässt ganz abrupt die Intensität der therapeutischen Beziehung spüren. Es ist nicht sinnvoll, bewusst Erotik zu inszenieren, und die Therapeutinnen sollen nicht dazu verführen. Aber sie sollten die entgegengebrachten Gefühle – auch die erotischen – anerkennen, liebevolle Impulse nicht verleugnen, sondern berührbar sein. Wenn Erotik auftaucht, ist dies ein Glück! Schließlich ist Erotik das Herzstück unserer (unbewussten) Phantasien, unserer Imaginationen und unserer „rêverie". David Mann (vgl. Mann 1999, S. 85) beschreibt Erotik als allgegenwärtige universelle Erfahrung. Und erotisches Erleben sieht er als Chance für Erfüllung, Reifung und Transformation. Auch wenn die Psychotherapie die frühe Mutter-Kind-Beziehung beleuchtet, schließt dies Erotik nicht aus. Denn „the mother and baby unit is highly eroticized for both" (Mann 1999, S. 86). So wie eine Tochter oder ein Sohn ungefährdet verführerisch sein dürfen, dürfen auch unsere Patientinnen spüren, dass sie Begehren wecken. Aber weder die Eltern noch die Therapeutinnen geben der Verführung nach, sondern beide Beteiligten dürfen sicher sein, dass es keine Verletzung des Inzesttabus gibt (vgl. Hirsch 2018, S. 111). Pointiert formuliert Hans Sebastian Krutzenbichler: „Eine gute Deutung und schon ist der Ständer weg" (Krutzenbichler und Esser 2002, S. 160). Covington beschreibt die Aufgabe der Therapeutinnen: „Meet the desire with words and frustrate its enactment" (Covington in Schaverien 2006, S. 101), also dem Begehren mit Worten begegnen, aber es nicht ausagieren. Somit kann Vertrauen aufgebaut und im geschützten Rahmen mit Worten gespielt werden. „Dieses spielerische Erleben im Raum der Erotik, in dem der Analytiker den geschützten Spielraum garantiert, in welchem er sich gleichzeitig als spielerisches Gegenüber erotisch berühren lässt und diese Berührtheit nicht leugnet, ist die Voraussetzung für die Entwicklung und die Korrektur erotischen Erlebens und für die Integration beängstigender, unbekannter, abgespaltener, verdrängter sexueller Impulse und Gefühle" (Pfannschmidt 1998, S. 368 f.).

Literatur

Benjamin J (1980) The bonds of love: rational violence and erotic domination. Feminist Studies 6(1):144–174
Bion WR (1962) The psycho-analytic study of thinking. Int J Psychoanal 43:306–310
Bion WR (1963) Eine Theorie des Denkens. Psyche 17(7):426–435
Bollas C (2005) Der Schatten des Objekts. Klett-Cotta, Stuttgart (Erstveröffentlichung 1987)
Chodorow N (1985) Das Erbe der Mütter. Psychoanalyse und Soziologie der Geschlechter. Übers. G. Mühlen-Achs. München (Frauenoffensive) (Erstveröffentlichung 1978)
Celenza A (2010) The guilty pleasure of erotic countertransference: searching for radial true. Studies in Gender and Sexuality 11(4):175–183
Covington C (2006) Purposive aspects of the erotic transference. In: Schaverien J (Hrsg) Gender, countertransference and the erotic transference. Routledge, Covington
Dornes M (2005) Infantile Sexualität und Säuglingsforschung. In: Quindeau I, Sigusch V (Hrsg) Freud und das Sexuelle. Neue psychoanalytische und sexualwissenschaftliche Perspektiven. Campus, Frankfurt a. M.
Ebermann T (2019) Sexualität in der Imagination – Blumige Muschelgeschichten: Über die Wirksamkeit von Motiven der Katathym Imaginativen Psychotherapie. Eine qualitative Studie. Psychosozial, Gießen
Fenichel O (1945) Neurotic acting out. Psychoanalytic Review 32(2):197–206
Ferenczi S (2004) Sprachverwirrung zwischen den Erwachsenen und dem Kind. Die Sprache der Zärtlichkeit und der Leidenschaft. In: Balint M (Hrsg) Sándor Ferenczi. Schriften zur Psychoanalyse II. Psychosozial, Gießen, S 303–313 (Erstveröffentlichung 1933)
Flaake K (1995) Zwischen Idealisierung und Entwertung – Probleme und Perspektiven theoretischer Analysen zu weiblicher Homo-und Heterosexualität. Psyche 49(9–10):867–885
Freud S (1905) Drei Abhandlungen zur Sexualtheorie. GW 5:27–145
Green A (1993) Die tote Mutter. Psyche 47(3):205–240
Greenacre P (1969) The fetish and the transitional object. The Psychoanalytical Study of the Child 24:144–164. ▶ https://doi.org/10.1080/00797308.1969.11822690
Heisterkamp G (2002) Basales Verstehen: Handlungsdialoge in Psychotherapie und Psychoanalyse, Bd 154. Klett-Cotta, Stuttgart
Hirsch M (2001) Multiple Traumatisierung und sexualisierte Übertragung. Forum Psychoanal 2001(17):38–50
Hirsch M (2004) Psychoanalytische Traumatologie – Das Trauma in der Familie. Schattauer, Stuttgart
Hirsch M (2018) Das Phänomen Liebe. Psychosozial, Gießen
Kernberg OF (1992) Objektbeziehung und Praxis der Psychoanalyse. Klett-Cotta, Stuttgart
Kernberg OF (1994) Liebe im analytischen Setting. Psyche-Z Psychoanal 48:808–826
Kernberg OF (1998) Liebesbeziehungen: Normalität und Pathologie. Klett-Cotta, Stuttgart
Koellreuter A (2008) Das Fremde zwischen Therapeutin und Klientin. Imagination 2/2008. Facultas, Vienna
Krutzenbichler HS, Esser H (2002) Muß denn Liebe Sünde sein. Über das Begehren des Analytikers. Kore, Freiburg (Erstveröffentlichung 1991)
Krutzenbichler HS, Esser H (2010) Übertragungsliebe: psychoanalytische Erkundungen zu einem brisanten Phänomen. Psychosozial, Gießen
Laplanche J (1988) Die allgemeine Verführungstheorie und andere Aufsätze. Brandes + Apsel, Frankfurt
Mann D (1999) Erotic Transference and Countertransference: clinical practice in psychotherapy. Routledge, London
Ogden G (2006) The Heart and Soul of Sex: Exploring the Sexual Mysteries. Trumpeter books, Boston
Pfannschmidt H (1998) Der „Gebrauch der Lüste" in der Analysestunde. Forum der Psychoanalyse 14(4):364–384
Redouté J et al (2009) Brain processing of visual stimuli in human males. In: Dulz B (Hrsg) Borderline-Störungen und Sexualität: Ätiologie-Störungsbild Therapie; mit 11 Tabellen. Schattauer, Stuttgart (Erstveröffentlichung 2000)
Riffer F (2019) Vortrag PSZW – Jahreskongress 2019: „Was macht den guten Therapeuten aus?"
Rohde-Dachser C (1994) Männliche und weibliche Homosexualität. Psyche 48(9–10):827–841
Schaverien J (1995) Desire and the female therapist: engendered gazes. Psychotherapy and art therapy. Routledge, London
Schaverien J (2006) Gender, countertransference and the erotic transference. Routledge, London

Schore AN (2005) A neuropsychoanalytic viewpoint. Commentary on paper by Steven H. Knoblauch. Psychoanalytic Dialogues 15:829–854
Schore AN (2007) Affektregulation und die Reorganisation des Selbst. Klett-Cotta, Stuttgart
Schore AN (2011) The right brain implicit self lies at the core of psychoanalysis. Psychoanalytic dialogues 21(1):75–100
Stark T (2013) Sexuelles Erinnern, Phantasieren, Wünschen und Empfinden in der Analyse: Zur Bedeutung der Sexualität in der Psychoanalyse heute. Psyche-Z Psychoanal 67(4):305–329
Stern DN (2000) Mutter und Kind: die erste Beziehung. 2000. Klett-Cotta, Stuttgart
Stern DN (2004) The present moment as a critical moment. Negotiation Journal 20(2):365–372
Stern DN et al (2002) Nicht-deutende Mechanismen in der psychoanalytischen Therapie. Das „Etwas-Mehr" als Deutung. Psyche 56(9–10):974–1006
Target M (2007) Is our sexuality our own? A developmental model of sexuality based on early affect mirroring. British Journal of Psychotherapy 23(4):517–530
Target M (2013) Ist unsere Sexualität unsere eigene? Ein Entwicklungsmodell der Sexualität auf der Basis früher Affektspiegelung. ► https://doi.org/10.13109/zind.2013.38.2.125
Winnicott DW (1974) Reifungsprozesse und fördernde Umwelt. Psychosozial, Gießen, S 173
Winnicott DW (1988) Human nature. Taylor & Francis, Routledge, London

Chancen

Inhaltsverzeichnis

Kapitel 6	Facetten der Achtsamkeit – 69	
	Petra Tschögl	
Kapitel 7	Die therapeutische Beziehung aus systemischer Perspektive – 79	
	Elisabeth Wagner	
Kapitel 8	Alle (noch) in einem Boot? Ja, denn Systemresilienz ist lernbar! – 95	
	Christina Lohr und Gernot Hauke	
Kapitel 9	Therapeutische Beziehung in Film und Literatur – 105	
	Brigitte Fellinger	
Kapitel 10	Aufsuchende Sozialpädagogik bei familiären Krisen und Konflikten – 117	
	Martina Steininger und Christoph Steininger	

Facetten der Achtsamkeit

Über Grundlagen, Qualität und Dialog in der Anwendung achtsamkeitsbasierter Interventionen im interpersonellen Kontext

Petra Tschögl

6.1 Einleitung – 70

6.2 Achtsamkeit – 70
6.2.1 Wurzeln, Grundlagen und innere Haltung – 71
6.2.2 Kompetenzbereiche und Anforderungen für BehandlerInnen im Kontext achtsamkeitsbasierter Verfahren – 71
6.2.3 Achtsamkeit und Mitgefühl – 73

6.3 Erprobte Verfahren in der Behandlung – 73
6.3.1 Achtsamkeitsbasierte Verfahren – 74
6.3.2 Achtsamkeitsassoziierte Verfahren – 74

6.4 Qualitäten der Achtsamkeit im interpersonellen Kontext – 74
6.4.1 Achtsamer Dialog: „Inquiry" – 74
6.4.2 Praktische Erfahrungen für die Umsetzung – 76

Literatur – 77

© Springer-Verlag GmbH Deutschland, ein Teil von Springer Nature 2020
F. Riffer et al. (Hrsg.), *Therapeutische Beziehungen,* Psychosomatik im Zentrum 4,
https://doi.org/10.1007/978-3-662-60817-3_6

6.1 Einleitung

Achtsamkeit wird gegenwärtig häufig zitiert und gerne als Modell auf verschiedenste Arten und Weisen verwendet. Es ist ein überaus interessantes Phänomen, wie sehr in den vergangenen Jahrzehnten sich die Forschung, Behandlung und Beratung zum Thema „Achtsamkeit" erweitert und vertieft hat. Es kann der Eindruck entstehen, dass diese Häufigkeit etwas von der Bedeutsamkeit und dem tiefen Sinn, welcher hinter diesem Zugang steht, verwässert. Allerdings gibt diese Entwicklung natürlich auch Aufschluss darüber, wie wirksam und faszinierend achtsamkeitsbasierte Interventionen sein können. In den vergangenen Jahrzehnten erlangten diverse Achtsamkeitsprogramme, wie z. B. MBSR, MBCT und Achtsamkeitsprogramme in Schulen und Unternehmen, zunehmend an Glaubwürdigkeit und Interesse. Erkenntnisse der modernen Neurowissenschaften (Davidson et al. 2003; Hölzel et al. 2011; Ott 2010) und einer sogenannten „Achtsamkeitswissenschaft" bestätigten die Wirksamkeit der Achtsamkeitspraxis.

Dieser Beitrag basiert auf der langjährigen Erfahrung der Autorin in achtsamkeitsbasierter Behandlung von Menschen im stationären Setting einer psychosomatischen Klinik. Der Behandlungsschwerpunkt lag auf depressiven Erkrankungen, Angststörungen, Zwängen und chronischem Schmerz. Die Länge der Aufenthalte variierte zwischen acht und zwölf Wochen. Der Schwerpunkt dieses Beitrags liegt sowohl auf der Verortung des Begriffs Achtsamkeit als auch auf seinen Grundlagen, der inneren Haltung und dem Menschenbild von Achtsamkeit und achtsamem Handeln. Die Kompetenzen und Anforderungen, welche sich BehandlerInnen achtsamkeitsbasierter Verfahren stellen, werden thematisiert. Bekannte Verfahren, welche sich bei der Behandlung psychisch kranker Menschen etabliert haben, sowie die Spezifität von „Inquiry", einer Form des Dialogs, wie er in einem achtsamkeitsbasierten Setting im Gruppenraum praktiziert wird, wird beschrieben. Abschließend werden einige Rahmenbedingungen zur erfolgreichen Umsetzung von Achtsamkeit im klinischen Setting benannt.

6.2 Achtsamkeit

Der Begriff Achtsamkeit hat verschiedene Bedeutungen und wird unterschiedlich definiert. Häufig wird in diesem Kontext Jon Kabat-Zinn erwähnt, der mit MBSR (Mindfulness-Based Stress Reduction), übersetzt als achtsamkeitsbasierte Stressreduktion bzw. auch Stressbewältigung durch Achtsamkeit, im Bereich der Behandlung von Menschen mit verschiedenen Störungsbildern Bahnbrechendes geleistet hat. Beginnend an der Stress Reduction Clinic und dem Center for Mindfulness in Medicine, Health Care, and Society an der Universität von Massachusetts Medical School hat er Ende der 1970er Jahre ein äußerst strukturiertes Verfahren entwickelt, um Menschen mit chronischen Schmerzen Achtsamkeit näherzubringen.

Jon Kabat-Zinn beschreibt Achtsamkeit als eine Fähigkeit, die wir alle besitzen, als die Übung, sich aufmerksam der Gegenwart zuzuwenden, ohne zu urteilen, bzw. sich dessen bewusst zu werden, da die eigene Wahrnehmung häufig von Urteilen bestimmt ist (Kabat-Zinn 2013a). Vielleicht ist die deutsche Übersetzung „Achtsamkeit" nicht unbedingt geglückt, da dieses Wort v. a. den Vorgang von Aufmerksamkeit betont. „Sei achtsam" klingt in diesem Zusammenhang wenig einladend, eher disziplinierend, und könnte sogar eine Art von Spannung transportieren. Um das Bedeutungsfeld zu erweitern, könnte „Achtsamkeit", konkreter: „die Praxis von Achtsamkeit", auf ein „Gegenwärtig-Sein" hinweisen, eine „Bewusstheit" für den Augenblick in all seiner Vielfalt. Beschäftigt man sich auf diese Weise mit Achtsamkeit, verändert sich die Perspektive auf die eigenen Erlebens- und Verhaltensmuster deutlich. Die Welt in einem Modus des „Seins" wahrzunehmen bedeutet, gewohnte Reaktionsschemata radikal infrage zu stellen.

Wissenschaftlich erforschte und evaluierte Wirkmechanismen durch Achtsamkeit sind kontrollierte Aufmerksamkeitsregulation, erhöhtes Körpergewahrsein, Verbesserung der Regulationsfähigkeit der Emotionen und differenziertere Selbstwahrnehmung (Hölzel et al. 2011; Ott 2010). Gerade im Bereich der Selbstwahrnehmung kann der Prozess von Decentering oder Disidentifikation (Esch 2014) die Fähigkeit, das Erlebte wahrzunehmen, ohne sich damit intensiv zu identifizieren, die Innenwahrnehmung deutlich beeinflussen. Somit kann die Praxis von Achtsamkeit bewirken, dass die Erfahrung von schmerzhaften und leidvollen Erfahrungen völlig neu eingeordnet werden kann. Achtsamkeit ist in diesem Sinne nicht eine neue Technik, sondern ein Vorgehen, welches in einer tiefgehenden Art und Weise ermöglicht, Stress besser zu verstehen.

Es geht also um eine präzise Wahrnehmung dessen, was ist. Es geht sowohl um die Einsicht in den Entstehungsprozess von Symptomen bis hin zur Störung als auch darum, die damit verbundenen Reiz-Reaktions-Muster zu erkennen. Die beteiligten Wahrnehmungen und Bewertungen spielen bei der Krankheitsentwicklung eine maßgebliche Rolle.

6.2.1 Wurzeln, Grundlagen und innere Haltung

Beim Üben von Achtsamkeit und der Absicht, diese bei der Behandlung von Menschen mit psychischen Erkrankungen einzusetzen, kommen wir mehr oder weniger bewusst mit einer Praxis in Berührung, die sich aus buddhistischen Wurzeln nährt. Der Grund dafür ist, dass die Praxis der Achtsamkeit in buddhistischen Traditionen am ausführlichsten und vollständigsten artikuliert wurde (Draszczyk 2019) und dort seit jeher eine zentrale Rolle spielt (Goldstein 2017). Achtsamkeit ist demnach die Übersetzung des Begriffs „Sati" aus der mittelindischen Literatursprache Pali und ist mit verschiedenen Bedeutungen und Funktionen besetzt. Diese umfassen geistige Präsenz, Wachheit und Bewusstheit des gegenwärtigen Augenblicks. Achtsamkeit ist in diesem Sinne also das Gegenteil von geistiger Abwesenheit und impliziert das bewusste Lenken der Aufmerksamkeit immer wieder auf den gegenwärtigen Moment.

Eine weitere, weniger häufig assoziierte Bedeutung von „Sati" ist „erinnern". Die Praxis besteht darin, sich auf Heilsames zu besinnen. Dazu gehört z. B. auch, sich daran zu erinnern, dass alles Auf und Ab in der Übung von Achtsamkeit zu einer größeren Reise derselben gehört (Goldstein 2017).

6.2.2 Kompetenzbereiche und Anforderungen für BehandlerInnen im Kontext achtsamkeitsbasierter Verfahren

Wie kann Achtsamkeit erfahrungsbezogen gelehrt werden, und welche Anforderungen stellen sich dem/der BehandlerIn? Rebecca Crane und ihre KollegInnen haben sich in den letzten Jahren im Rahmen ihrer Forschungsarbeit an der Universität Bangor

in Wales eingehend mit Kriterien beschäftigt, welche für das Lehren von Achtsamkeit bedeutsam sind, und nannten diese „Teaching Assessment Criteria" (TAC; Crane et al. 2013). In diesem System wurden sechs Kompetenzdomänen definiert:
1. „Coverage, pacing and organisation of session curriculum" – Umsetzung, Zeiteinteilung und Organisation des Sitzungscurriculums
2. „Relational skills" – Beziehungskompetenz
3. „Embodiment of mindfulness" – Verkörperung von Achtsamkeit
4. „Guiding mindfulness practices" – Anleitung von Achtsamkeitsübungen
5. „Conveying course themes through interactive inquiry and didactic teaching" – Vermittlung der Kursthemen durch interaktives Inquiry und didaktisches Unterrichten
6. „Holding the group learning enviroment" – Halten der Lernumgebung der Gruppe

An der Bangor University werden Ausbildungen für MBSR und MBCT (siehe auch ▶ Abschn. 6.3 in diesem Kapitel) -Studiengänge gelehrt und die Teaching Assessment Criteria herangezogen, um die Kompetenz und Erfahrung der Lehrenden für achtsamkeitsbasierte Verfahren zu evaluieren und die StudentInnen auf ihrem Ausbildungsweg konkret zu unterstützen.

Das Kriterium „Embodiment" erscheint diesbezüglich am schwierigsten einzuschätzen. Wie stellt sich eine „Verkörperung" von Achtsamkeit dar, und welche Vorannahmen sind damit verbunden?

Ausgehend von den Grundlagen sollte die Haltung der Achtsamkeit direkt mit einer freundlichen und geduldigen inneren Haltung des/der BehandlerIn verbunden sein. Diese ist wiederum mehr oder weniger verkörpert („embodiment of mindfulness"). Außerdem sollte der/die BehandlerIn selbst über Erfahrung in der Achtsamkeitsmeditation verfügen und dementsprechend eine regelmäßige Praxis aufweisen. Jon Kabat-Zinn spricht im Kontext eigener Achtsamkeitspraxis über sieben Haltungen („Attitudinal foundations of mindfulness practise", Kabat-Zinn 2013a, S. 21 f.), welche für die eigene Praxis förderlich sind: Nicht-Beurteilen („non-judging"), Geduld („patience"), den Geist des Anfängers bewahren („beginner's mind"), Vertrauen („trust"), Nicht-Greifen („non-striving"), Akzeptanz („acceptance"), Loslassen („letting go"). Außerdem betonte Kabat-Zinn zwei weitere Haltungen, die den Boden der achtsamen Haltung nähren: Dankbarkeit („gratitude") und Großzügigkeit („generosity") (Kabat-Zinn 2013c).

Wichtig erscheint eine gewisse Integrität der Person in der Anwendung der Methode, verbunden mit der bereits benannten freundlichen Grundhaltung der/des BehandlerIn. Nur auf diese Weise können beim Gegenüber Prozesse in Richtung Akzeptanz aktiviert werden. Akzeptanz meint dabei, die Erfahrung so anzuerkennen, wie sie ist, und ein „Annehmen" der Erfahrung zu bahnen – eine Bereitschaft des/der PatientIn, sich aversiven Erfahrungen wie Gedankenkreisen, erhöhter affektiver Erregung und unangenehmen Körperempfindungen wie Schmerzen und Unruhe in achtsamer Weise zuzuwenden. Daraus ergibt sich ein Weg, schwierigen und leidvollen Erfahrungen gegenüber absichtsvoll, gegenwärtig zu sein und Bewertungen zu erkennen.

Sich belastenden Phänomenen mit einer Haltung der Achtsamkeit zuzuwenden ist ein hoch sensibler und anspruchsvoller Prozess für Menschen mit krankheitswertigen Beschwerden. Fachspezifisch gibt es bereits wertvolle Arbeiten zum Bereich Achtsamkeit und Trauma (Reddemann 2013; Treleaven 2018) und auch im Bereich suizidgefährdeter

Personen (Williams et al. 2015). Somit ist die Anwendbarkeit weit gestreut, vorausgesetzt, der/die BehandlerIn verfügt über eine spezifische Ausbildung und Erfahrung.

Saki Santorelli, langjähriger Direktor des Center for Mindfulness an der University of Massachusetts Medical School und sehr erfahren in der Anwendung von MBSR im klinischen Kontext, benannte in einem Kongress in Wien 2012 das „M" (Mindfulness) als den kritischen Faktor bei allen MB's (Mindfulness based intervention's). Demnach ginge das „M" sehr schnell verloren, durch Beschleunigung und auch durch die große Nachfrage, die mittlerweile im Zusammenhang mit der Umsetzung von Achtsamkeitstrainings und MBSR-Kursen steht. Santorelli (2012) betont in diesem Vortrag die Wichtigkeit der Bereitschaft der MB-Lehrenden, in eine eigene tiefe Auseinandersetzung mit Achtsamkeit zu gehen.

Wie erfolgreich und wie wirksam Achtsamkeit im klinischen Kontext sein kann, hängt aus Sicht der Autorin direkt damit zusammen, ob das Verständnis über die Methode und deren Bedeutsamkeit durch die Person des/der BehandlerIn an den/die PatientIn transportiert werden kann. Für BehandlerInnen, die achtsamkeitsbasierte Interventionen anwenden, bedeutet dies, eine Bereitschaft zu entwickeln, sich mit sehr viel Geduld und einer Haltung des Wohlwollens in die Gruppe und die Interaktion mit den PatientInnen einzubringen. Es erfordert, die „ExpertInnenrolle" zu lockern und auch die eigene Erfahrung von Moment zu Moment einzuladen. Voraussetzung dafür ist die eigene Verankerung in einer persönlichen Praxis von Meditation und Achtsamkeit. Weitere Aspekte wie Mitgefühl und Selbstmitgefühl sind Qualitäten, die ebenso in einem buddhistischen Menschenbild begründet sind und zunehmend in die westliche Psychotherapie Eingang finden (Harrer und Weiss 2016, S. 27).

6.2.3 Achtsamkeit und Mitgefühl

In der Vergangenheit wurde neben der Erforschung von Achtsamkeit verstärkt die Komponente von Mitgefühl untersucht. Auch sie findet immer mehr Eingang in verschiedene Behandlungsformen. Bekannte Verfahren aus der jüngeren Zeit sind das Mindful Self-Compassion Program (MSC) von Kirstin Neff und Christopher Germer (Neff und Germer 2013; Germer 2010) und die Compassion-Focused Therapie (CFT) von Paul Gilbert (Gilbert 2013). In der Lehre von Achtsamkeit spielt, wie eingangs erwähnt, die heilsame Komponente eine bedeutsame Rolle (Goldstein 2017). So kann die Praxis des Mitgefühls implizit im Rahmen von Achtsamkeit gelehrt oder in konkreten Übungen mit bestimmter Ausrichtung verstärkt betont werden. Die Erfahrung wird sozusagen „aufgewärmt", die Wahrnehmung von Verbundenheit und Freundlichkeit sich selbst und anderen gegenüber wird geübt. Emotional kann diese Übungspraxis aktivierend wirken.

6.3 Erprobte Verfahren in der Behandlung

Wie bereits ausgeführt, gibt es einige konkret ausformulierte achtsamkeitsbasierte Verfahren, die Bedeutsamkeit erlangt haben und im klinischen Setting zunehmend Anwendung finden. Die Verfahren, die sich in der vergangenen Zeit entwickelt haben, sind vielfältig und im Zusammenhang mit der wissenschaftlichen Anerkennung von Achtsamkeit in den letzten 20 Jahren entstanden. Die in der Folge aufgezählten Verfahren greifen lediglich einige heraus; es ist dies keine vollständige Darstellung.

6.3.1 Achtsamkeitsbasierte Verfahren

Wie bereits eingangs erwähnt, fand die achtsamkeitsbasierte Stressreduktion – die Mindfulness-Based Stress Reduction (MBSR) nach Jon Kabat-Zinn (2013a) – Ende der 1970er Jahre Anwendung in der klinischen Behandlung von chronischen SchmerzpatientInnen (Stress Reduction Clinic). Die Praxis der Achtsamkeitsmeditation, Yoga und die damit einhergehende Weisheitslehre werden mit Erkenntnissen der modernen Stressforschung verbunden. Das Lernen ist erfahrungsbasiert, und der Gruppenprozess trägt die Lernerfahrung, die der/die Einzelne im Prozessverlauf macht. Das strukturierte achtwöchige Programm ermöglicht, verschiedene Achtsamkeitsübungen zu erlernen und die damit einhergehenden „Hindernisse" zu erkunden. Zentral dabei ist zu verstehen, wie Achtsamkeit das Stresserleben auf verschiedenen psychophysiologischen Ebenen beeinflussen kann. Die Fähigkeit, mit schwierigen und aversiven Erfahrungen „zu sein" und darauf „bewusst zu antworten", anstatt zu reagieren, wird erweitert. Im Verlauf des Programms wird der Handlungsaspekt betont, dies bedeutet, Achtsamkeit in Beziehungen und im Bereich der Selbstfürsorge anzuwenden.

Die achtsamkeitsbasierte kognitive Therapie der Depression – die Mindfulness-Based Cognitive Therapy (MBCT) – welche auf Basis der Verhaltenstherapie mit Beginn der 1990er Jahre von Mark Williams und seinen Kollegen (Williams et al. 2009) entwickelt wurde, ist eine sehr erfolgreiche Behandlung im Bereich der Rückfallprophylaxe von Menschen mit rezidivierenden Depressionen.

Es gibt weitere achtsamkeitsbasierte Verfahren, welche sich spezifisch auf bestimmte Beschwerdebilder ausrichten. Beispiele dafür sind Achtsamkeitsprogramme im Kontext von Essstörungen (Kristeller und Wolever 2011), von Substanzabhängigkeit (Bowen et al. 2012) oder von Tinnituserkrankungen (Gans et al. 2014).

6.3.2 Achtsamkeitsassoziierte Verfahren

In der Behandlung von Menschen mitEmotionsregulationsstörungen, wie beispielsweise bei Menschen mit Borderline-Persönlichkeitsstörung und bei Menschen mit akutem Stress (traumaspezifisches Erleben) und der Dringlichkeit von Spannungsregulation, hat sich die Dialektisch-Behaviorale Therapie (DBT) nach Marsha Linehan (2008) erfolgreich verbreitet. In diesem Verfahren spielen das Konzept der radikalen Akzeptanz sowie das Erlernen von Fertigkeiten (Skills) eine zentrale Rolle.

6.4 Qualitäten der Achtsamkeit im interpersonellen Kontext

6.4.1 Achtsamer Dialog: „Inquiry"

Da es eine wichtige Rolle spielt, wie PatientInnen in die Praxis der Achtsamkeit eingeführt werden und wie die Erfahrungen, die sich beim Üben einstellen, thematisiert werden, sei an dieser Stelle auf den achtsamen Dialog und die Interaktion in einem achtsamkeitsbasierten Gruppensetting eingegangen.

Der achtsame Dialog wird im Rahmen achtsamkeitsbasierter Verfahren „Inquiry" genannt. Übersetzt könnte „Inquiry" als „Erforschen" oder „Ergründen" verstanden werden. Saki Santorelli (in press) schreibt dazu Folgendes:

> „Die Verpflichtung zu einer solchen bewussten Ergründung [=Inquiry] ist ein Lebenswerk. Das Betreten dieses Weges führt unweigerlich von Verwundbarkeit und Auflösung zu Offenheit, Weite und Integration und weiter zu neuen Zyklen von Auflösung, Entdeckung und Integration. Der Weg ist voller Überraschungen und Einsichten, die demütigend, zutiefst aufschlussreich und gleichzeitig heilend sind" (Santorelli in press).

Nach Santorelli ist „Inquiry" als lebendiger Dialog und Prozess der Erinnerung zu verstehen, ein unkompliziertes Mittel, um die erfahrungsorientierte Entdeckung der eigenen menschlichen Fähigkeiten zu unterstützen. Somit ist „Inquiry" zwischen BehandlerIn und PatientIn ein offener und sehr persönlicher Prozess.

Jon Kabat-Zinn (2013b) schreibt in einer Reflexion über die die Ursprünge von MBSR und das dialogische Erforschen folgendes:

> „Mein wichtigster Zen-Lehrer, Seung Sahn, war Koreaner und lehrte sowohl den Ansatz des Soto als auch des Rinzai. Dazu gehörten auch die umfangreiche Arbeit mit Koans [Anmerkung: ein ‚Koan' ist eine Art Frage] und die auf Koans basierenden ‚Dharma -Gefechte' [Anmerkung: unter ‚Dharma' wird im buddhistischen Kontext die Lehre Buddhas verstanden] zwischen dem Lehrer und dem Schüler. Diese Form trug teilweise zum Element der interaktiven, spontanen Gespräche zwischen KursleiterIn und TeilnehmerIn in den MBSR-Kursen bei, wobei sie zusammen eingehend und manchmal herausfordernd detailliert die Erfahrung der ersten Person in der Praxis und ihre Anwendung im Alltag untersuchen. Dieses wichtige Element des MBSR und anderer achtsamkeitsbasierter Interventionen wird nun als Fragestellung oder Dialog bezeichnet" (Kabat-Zinn 2013a).

In diesem Dialog kann thematisch ein sehr weites Spektrum aktualisiert werden: Erwartungen an die Achtsamkeitsübung wie der Wunsch, sich zu entspannen oder endlich angenehme Erfahrungen im Körper zu machen. Häufig – und das ist ein natürlicher Prozess, wenn versucht wird, die Aufmerksamkeit auf eine Sache auszurichten – bemerken die PatientInnen erst, wie unruhig sich die geistige Aktivität verhält und wie schwierig es ist, sich immer wieder absichtsvoll erneut auf diesen Moment auszurichten, so z. B. auf das Betrachten des Atmens. Der Umgang mit der mentalen Aktivität und Körperempfindungen – seien dies Müdigkeit, Ruhelosigkeit, Ungeduld, schmerzhafte Empfindungen und Gefühle von Angst, Ärger, Zweifel, Unzufriedenheit usw. – sind Teil der Achtsamkeitspraxis und Teil des Ergründens. Es geht dabei nicht um eine Bewertung oder Problemanalyse der Erfahrung der TeilnehmerIn, um sie dann einordnen zu können oder in einem Schema zu fixieren bzw. Interventionen daraus abzuleiten. Es geht auch nicht um zielorientiertes Fragen oder Belehren, eher um ein dialogisches Ergründen, um Einsichten zu gewinnen.

Genährt wird diese Interaktion von der Präsenz der Gruppenleitung und der Fähigkeit, sich auf die Erfahrung der/des PatientIn urteilsfrei einzustimmen. Das Klima in der Gruppe sollte dabei möglichst vertrauensvoll und damit angstfrei sein. Die direkte Erfahrung der Person, wie Achtsamkeit den Körper, die geistige Aktivität und die Emotionen beeinflussen kann und wie dies wahrgenommen wird, steht im Mittelpunkt. Es ist ein Übungsweg, Achtsamkeit mehr und mehr zu verinnerlichen und im alltäglichen Leben anzuwenden, der in der Gruppe gemeinsam begangen wird.

Wie bereits von der Autorin betont, spielt bei der Anwendung achtsamkeitsbasierter Verfahren das erfahrungsbasierte Lernen eine große Rolle. Die Person erfährt mithilfe ihrer Übung, ob sie Einsichten über die eigenen Erlebens- und Denkmuster gewinnt und wie dies die Beziehung zu den Beschwerden beeinflusst. Wenn es angemessen erscheint, kann eine Bezugnahme zum alltäglichen Leben hergestellt werden, um die Integration von Einsichten zu vertiefen. Es wird der Person Vertrauen entgegengebracht, ein Gefühl von „Vollständigsein" vermittelt, und durch achtsames Erkunden werden der/dem Patienten/Patientin Ressourcen zugänglich.

6.4.2 Praktische Erfahrungen für die Umsetzung

Um den Kontext herzustellen zu einer erfolgreichen Anwendung von Achtsamkeit in einem klinischen Setting, seien hier einige Erfahrungen aus der Praxis benannt.

6.4.2.1 Wertschätzung der Methode und Ressourcen

Zu Beginn stellt sich die Frage, inwieweit Achtsamkeit als Methode verstanden und ernst genommen wird und innerhalb der Behandlung von Menschen mit psychischen Erkrankungen im Rahmen einer stationären Therapie seriös etabliert wird. Da jede Person einen natürlichen Zugang zu Achtsamkeit besitzt und eine Vielzahl von Übungsmaterialien frei zugänglich ist, kann eine Art Selbstverständnis in der Anwendung von Achtsamkeitsübungen entstehen.

Aus Sicht der Autorin stellt es einen wesentlichen Unterschied dar, ob eine Übung als Wahrnehmungsübung dargeboten wird oder ein vertiefendes achtsamkeitsbasiertes Erarbeiten ermöglicht wird. Erstere ist selbstverständlich wertvoll und bereichernd, um eine Tür zur Achtsamkeit zu etablieren und in einem Moment von Not ungemein hilfreich. In der Weite und Tiefe dieser Methode geht es jedoch um Bewusstheit für die Funktionen des Körpers in Ruhe und in Bewegung, die geistigen und emotionalen Prozesse, die Beziehung zu Stress und Leid und die Dimensionen von Veränderung – letztlich also darum, das Dasein und die Vergänglichkeit selbst zu berühren, Einsichten zu gewinnen und damit ein tieferes Verständnis von Achtsamkeit zu entwickeln und dementsprechend im Leben zu handeln.

6.4.2.2 Ausbildung

Eine spezifische, seriöse Aus- und Fortbildung ist für die Umsetzung eines achtsamkeitsbasierten Behandlungsangebots notwendig, auch wenn bereits ein fundierter Basisberuf vorhanden ist. Die Ausbildung als MBSR-Lehrende/Lehrender ist ein Prozess, der vom Aufwand her, wenn er ernst genommen wird, einem Ausbildungsweg in einer psychotherapeutischen Richtung nahekommt. Dazu braucht es eine Bereitschaft, sich mit den Grundlagen achtsamkeitsbasierter Verfahren auseinanderzusetzen, regelmäßige Seminare vorwiegend in Stille (Retreats) zu besuchen und den persönlichen Prozess zu reflektieren, in Form von Inter- und Supervision und spezifischen Fortbildungen.

6.4.2.3 Behandlungsdauer, inhaltlicher Rahmen, Indikation, Nachsorge

Es gibt vieles miteinzubeziehen, wenn eine „Achtsamkeitsgruppe" den Therapieplan bereichern soll, ein paar Gedanken dazu:

Der Begriff „Achtsamkeitsgruppe" hat sich in klinischen Settings verbreitet. Der Titel kann spezifiziert werden. Mit „MBSR" kann die Gruppe allerdings nur dann benannt werden, wenn sie dem achtwöchigen Kursformat und dem inhaltlichen Curriculum nach Jon Kabat-Zinn entspricht.

Im stationären Setting ist die **Aufenthaltslänge** der/des PatientIn ausschlaggebend dafür, ob ein längerfristiges, regelmäßiges achtsamkeitsbasiertes Angebot in Anspruch genommen werden kann. Meist werden PatientInnen nicht zum gleichen Zeitpunkt aufgenommen, und der Einstieg in die Gruppe erfolgt „fließend". Dies erfordert von dem/der BehandlerIn die Fähigkeit, die Person dort abzuholen, wo sie ist, und gleichsam den Gruppenprozess vertrauensvoll zu halten.

MBSR beispielsweise wird im ambulanten Setting in einem achtwöchigen Programm mit wöchentlichen Sitzungen von zweieinhalb Stunden gehalten. Dazu kommt ein Achtsamkeitstag (ein Tag in Stille). Bei anderen Verfahren wie z. B. MBCT verhält es sich ähnlich. Im Center for Mindfulness an der University of Massachusetts kommen die PatientInnen in die Stress Reduction Clinic und nützen das Angebot ambulant.

Nach Erfahrung der Autorin sollten die einzelnen wöchentlichen Einheiten im Rahmen einer stationären Therapie die **Dauer** von eineinhalb Stunden nicht unterschreiten. Außerdem wäre eine weitere wöchentliche Übungseinheit sinnvoll. Weiters ist zu konkretisieren, welche **Inhalte** in der Gruppe vermittelt werden sollen, welcher Schwerpunkt im Vordergrund steht. **Übungsmaterialien** für die TeilnehmerInnen der Achtsamkeitsgruppe sollten verfügbar sein und ebenso strukturierte Aufgaben für die Zeit zwischen den Einheiten, um den Prozess zu vertiefen. Welche PatientInnen mit welchen Störungsbildern werden der Gruppe zugewiesen? Die Frage der **Indikation** und der **Motivation** für die Gruppe ist zu klären. Die PatientInnen vorab inhaltlich zu informieren und das Einverständnis einzuholen für diese Art von innerer Arbeit ist im Bereich der ethischen Richtlinien zu sehen.

Ein Angebot für die **Nachsorge** wäre optimal. Im Center for Mindfulness haben die PatientInnen die Möglichkeit, kostenfrei an einem „Achtsamkeitstag" teilzunehmen.

Literatur

Bowen S, Chawla N, Marlatt GA (2012) Achtsamkeitsbasierte Rückfallprävention bei Substanzabhängigkeit: Das MBRP-Programm. Beltz, Weinheim

Crane R, Soulsy J, Kuyken W, Mark J, Williams G, Eames V, Bartley T, Cooper L, Evans A, Fennell MJV, Gold E, Mardula J, Silverton S (2013) Development and validation of the mindfulness based interventions teaching assessment criteria (MBI: TAC). Assessment 20(6):681–688

Davidson RJ, Kabat-Zinn J, Schumacher J, Rosenkranz M, Muller D, Santorelli SF, Urbanowski F, Harrington A, Bonus K, Sheridan JF (2003) Alterations in brain and immune function produced by mindfulness meditation. Psychosom Med Jul-Aug;65(4):564–570. ▶ https://doi.org/10.1097/01.psy.0000077505.67574.e3

Esch T (2014) Die neuronale Basis von Meditation und Achtsamkeit. Sucht 60(1):21–28

Gans J, O'Sullivan P, Bircheff V (2014) Mindfulness based tinnitus stress reduction pilot study – a symptom perception-shift program. Mindfulness 5:322–333

Germer CK (2010) Der achtsame Weg zur Selbstliebe: Wie man sich von destruktiven Gedanken und Gefühlen befreit. Arbor, Freiburg/B.

Gilbert P (2013) Compassion focused therapy. Junfermann, Paderborn

Goldstein J (2017) Achtsamkeit. Eine praktische Anleitung zum Erwachen, Bd 1. Koha, Burgrrain

Harrer ME, Weiss H (2016) Wirkfaktoren der Achtsamkeit – wie sie die Psychotherapie verändern und bereichern. Schattauer, Stuttgart

Hölzel BK, Lazar SW, Gard T, Schumann-Olivier Z, Vago DR, Ott U (2011) How does mindfulness meditation work? Proposing mechanisms of action from a conceptual and neural perspective. Perspectives on Psychological Science 6:537–559

Kabat-Zinn J (2013a) Full catastrophe living: using the wisdom of your body and mind to face stress, pain, and illness. Revised and updated edition. Bantam Books, New York (Deutsche Übersetzung, Gesund durch Meditation. Das vollständige Grundlagenwerk zu MBSR. O.W. Barth, München)

Kabat-Zinn J (2013b) Reflexionen über die Ursprünge von MBSR, hilfreiche Mittel und die Schwierigkeit mit Modellen. In: Williams M, Kabat-Zinn J et al (Hrsg) Achtsamkeit – ihre Wurzeln, ihre Früchte. Arbor, Freiburg/B, S 475–518

Kristeller JL, Wolever RQ (2011) Mindfulness-based eating awareness training for treating binge eating disorder: the conceptual foundation. Eat Disord 19(1):49–61

Linehan M (2008) Dialektisch-Behaviorale Therapie (DBT) der Borderline-Persönlichkeitsstörung: DBT Therapiebuch. CIP-Medien, Gießen

Neff KD, Germer CK (2013) A pilot study and randomized controlled trail of the mindful self-compassion program. J Clin Psycho 69(1):28–44. ▶ https://doi.org/10.002/jclp.21923

Ott U (2010) Meditation für Skeptiker. München, O.W. Barth

Reddemann L (2013) Achtsamkeit in der Psychotherapie unter besonderer Berücksichtigung von PatientInnen, die unter Störungen nach Extrembelastungen leiden. Kongress Vortrag, Freiburg i. Br

Santorelli S (2012) Emptying into fullness: the on-going formation of MBSR teachers. Kongress Vortrag, Akademie der Wissenschaften, Wien

Santorelli S (in press) Remembrance: Dialogue and Inquiry in the MBSR Classroom. (Übersetzung von deHaen N, Grossman P). Seminar Europäisches Zentrum für Achtsamkeit, Freiburg, S. 1–2

Treleaven D (2018) Trauma-sensitive mindfulness: practices for safe and transformative healing. W.W. Norton, New York

Williams M, Teasdale J, Segal Z, J Kabat-Zinn (2009) Der achtsame Weg durch die Depression. Arbor, Freiburg

Williams JMG, Fennell MJV, Barnhofer T, Crane RS, Silverton S (2015) Mindfulness-based cognitive therapy for people at risk of suicide. The Guilford Press, New York

Internetadressen und weiterführende Literatur

Center for Mindfulness in Health, Care, and Society (University of Massachusetts). ▶ https://umassmed.edu/cfm/

Draszczyk T (2019) Mündliche Kommunikation zur Praxis der Achtsamkeit und ihrer Ausformulierung. ▶ www.bodhi.at. Zugegriffen: 11. Nov. 2019

Kabat-Zinn J (2013c) 9 Attitudes of Mindfulness. Mindfulnessgruppen/Stockholm. ▶ https://www.youtube.com/watch?v=2n7FOBFMvXg. Zugegriffen: 11. Nov. 2019

Mindfulness-based Interventions Teaching Assessment Criteria (MBI:TAC) vollständige aktualisierte Ausgabe. ▶ http://mbitac.bangor.ac.uk/documents/MBITACmanualsummaryandaddendums0517.pdf. Zugegriffen: 11. Nov. 2019

Santorelli S (2012) Kongress: Achtsamkeit in Medizin, Psychotherapie und Gesellschaft. Akademie der Wissenschaft, Wien. ▶ https://shop.auditorium-netzwerk.de/detail/index/sArticle/5397/sCategory/3. Zugegriffen: 11. Nov. 2019

Die therapeutische Beziehung aus systemischer Perspektive

Elisabeth Wagner

7.1 Das Selbstverständnis systemischer Familientherapie – 80

7.2 Das Verständnis der therapeutischen Beziehung in der Systemischen Familientherapie im Wandel der Zeit – 82

7.3 Reflexive Fragen zur therapeutischen Beziehung – 85

7.4 Warum die Systemische Therapie auf die Begriffe Übertragung und Gegenübertragung verzichtet – 85

7.5 Warum die Systemische Therapie auf die Konzeptualisierung von Widerstand verzichtet – 87

7.6 Warum Systemische Therapie auf den Begriff der Konfrontation verzichtet – 89

7.7 Ein systemischer Umgang mit Schwierigkeiten in der therapeutischen Beziehung – 91

7.8 Schlussbemerkung – 92

Literatur – 93

© Springer-Verlag GmbH Deutschland, ein Teil von Springer Nature 2020
F. Riffer et al. (Hrsg.), *Therapeutische Beziehungen,* Psychosomatik im Zentrum 4,
https://doi.org/10.1007/978-3-662-60817-3_7

Teile dieses Beitrages wurden auch im *Praxisbuch Systemische Therapie. Vom Fallverständnis zum wirksamen psychotherapeutischen Handeln in klinischen Kontexten* (Wagner 2020) veröffentlicht.

7.1 Das Selbstverständnis systemischer Familientherapie

Wie viele andere Therapiemethoden zeichnet sich auch die systemische (Familien) Therapie durch eine erhebliche Binnendifferenzierung aus: lösungsorientierte, konversationale, narrative, strategische und strukturelle Ansätze haben sich in den ersten 50 Jahren der Entwicklung familientherapeutischer/systemischer Therapie herausdifferenziert. In den letzten zehn Jahren kam es vor allem durch den hypnosystemischen und emotionsbasierten Ansatz noch einmal zu einer Ausweitung des Wirkverständnisses und des Interventionsrepertoires (vgl. Wagner und Russinger 2016, S. 23 f.). Der systemische Ansatz stellt damit „keine einheitliche, inhaltlich konsistente Arbeitsphilosophie" dar, sondern umfasst „eine Vielzahl von Konzepten und theoretischen Modellen, die untereinander mehr oder weniger anschlussfähig sind, aber gemeinsame Grundorientierungen und -haltungen aufweisen" (Levold und Wirsching 2014, S. 13).

Auch Schiepek verweist auf die Schwierigkeiten einer klaren Definition von Systemischer Therapie und zeigt auf, dass es keine spezifischen „Bestimmungsstücke" gibt: Egal ob konstruktivistische Grundhaltung, interaktionelle Perspektive oder Ressourcenperspektive – all diese Haltungen sind weder spezifisch noch zwingend realisiert. Allerdings gilt dies auch für andere Therapiemethoden wie z. B. für die Verhaltenstherapie.

> „Die Profilunschärfe von Therapierichtungen, ihre offenbar starken Überschneidungen und Durchlässigkeiten sowie die schiere Unmöglichkeit, hinreichende oder auch nur notwendige spezifische Definitionsmerkmale anzuführen, sind möglicherweise ein Symptom für die Auflösungserscheinungen einer Ära – der Ära der Therapieschulen des 20. Jahrhunderts" (Schiepek et al. 2013, S. 15).

Unter Anerkennung dieser „Profilunschärfe" möchte ich dennoch versuchen, das aktuelle Wirkverständnis Systemischer Therapie zu umreißen, bevor ich auf die Besonderheiten der therapeutischen Beziehungsgestaltung konkret eingehe. Systemische Therapie behandelt nicht in einem kausalen Sinn Störungs- oder Krankheitsursachen, sondern soll Menschen dabei helfen, Denk-, Erlebens- und Beziehungsmuster zu verändern, um günstige Bedingungen für eine Veränderung/Entwicklung/Problemlösung zu schaffen.

In einem ersten Schritt geht es häufig darum, statt der Problemtrance eine Fokussierung der gewünschten Veränderung (Zielorientierung) zu erreichen. Fragen nach Ausnahmen bzw. Unterschieden („Wann ist es besser?") zeigen Möglichkeiten der Einflussnahme auf, durch ressourcenorientiertes Fragen („Was gelingt trotz allem? Worauf sind Sie stolz, was soll sich nicht ändern? Welche Fähigkeit, die Sie in anderen Lebensbereichen haben, könnte Ihnen bei diesem Problem nützlich sein?") werden Hoffnungslosigkeit und Selbstzweifel reduziert und Selbstwirksamkeitserwartungen gefördert, wodurch Annäherungsnetzwerke aktiviert werden und Vermeidungsverhalten geschwächt wird. Neues Verhalten wird durch „Experimente" oder „Hausaufgaben" angeregt, das führt zu neuen Erfahrungen des Gelingens (vgl. Wagner und Russinger 2018, S. 83 f.).

Eine weitere Möglichkeit der Destabilisierung problemaufrechterhaltender Muster besteht in der Einführung neuer Bedeutungen (Reframing) bzw. in der Dekonstruktion problemaufrechterhaltender Überzeugungen. Vor allem in narrativen Ansätzen wird fokussiert, wie die subjektive Realität durch das Erzählen gebildet und gefestigt wird. Diese Erzählungen über das Leben sind immer selektiv und können nie die Vielfalt des Erlebten wiedergeben. TherapieklientInnen bieten zumeist „problemgesättigte Erzählungen" des Scheiterns, der Unterlegenheit, des Ausgenutztwerdens. Die selektive Selbstbeschreibung als unfähig, unbeliebt oder defizitär erschwert aber die konstruktive Auseinandersetzung mit anstehenden Anforderungen, weshalb narrative Ansätze die Selbstwahrnehmung und die „Selbsterzählung" um Aspekte des Gelingens erweitern. „Es ist nie zu spät, über sich eine Geschichte der Stärke zu erzählen" (Russinger 2001), ist das zentrale Wirkprinzip narrativer Ansätze.

Wenn man aktuelles Erleben und Verhalten nicht kausal-deterministisch durch Vergangenheit „verursacht" versteht, sondern als die Realisierung eines konkreten Fühl-Denk-Verhaltensprogramms, dann rücken Prozesse der Aufmerksamkeitsfokussierung und der Bedeutungskonstruktion in den Vordergrund. Auf welche Inhalte die Aufmerksamkeit fokussiert wird, welche Bedeutungen für Erlebtes angeboten werden, kann therapeutisch beeinflusst werden. Dies hat dann Auswirkungen auf das emotionale Erleben. Die Bearbeitung schmerzhafter biographischer Erfahrung ist daher in diesem Therapieverständnis nicht zwingend erforderlich, da Vergangenheit nicht als „Ursache" aktueller Probleme gesehen wird. „Im Unterschied zu Kausalkonstruktionen, die Gegenwärtiges kausal auf Früheres zurückführen, ist aus systemtheoretischer Sicht die ‚Wiederholung' die ‚Ursache'. Vergangenheit überlebt demnach Wiederholungsakte" (Lieb 2014, S. 68). Aufgabe von Therapie kann es dann sein, solche Wiederholungen zu identifizieren, sie als Wiederholungen zu markieren und das Muster erneuter Wiederholungen zu unterbrechen.

Auch systemische TherapeutInnen arbeiten dabei überwiegend einzeltherapeutisch. Nicht das familientherapeutische Setting, sondern die Varianz des Settings ist für die Systemische Therapie typisch. Angehörige werden einbezogen, wenn es für die Auseinandersetzung mit einem bestimmten Problem nützlich erscheint, das heißt, wenn sie etwas zur Lösung beitragen können.

Systemische Therapie ist nicht zwingend Kurztherapie, aber sie ist fast immer niederfrequent. Das heißt, die Abstände zwischen den Therapiesitzungen sind groß. Zwei bis drei Wochen sind übliche Intervalle, wöchentliche Therapiesitzungen sind eher die Ausnahme und verweisen auf eine besondere Akuität der Symptomatik oder auf Besonderheiten des therapeutischen Settings (z. B. stationärer Kontext). „Therapie findet zwischen den Sitzungen statt" ist die zugrunde liegende Überzeugung, daher sind Interventionen, die ihre Wirkung zwischen den Sitzungen entfalten („Aufgaben", „Experimente") von besonderer Bedeutung.

Ganz allgemein könnte man formulieren, dass Systemische (Familien)Therapie darauf abzielt, problem- oder symptomaufrechterhaltende Interaktionen, Überzeugungen und Narrative infrage zu stellen bzw. zu unterbrechen und die Entwicklung neuer, gesundheitsfördernder bzw. problemfreier Interaktionen, Verhaltensweisen, Lösungsversuche und Erzählungen anzuregen. Die zirkuläre Erfassung von Wechselwirkungen statt linearer Ursache-Wirkungs-Zuschreibung, die Fokussierung individueller bzw. sozialer Konstruktion der Wirklichkeit sowie eine bescheidene Expertenschaft in Bezug auf die Inhalte und Ziele der Therapie können als gemeinsame Basis der verschiedenen Ansätze innerhalb Systemischer Therapie betrachtet werden (vgl. Wagner und Russinger 2016, S. 25 f.).

7.2 Das Verständnis der therapeutischen Beziehung in der Systemischen Familientherapie im Wandel der Zeit

Die Konzeptualisierung der therapeutischen Beziehung hat sich im Laufe der Entwicklung der Systemischen Therapie immer wieder deutlich geändert. In einem ersten Schritt sollen die historischen Positionen der humanistisch geprägten entwicklungsorientierten Familientherapie den eher auf „Verstörung" beruhenden Ansätzen des Mailänder und des frühen Heidelberger Teams gegenübergestellt werden, bevor detaillierter das aktuell vorherrschende Verständnis der therapeutischen Beziehung in lösungsorientierter, narrativer und hypnosystemischer Therapie vorgestellt wird.

Eine der „Mütter der Familientherapie" war Virginia Satir, die mit ihrem deutlich humanistisch geprägten Weltbild wesentlich dazu beitrug, dass das pathologieorientierte Denken über Familien, das vor allem von frühen psychoanalytisch geprägten Familientherapeuten realisiert wurde, überwunden wurde. Sie formulierte das Ideal einer kongruenten und offenen Beziehung, die in der Therapie erfahren wird und dann als Modell für andere Beziehungen dienen soll.

Virginia Satir war unbestritten eine Pionierin der Familientherapie – um nichts weniger war sie aber eine Pionierin der Humanistischen Psychologie, gründete sie doch Ende der 1950er Jahre gemeinsam mit Carl Rogers und Abraham Maslow die American Association for Humanistic Psychology. Das Menschenbild ist hier ein radikal optimistisches: Im Unterschied zur frühen Psychoanalyse, die den Menschen in dem tragischen Konflikt zwischen Triebwünschen und Über-Ich-Verboten unentrinnbar gefangen sieht, halten humanistische Psychologen das Entwicklungspotenzial des Menschen für prinzipiell uneingeschränkt. Zentraler Motor der psychischen Entwicklung ist das Streben nach Selbstverwirklichung und Selbstaktualisierung. Das Bedürfnis, sich zu entwickeln, seine Möglichkeiten zu entfalten und Autonomie zu erlangen, ist für die Persönlichkeit des Menschen konstitutiv. Rogers hat dies in seinem bekannten „Kartoffelgleichnis" dargestellt: Sobald ein bisschen Licht auf die Kartoffeln im Keller fällt, beginnen diese auszutreiben. Aktualisierungstendenz meint also das unbedingte menschliche Bestreben, auch unter den lebensfeindlichsten Bedingungen zu wachsen und sich zu entfalten.

Nichtsdestotrotz können Umwelteinflüsse, vor allem frühe negative Beziehungserfahrungen, die Entwicklung eines gesunden Selbstkonzeptes beeinträchtigen und die Selbstentfaltung blockieren. Für die Entwicklung eines positiven Selbstkonzeptes bedarf es folgender Erfahrungen durch die Eltern: Die Eltern müssen das Kind lieben, wie es ist („ungeschuldete Liebe"). Das heißt, dass die elterliche Liebe nicht an überfordernde Bedingungen geknüpft sein darf. Kindliche Bedürfnisse müssen berücksichtigt werden, wobei vor allem das Bedürfnis nach Sicherheit und Geborgenheit zuverlässig erfüllt werden muss. Eltern sollen an den persönlichen Vorlieben und Wesenszügen des Kindes echtes Interesse zeigen und sie diesbezüglich anregen und unterstützen und in altersadäquatem Ausmaß Autonomie gewähren, das heißt Bevormundung und Kontrolle nur maßvoll einsetzen. Von besonderer Bedeutung ist auch, dass Kindern der Ausdruck ihrer Gefühle erlaubt wird und auch negative Gefühle nicht sanktioniert werden. Wenn Eltern den Ausdruck von Angst, Enttäuschung oder Trauer bei ihren Kindern nicht zulassen, entweder weil sie ihnen das Recht dazu explizit absprechen („Es gibt keinen Grund, jetzt enttäuscht zu sein …") oder aber durch die negativen Gefühle des Kindes selbst so bedroht werden, dass Kinder sie nicht offen zeigen können, kann dies zur Entwicklung eines

„falschen Selbst" beitragen. In diesem Fall wird das Selbstkonzept durch die Erwartungen und Bedürfnissen der Eltern verzerrt und die Selbstaktualisierung eingeschränkt.

Die Prämissen humanistischer Psychologie wurden etwas ausführlicher dargestellt, weil das hier formulierte Menschenbild, vor allem die optimistische Einschätzung des Entwicklungspotenzials des Menschen, auch für moderne Systemische Therapie eine gute Ausgangsbasis darstellt. Ohne sich explizit auf humanistische Psychologie zu berufen, wird die Überzeugung, dass alle Menschen grundsätzlich über das Potenzial zur Lösung ihrer Probleme verfügen, sowohl von lösungsorientierter wie auch von Hypnosystemischer Therapie geteilt.

In dieser frühen Phase der Familientherapie ging man davon aus, dass „Heilung durch Begegnung" (Satir und Baldwin 1988) passieren soll. Virginia Satir sagte in diesem Zusammenhang: „Ich glaube daran, dass das größte Geschenk, das ich von jemandem empfangen kann, ist gesehen, gehört, verstanden und berührt zu werden. Das größte Geschenk, das ich geben kann, ist den anderen zu sehen, zu hören, zu verstehen und zu berühren".

Eine deutlich andere Konzeptualisierung der therapeutischen Beziehung fand sich in der frühen Mailänder Schule. Raffinierte therapeutische Strategien und Überraschungseffekte sollten zur „Heilung durch Systemveränderung" führen, indem sie „das pathologische Spiel der Familie unmöglich machen" bzw. deren „Manöver durchkreuzen". Um die Wahrscheinlichkeit zu reduzieren, dass der Therapeut in die pathologischen Spiele der Familie hineingezogen wird, beobachtete der erfahrenste Therapeut das Geschehen hinter dem Einwegspiegel. Der Therapeut unterbrach die Arbeit mit der Familie kurz vor dem Sitzungsende, um sich von außen Anregungen/Empfehlungen für eine geeignete Abschlussintervention zu holen. Diese wurde in der abschließenden Sequenz verkündet, ein weiteres Gespräch darüber wurde vermieden. Die autoritäre Expertenhaltung der Mailänder löste nicht zuletzt vor dem Hintergrund allgemeiner Demokratisierungsprozesse der Gesellschaft zunehmende Skepsis aus. Nach der konstruktivistischen Wende setzten sich nicht nur aus erkenntnistheoretischen Gründen „Kooperationsmodelle" durch. Der Zweifel an einem überlegenen Expertenwissen führte in Zusammenhang mit dem Zeitgeist zu einer Demokratisierung des Therapieprozesses. Dennoch hat sich die Idee der „Verstörung" als Wirkfaktor in systemischen Therapien in vielen Bereichen gehalten und sollte auch nicht leichtfertig aufgegeben werden.

Respekt vor der Person, aber Respektlosigkeit vor dem Symptom und vor bestimmten dysfunktionalen Überzeugungen war lange ein Markenzeichen konstruktivistisch orientierter Systemischer Therapie. Die Dekonstruktion problemaufrechterhaltender Überzeugungen durch „Verstörung" wird eindrucksvoll zum Beispiel in dem Lernbuch „Zirkuläres Fragen" von Simon und Rech-Simon (2009) dargestellt. In der Fallgeschichte „Die Auflösung von Schuld" dekonstruiert Fritz Simon (FS) die Idee der Schuld der Mutter an der Drogenabhängigkeit des Sohnes in einer Gesprächssequenz mit der Tochter (Kl), indem er genau nachfragt:

FS - „Und in welchem Verhalten Ihrer Mutter sieht er [der drogenabhängige Sohn] ein schuldhaftes Verhalten [der Mutter]?"

Kl - „Also dass er dauernd überbemuttert wurde. Dass sie ihn fragt: ‚Willst Du noch ein Brot?' Und wenn er dann nein sagt und sie ihm trotzdem noch eins bringt."

Statt eines empathischen Verstehens wählt Simon hier den Weg der Verstörung und fragt „Und wie sieht er den Zusammenhang zwischen geschmierten Broten und

Drogenabhängigkeit?" Die Klientin erklärt den Zusammenhang so: „Dass er nie selbständig geworden ist."

FS fragt nach: „Sieht er es so, dass Ihre Mutter verhindert hat, dass er selbständig geworden ist?"

Kl bestätigt: „Ja, die hat es verhindert."

FS: „Und wie hat sie das verhindert? Dadurch dass sie Brote schmiert?"

Fritz Simon ist nicht bereit, das abstrakte Schlagwort „Überfürsorglichkeit" als Erklärung für Drogenabhängigkeit durchgehen zu lassen, sondern macht die logischen Lücken in der Kausalkonstruktion deutlich. Er zeigt damit auf, dass „Verstehen" eine Form der Bestätigung ist und TherapeutInnen nicht immer gut beraten sind, wenig nützlichen Überzeugungen der KlientInnen mit einer verständnisvollen Haltung zu begegnen. Die in einer konkreten therapeutischen Situation angemessene Portion „Respektlosigkeit" muss sorgfältig dosiert sein. Im Zweifelsfall sind vorsichtigere Formen der Infragestellung zu empfehlen.

Während die Mailänder noch „Respektlosigkeit" vor dem Symptom und damit häufig recht unerschrockene „Verstörungen" durch die TherapeutIn vorschlagen (vgl. Checcin et al. 1993), hat sich in weiterer Folge auch in der Systemischen Therapie das Wissen um die Bedeutung einer unterstützenden therapeutischen Beziehung durchgesetzt. Als eines der meistbestätigten Ergebnisse der Psychotherapieforschung gilt, dass eine gute therapeutische Beziehung der prognostisch wichtigste Faktor für den Therapieerfolg ist. Einschränkend sollte aber bedacht werden, dass die gute therapeutische Beziehung nicht alleine im Einflussbereich der TherapeutIn liegt, da sich natürlich PatientInnen darin unterscheiden, wie leicht sie eine gute therapeutische Beziehung eingehen und dies gerade bei PatientInnen mit schweren Persönlichkeitsstörungen häufig kaum gelingt. Die Aussage betreffend Korrelation von therapeutischer Beziehung und Therapieerfolg unterscheidet sich damit nicht allzu sehr von der Aussage, dass die Behandlungen von gesünderen Personen meist erfolgreicher ist als die von (strukturell) deutlich beeinträchtigen PatientInnen.

Dennoch gilt – egal, ob es uns die KlientInnen leicht oder schwer machen –, sie haben unser wohlwollendes Interesse verdient und sollen keine Kritik oder Abwertung befürchten müssen. „Ich interessiere mich für Sie", „Es tut mir Leid, wenn es Ihnen schlecht geht", „Ich werde all meine Erfahrung nutzen, damit unsere Kooperation hilfreich für Sie ist" – diese Aussagen müssen nicht explizit getätigt werden, sollten sich aber in der therapeutischen Haltung, im Beziehungsverhalten der TherapeutIn ausdrücken. Die KlientIn muss wissen: „Ich bin hier sicher, hier werde ich nicht verletzt oder abgewertet" und „Die TherapeutIn kennt sich aus und will mir helfen" – sowohl die Kompetenzzuschreibung als auch die Zuschreibung guter Absichten sind wichtige Voraussetzungen für eine gelingende therapeutische Beziehung. Ein gesunder Mensch geht davon selbstverständlich aus, wenn er sich in psychotherapeutische Behandlung begibt. Je belastender frühere Beziehungserfahrungen, desto schwieriger ist dieser „Vertrauensvorschuss" zu erreichen. Doch gerade da gilt: Nur wenn sich die KlientIn gut aufgehoben fühlt, keine Angst vor Kritik oder Abwertung hat, ist sie bereit, sich mit ihren Schwierigkeiten produktiv auseinanderzusetzen – sonst verharrt sie in der Klage oder im Vorwurf oder in destruktiven Beziehungstests.

Die Anforderung an die TherapeutIn lautet daher: Gestalte das Klima so, dass die KlientIn dabei unterstützt wird, über die Veränderungen in ihrem Einflussbereich nachzudenken. Während ängstlichen und misstrauischen PatientInnen dabei behutsam, geduldig und verständnisvoll begegnet werden soll, ist bei anderen eine Engführung

Die therapeutische Beziehung aus systemischer Perspektive

von empathischem und bestärkendem Verhalten nicht unbedingt empfehlenswert. Hier kann „verstörendes" TherapeutInnenverhalten, welches bestimmten (problemaufrechterhaltenden) Erklärungen, Sichtweisen und Bedeutungsgebungen gezielt respektlos begegnet, durchaus nützlich sein.

Es ist daher sinnvoll, auch das therapeutische Beziehungsangebot dem konkreten Bedarf anzupassen: maximal stützend und entlastend bei akuten Krisen, „wohlwollend verstörend" bei stabilen, veränderungsorientierten KlientInnen.

7.3 Reflexive Fragen zur therapeutischen Beziehung

Ganz allgemein ist es immer wieder nützlich, sich ein Feedback bei den KlientInnen zu holen: „Wie erleben Sie unsere Zusammenarbeit? Haben Sie das Gefühl, dass unsere Gespräche für Sie nützlich sind? Gibt es etwas, das wir Ihrer Meinung nach verändern sollten?" Gunther Schmidt (2004) hat dafür die Formulierung „sich Supervision bei KlientInnen holen" geprägt.

Es können aber auch ganz gezielt problematische Aspekte in der therapeutischen Kooperation angesprochen werden: „Wenn Sie zu mir in die Stunde kommen, haben Sie oft einen großen Erzähldruck und wollen mich ausführlich darüber informieren, was in der Zwischenzeit alles passiert ist. Oft nimmt dieses Erzählen fast die ganze Stunde ein und wir finden erst ganz zum Schluss einen Fokus, an dem wir wirklich therapeutisch arbeiten: Ich frage mich, ob das gut für Sie ist, ob das sinnvoll und nötig ist oder ob es uns ‚passiert' und ob es meine Aufgabe wäre, Sie wirkungsvoller zu unterbrechen. Was meinen Sie dazu?"

Oder: „Was wäre denn Ihre Erwartung an mich, was sollte ich denn Ihrer Meinung nach tun, wenn ich den Eindruck habe, dass Ihre Erklärungen und Überzeugungen unzutreffend oder sogar Teil des Problems sind? Würden Sie es mir übel nehmen, Sie darauf hinzuweisen? Wie vorsichtig müsste ich dabei sein?"

Wenn ich dieses Vorgehen in der Supervision vorschlage, werden oft Zweifel geäußert, ob KlientInnen denn in der Lage sind, solche Fragen adäquat zu beantworten. Aus meiner Sicht geht es bei reflexiven Fragen zur therapeutischen Beziehung allerdings gar nicht um den konkreten Inhalt der Antwort, vielmehr geht es darum, einen nützlichen Reflexionsprozess in Gang zu setzen und damit die Verhandelbarkeit bestimmter Vorgehensweisen und damit auch die gemeinsame Verantwortung für den Prozess deutlich zu machen.

7.4 Warum die Systemische Therapie auf die Begriffe Übertragung und Gegenübertragung verzichtet

Obwohl im Alltagsdiskurs von PsychotherapeutInnen aller Schulen weit verbreitet, halte ich es nicht für sinnvoll, wenn systemische TherapeutInnen Phänomene in der therapeutischen Beziehung mit dem Begriffspaar Übertragung und Gegenübertragung beschreiben. Es sind dies psychoanalytische Begriffe, die adäquat nur in einem psychodynamischen Therapieverständnis genutzt werden können. In den Begriffen Übertragung/Gegenübertragung sind Vorstellungen vom Funktionieren der Psyche enthalten, die systemische TherapeutInnen nicht teilen, sie sind „theoriegeladen". Ich halte es daher für besser, „theoretisch neutrale" Begriffe zu verwenden. Um auszudrücken, dass sich frühere Beziehungserfahrungen im aktuellen Beziehungsverhalten und Beziehungserleben der KlientInnen ausdrücken, braucht es keinen Übertragungsbegriff. Das ist, zumindest wenn wir uns auf die bewusstseinsnahen Inhalte beschränken, eine Selbstverständlichkeit und kann auch alltagssprachlich formuliert werden: „Sie hatten in Ihrem Leben wenig Gelegenheit, sich in engen Beziehungen gut aufgehoben und sicher zu fühlen. Immer wieder sind Sie enttäuscht worden. Was vermuten Sie denn, wie sich das auf unsere Zusammenarbeit auswirkt?" Oder: „Sie haben das letzte Mal sehr heftig darauf reagiert, dass ich Ihnen keinen Ersatz für den Termin anbieten konnte, den Sie krankheitsbedingt abgesagt hatten. Ich hatte fast den Eindruck, Sie würden meinen, dass ich Sie bestrafen wollte. Das war aber nicht so. Im Gegenteil – es hat mir Leid getan, dass ich Ihnen nichts anbieten konnte, weil ich weiß, dass Ihnen die Termine wichtig sind. Aber ich war auf einem Kongress, wie ich Ihnen ja erklärt habe. Wie haben Sie denn die Situation erlebt, woher kam denn Ihrer Meinung nach Ihre heftige Reaktion?"

Es sollte auch nicht übersehen werden, dass die einzige Therapiemethode, bei der die Bearbeitung der Übertragungsbeziehung als zentraler therapeutischer Wirkfaktor konzeptualisiert wird, nämlich die Psychoanalyse, das Setting konsequent so gestaltet, dass sich eben diese Übertragungsbeziehung maximal entfaltet: Die Therapie ist hochfrequent, findet im Liegen statt, um der Phantasie bzw. der Erinnerung Platz zu geben. Durch die Aufforderung zur freien Assoziation und wenig strukturierendes TherapeutInnenverhalten wird die Regression gefördert. Dies ist in der Psychoanalyse vor allem beim neurotischen PatientInnen gewünscht, weil es Voraussetzung für die Bearbeitung der zugrunde liegenden Konflikte ist.

Im Unterschied dazu wirken die starke Zielorientierung, die niedrige Frequenz sowie das aktive Gesprächsverhalten der TherapeutIn der Regression und damit der Entwicklung einer heftigen Übertragungsbeziehung in Systemischen Therapien entgegen. Systemische TherapeutInnen verhalten sich ungleich aktiver, ressourcen-, ziel- und auftragsorientiert. Sie adressieren die KlientIn als ExpertIn für ihr Leben, als grundsätzlich kompetent und selbstbestimmt. Wenn das Gesamtbild der KlientIn dem nicht entspricht, sie sich offensichtlich nicht kompetent und selbstbestimmt verhält, konzeptualisieren sie einen gesunden Anteil als AuftraggeberIn der Therapie.

Beispiel
Eine 24-jährige Studentin mit einem schädlichen Drogenkonsum und hoch destruktiven Beziehungen – als Borderline-Störung diagnostiziert – beginnt eine Therapie. Sie äußert glaubhaft ihre Verzweiflung darüber, dass sie ihr selbstschädigendes Verhalten nicht in den Griff bekommt („Ich behandle mich schlechter als meinen ärgsten Feind"), zeigt aber wenig Hoffnung auf Veränderung: „Ich bin bereit, alles zu probieren, aber ich kann mir nicht vorstellen, wie es gelingen sollte. Wenn die Gier kommt, greife ich zu Drogen, wenn die Leidenschaft kommt, lasse ich mich auf die Männer ein, obwohl ich weiß, dass sie mir schaden. Ich kann mich davor nicht schützen." Nach einer ausführlichen Exploration aller Gefährdungsmomente, aber auch aller Ressourcen (die Patientin ist seit vielen Jahren geringfügig in einem Architekturbüro beschäftigt und hat auch noch immer ihr Studium nicht ganz aufgegeben) und Ziele beschreibe ich unser Arbeitsbündnis so: „Bei allem, was in Ihrem Leben nicht gelingt, bei allem, wo Sie sich nicht auf sich verlassen können, wenn Sie sich schädigen und in Gefahr bringen, indem Sie Drogen konsumieren, Ihre Eltern belügen, um weiter an Geld zu kommen, danach nichts mehr essen, um sich dafür zu bestrafen, gibt es einen Teil in Ihnen, der will, dass das besser wird. Dass Sie ein

normales Leben führen können. Dass Sie sich einem Partner zuwenden können, der Sie nicht verletzt und demütigt. Dass Sie Frieden mit sich schließen können. Dieser Teil hat beschlossen, mit der Therapie anzufangen. Dieser Teil beauftragt mich, Ihnen zu helfen, Ihre Ziele zu erreichen. Mir ist klar: Im Moment hat dieser Teil keine stabile Regierung, hat nicht die Macht, sich gegen die anderen Anteile durchzusetzen, er hat eine Art Minderheitsregierung und wird immer wieder von der Opposition überstimmt und entmachtet. Aber egal, wie oft er von der Regierungsbank gestürzt wird, er rappelt sich wieder auf und erhebt wieder den Regierungsanspruch. Er gibt nicht auf. Das finde ich sehr beachtlich. Und ich bin gerne bereit, diesen Teil zu unterstützen. Vielleicht finden wir gemeinsam Koalitionspartner für seine Anliegen und Ziele."

Je stärker die strukturelle Beeinträchtigung, desto wahrscheinlicher ist eine Störung der therapeutischen Beziehung zu erwarten. Wenn wir Persönlichkeitsstörungen als stark gebahnte und daher häufig auftretende dysfunktionale Fühl-, Denk-Verhaltensmuster betrachten, müssen wir davon ausgehen, dass sich diese Erlebnismuster auch in der therapeutischen Beziehung realisieren. Aus systemischer Perspektive wurde in diesem Zusammenhang das Konzept der „Einladung" entwickelt (vgl. Kilian 2001): Dabei werden die „störungsspezifischen Interaktionsmuster" als Einladungen bezeichnet, denen sich der Therapeut gegenüber sieht (vgl. Wagner et al. 2016). Im Unterschied zum psychoanalytischen Konzept von Übertragung – Gegenübertragung, das ein Macht- und Wissensgefälle beinhaltet zwischen dem „Überträger", der unbewusst seine inneren Konflikte ausagiert, und dem „Gegenüberträger", der analysierend und wissend seine eigenen Gedanken, Gefühle und Impulse kontrollieren muss, wird mit dem Konzept der „Einladung" absichtsvoll ein Begriff aus der Alltagswelt eingeführt, der Beziehungsgestaltung auf Augenhöhe impliziert. Eine Einladung kann angenommen oder ausgeschlagen werden, sie kann eine Gegeneinladung zur Folge haben, sodass der weitere Verlauf von beiden Beteiligten in einem gemeinsamen Prozess gestaltet wird (vgl. Wagner 2019).

Aber auch bei strukturell nicht beeinträchtigten Personen kann es zu negativen Reaktionen auf Fragen, Kommentare oder Vorschläge der TherapeutIn kommen, was zeitnah und wertschätzend angesprochen werden sollte: „Ich habe das Gefühl, dass Sie sich jetzt geärgert haben über das, was ich zuletzt gesagt haben. Was ist denn bei Ihnen genau angekommen?" Oder „Ich fürchte, im Moment fühlen Sie sich von mir nicht gut verstanden. Helfen Sie mir, zu verstehen, was da gerade in Ihnen vorgeht."

7.5 Warum die Systemische Therapie auf die Konzeptualisierung von Widerstand verzichtet

Im Unterschied zu psychodynamischen Methoden stellt auch „Widerstand" kein zentral bedeutsames Konzept in der Systemischen Therapie dar. In einem ersten Schritt gehen wir davon aus, dass sich im „Widerstand" berechtigte Einwände gegen eine bestimmte Intervention oder zumindest Zweifel an der Sinnhaftigkeit einer Intervention zu einem bestimmten Zeitpunkt äußern.

Systemische Therapie wird als gemeinsames Projekt von KlientIn und TherapeutIn verstanden. Die KlientIn beschreibt das Problem und das Ziel, die TherapeutIn macht Vorschläge zur konkreten Vorgehensweise (Intervention) wie auch zu inhaltlichen Fokussierungen. „Sie überprüfen, ob das für Sie passt. Wenn Ihnen etwas nicht passend erscheint, melden Sie sich bitte – das ist Ihr Job, kein Widerstand … auf diese Weise übernehmen wir gemeinsam Verantwortung für den Prozess".

KlientInnen haben die Verantwortung, diese Angebote zu überprüfen, mögliche „Widerstände" zu thematisieren und gemeinsam mit der TherapeutIn die Gründe für diese Widerstände als wichtige Information über ihre Bedürfnisse zu reflektieren. „Wir müssen das nicht machen, wenn es Ihnen nicht passend vorkommt. Ich will Sie keineswegs überreden, es ist unsere gemeinsame Aufgabe, eine für Sie passende Form zu finden. Aber lassen Sie mich nachfragen – was regt sich denn da in Ihnen – warum passt die vorgeschlagene Vorgangsweise nicht, was befürchten Sie? Wenn wir diesen Regungen gemeinsam nachspüren, erhalten wir wichtige Informationen, was für Sie passt, und ich tue mir leichter, Ihnen passende Vorschläge zu machen, …".

Manchmal richtet sich „Widerstand" jedoch nicht gegen eine bestimmte Intervention, sondern wird unspezifischer und umfassender wahrgenommen. Das könnte auf mangelnde Übereinstimmung bei den Zielen (KlientIn hat den Eindruck, dass nicht an „ihren Zielen" gearbeitet wird), auf ein starkes Autonomiebedürfnis oder eine grundlegende Angst vor Veränderung zurückzuführen sein (vgl. Bleckwedel 2009, S. 112).

Im ersten Fall müssen nach einer neuerlichen Auftragsklärung mögliche Differenzen in der Zieldefinition besprochen werden, z. B.: „Mir ist klar, Ihnen geht es vor allem um eine bessere Beziehung zu Ihrer Frau und daher nervt es Sie, wenn ich die letzten Stunden vor allem dafür genützt habe, mit Ihnen über Ihren Alkoholkonsum zu sprechen. Meine Erinnerung ist allerdings, dass Sie mir gesagt haben, dass das der Hauptvorwurf Ihrer Frau ist. Dass die Streitereien meist damit beginnen, dass Sie alkoholisiert sind. Deshalb hatte ich den Eindruck, dass Sie einverstanden sind, einmal einen alkoholfreien Monat einzulegen und die Auswirkungen auf Ihre Partnerschaft zu besprechen. Allerdings ist das bis jetzt nicht gelungen, es kamen immer irgendwelche Anlässe dazwischen, Sie haben getrunken, es gab keine Entspannung in der Beziehung. Vielleicht müssen wir an dieser Stelle tatsächlich gemeinsam nachdenken: Brauchen wir eine neue Vorgehensweise, jetzt wo wir wissen, dass das mit der Abstinenz nicht klappt? Wie hoch sind denn Ihre Chancen, Ihre Beziehung zu Ihrer Frau auch zu verbessern, wenn Sie weiterhin immer wieder trinken? Mir zuliebe müssen Sie nicht aufhören zu trinken – Ihr Konsum ist nicht hoch gefährlich, aber soweit ich verstanden habe, gefällt er Ihrer Frau nicht … Denken wir also gemeinsam nach, wie unsere Zusammenarbeit dennoch zu einer Verbesserung Ihrer Beziehung zu Ihrer Frau beitragen kann …".

Im Falle eines hohen Autonomiebedürfnisses empfiehlt sich der Versuch einer Utilisierung:

> „Mir fällt auf, dass Sie jeden meiner Vorschläge sehr genau prüfen und oft zurückweisen, wenn etwas nicht für Sie passt. Das ist wunderbar und sehr sinnvoll. Je genauer Sie aufpassen, desto passender wird das Ergebnis. Geben Sie sich nicht mit halbwegs passenden Formulierungen und Ideen zufrieden. Wir haben viel Zeit und es ist gut investierte Zeit, so lange umzuformulieren, bis das Ergebnis für Sie wirklich ganz genau passt."

Wenn man die therapeutische Situation als kompetenzfokussierendes, zieldienlich wirksames Kooperationssystem gestalten will, sollte man alle Phänomene, die von der KleintIn angeboten werden, als grundsätzlich nützlich beschreiben und bewerten. Sie geben uns Hinweis auf berücksichtigungswürdige Bedürfnisse. Die KlientIn teilt uns damit mit, welche Bedingungen sie braucht, um gut kooperieren zu können.

Die therapeutische Beziehung aus systemischer Perspektive

In diesem Sinne kann „Widerstand" z. B. als Angst vor Veränderung verstanden werden. Die „Beharrungstendenz" wird dann zum Ausdruck des Strebens nach individueller Balance zwischen Stabilität und Veränderung. „Lassen Sie mich nachfragen, Sie haben im ersten halben Jahr unserer Zusammenarbeit einiges geändert und einiges erreicht. Einige der Ziele, die Sie anfänglich genannt haben, sind noch nicht erreicht. Soll es jetzt im selben Tempo, mit der gleichen Intensität weitergehen, oder könnte die Tatsache, dass Sie in letzter Zeit einige Termine abgesagt haben, darauf hinweisen, dass Sie ein bisschen Tempo rausnehmen wollen, dass auf die erste Bergetappe einmal eine ruhigere Phase folgen soll?"

7.6 Warum Systemische Therapie auf den Begriff der Konfrontation verzichtet

In der psychotherapeutischen Fachliteratur wird für das Aufzeigen des ausgeblendeten selbstverursachten Anteils der Problemlage wie auch für die Thematisierung therapieschädlichen oder -gefährdenden Verhaltens meist der Begriff der „Konfrontation" verwendet. Immer wieder hört man vor allem in klinischen Kontexten, dass PatientInnen mit ihrem Vermeidungsverhalten, mit ihrem Substanzkonsum, mit ihren narzisstischen Persönlichkeitszügen etc. konfrontiert werden müssen. Ich halte diesen Begriff aufgrund der feindseligen oder zumindest kämpferischen Konnotation für wenig nützlich. In meinem Verständnis geht es bei der Thematisierung dieser Überlegungen eher um ein „Zumuten" oder „Zutrauen". Ich stelle der PatientIn eine Überlegung, die aus meiner Ausbildung, meinem klinischen Erfahrungswissen und meiner Zusammenarbeit mit ihr erwächst, zur Verfügung. Ich leite das meist ungefähr so ein: „Ich habe Sie als einen sehr selbstkritischen (oder mutigen oder reflexionsfreudigen etc.) Menschen kennengelernt. Daher traue ich mich jetzt, etwas Heikles anzusprechen. Etwas, was andere KlientInnen vielleicht überfordern würde. Es ist nur eine Überlegung – kein Urteil über Sie, keine Diagnose. Es ist eine Überlegung, die vielleicht im ersten Moment nicht ganz angenehm ist, die sich aber für unsere weitere Zusammenarbeit günstig auswirken könnte. Bevor ich sie ausspreche, bitte ich Sie, das, was ich sagen werde, für sich genau zu überprüfen. Es muss für Sie nicht zutreffend sein, dann verwerfen wir diese Idee. Sie nicht auszusprechen, wäre aber nicht im Sinne unserer Kooperation. Schließlich konsultieren Sie mich, damit ich Ihnen meine Überlegungen zur Verfügung stelle, und nicht dafür, dass ich Ihnen vorbehaltlos zustimme." Mit einer solchen Einleitung können zumeist auch „konfrontative" Überlegungen geäußert werden, ohne die therapeutische Beziehung zu belasten.

Wenn die geäußerte Überlegung im Moment nicht anschlussfähig ist, das heißt, die PatientIn den Input für unzutreffend oder irrelevant hält, muss dies respektvoll zur Kenntnis genommen werden. „Ich verstehe. Gut, dass Sie Ihre Einwände geäußert haben. Es hat keinen Sinn, dass ich eine Spur verfolge, die Sie für irrelevant halten. Aber Sie müssen mir erlauben, diesen Gedanken bei Gelegenheit noch einmal aufzugreifen …".

Im Sinne der Auftragsorientierung ist es systemischen TherapeutInnen nicht möglich, ein Thema veränderungsorientiert zu bearbeiten, für das kein Veränderungswunsch besteht. Menschen sind nicht zu jedem Zeitpunkt bereit, alle Problembereiche ihres Lebens zu bearbeiten. Es ist aber möglich und in vielen Fällen auch sinnvoll, diese problematischen Themen zu markieren und in den Raum zu stellen, dass möglicherweise zu einem anderen Zeitpunkt die Aufmerksamkeit darauf gerichtet werden könnte/sollte.

Durch diese Auslegung der Auftragsorientierung kann die TherapeutIn alles, was sie für die gewünschte therapeutische Entwicklung für nützlich hält, ansprechen – allerdings in dem Bewusstsein, dass sie die ausführliche Auseinandersetzung mit den einzelnen Themen nicht durchsetzen kann. Wir können KlientInnen einladen, sich mit den ausgeblendeten Themen auseinanderzusetzen, indem wir entsprechende Angebote machen und begründen, warum wir das aus professioneller Sicht für sinnvoll halten, aber wir können die Auseinandersetzung damit nicht erzwingen. Aufgrund der realen Nicht-Durchsetzbarkeit von Themen empfiehlt es sich, die Entscheidung über deren Behandlung ganz explizit bei der PatientIn zu belassen, um unnötige Belastungen der therapeutischen Beziehung zu vermeiden. „Aus meiner Sicht wäre es sinnvoll, da genauer hinzuschauen. Ich will Ihnen kurz erklären, warum. Aber letztlich bleibt die Entscheidung natürlich bei Ihnen. Ich werde Ihre Entscheidung, ob und wann Sie sich mit diesem Thema beschäftigen wollen, in jedem Fall respektieren."

Eine Einladung wie diese erhöht die Bereitschaft, sich mit unangenehmen Themen auseinanderzusetzen, ohne zu destruktiven Machtkämpfen Anlass zu geben. Diese Haltung kann auch dann eingenommen werden, wenn eine KlientIn beschließt, die Therapie zu beenden, obwohl aus Sicht der TherapeutIn wichtige Themen noch nicht in Angriff genommen worden sind.

Beispiel

Eine Horterzieherin wurde vom Dienstgeber wegen einer Alkoholisierung am Arbeitsplatz verpflichtet, Therapie in Anspruch zu nehmen und ihre Alkoholabstinenz mittels CDT-Untersuchungen nachzuweisen. Die Klientin nutzte die Therapie dafür, sich mit unterschiedlichsten Themen in produktiver Art auseinanderzusetzen: Ihr 18-jähriger Sohn war drauf und dran, das Haus zu verlassen, ihr Mann war nach einem Unfall gehbehindert und in vielen Alltagsangelegenheiten auf ihre Hilfe angewiesen, ihre Mutter wurde zunehmend pflegebedürftig. Nur ein problematischer Alkoholkonsum wurde strikt geleugnet. Dieser eine Tag wäre eine Ausnahme gewesen, sie hätte in der Nacht davor mit einer Freundin gefeiert und dabei die Zeit übersehen – so sei es zu dem Restalkohol im Blut gekommen …

Nachdem die Klientin ihre zwangsweise verordnete Therapie für andere Themen gut nutzte und die regelmäßig abgegebenen Tests für eine aktuelle Alkoholabstinenz sprachen, gab es keinen Grund, hier hartnäckig nachzuforschen. Als die Klientin die verordneten Therapiesitzungen absolviert hatte, beschloss sie, die Therapie zu beenden. Auch in diesem Fall schien es mir sinnvoll, das möglicherweise „Ausgelassene" zu markieren. Ich sagte daher: „Wissen Sie, von den Vorinformationen gab es gute Gründe, anzunehmen, dass Sie vor Therapiebeginn einen problematischen Alkoholkonsum betrieben haben. Aber selbst wenn es so wäre, gibt es keinen ‚Offenbarungseid' in einer Psychotherapie. Es gibt keine Verpflichtung, über alles, was war, im Detail Auskunft zu geben. Ihre aktuellen CDT-Werte beweisen Ihre Abstinenz, das heißt, dass Sie entweder nie einen problematischen Alkoholkonsum hatten oder die Therapie nicht dafür gebraucht haben, ihn einzustellen – insofern bin ich damit zufrieden, dass Sie die Therapie gut nutzen konnten, um für Sie wichtige Themen zu bearbeiten, und ich freue mich, dass ich Sie dabei unterstützen konnte. Und in vielen Therapien ist es so, dass beim ersten Durchgang nicht alle in Frage kommenden Themen bearbeitet werden. Vielleicht ist es ja auch in Ihrem Fall so, dass Sie irgendwann sich den Themen zuwenden, die Sie, aus welchen Gründen auch immer, bis jetzt nicht besprochen haben."

Die therapeutische Beziehung aus systemischer Perspektive

Tatsächlich meldete sich die Klientin wenige Monate später. Das Erstgespräch eröffnete Sie mit den Worten „Damals hatte ich kein Alkoholproblem, aber jetzt habe ich eins" – unnötig auszuführen, dass ich darauf verzichtet habe, meinen Zweifel über den ersten Teil der Aussage auszusprechen …

Die reflektierte und wohldosierte Realisierung von professioneller Expertenschaft und „Führen können" ist aus meiner Sicht die größte Herausforderung in der therapeutischen Beziehungsgestaltung. Wohlwollende ZuhörerIn, empathische BestätigerIn zu sein ist leichter, reicht aber meist nicht aus, um bei schwierigen und chronifizierten Problemlagen wirksame Veränderungen anzustoßen. Neben interventionellen Vorschlägen geht es häufig auch darum, PatientInnen auf den „hausgemachten" Teil ihrer problematischen Situation hinzuweisen. Welche persönlichkeitsspezifischen Bewertungen, Erlebnis- und Verhaltensweisen sind problemerzeugend oder -aufrechterhaltend? Wenn dies von der TherapeutIn als Angebot einer Überlegung statt als Konfrontation mit einer ExpertInnenmeinung präsentiert wird, erhöht das die Wahrscheinlichkeit eines konstruktiven Umgangs mit den Inhalten.

7.7 Ein systemischer Umgang mit Schwierigkeiten in der therapeutischen Beziehung

Das Interesse der Psychotherapieforschung für die therapeutische Beziehung beinhaltet auch Untersuchungen der „alliance ruptures". Empirische Untersuchungen konkreter therapeutischer Vorgehensweisen in Phasen belasteter therapeutischer Beziehung führten zu der Empfehlung, nicht „more of the same" anzubieten, sondern eine reflexive Position einzunehmen. Qualitative Untersuchungen zeigten, dass ein forciertes Einhalten des Therapierationals zu einem negativen Outcome führt, wenn es die Reaktion auf Zweifel oder mangelnde Kooperation der KlientIn darstellt. „What was observed … was that the use of interventions (at the core of cognitive therapy) to deal with alliance ruptures seemed to exacerbate relationship problems rather than resolving them" (vgl. Castonguay 2006, S. 46). „Interestingly, I also noticed that when I stopped doing so, reflected on what had taken place, and then shared my experience (including a recognition of my rigidity or my failure to understand), tension in the room eventually decreased and ruptures frequently got resolved" (vgl. Castonguay 2006, S. 48).

Auf systemische Therapieprozesse umgelegt bedeutet dies: Wenn KleintInnen auf das übliche lösungs-, ressourcen- und auftragsorientierte TherapeutInnenverhalten kritisch reagieren, sollte nicht „mehr Desselben" angeboten, sondern die wahrgenommene Belastung der therapeutischen Beziehung, die drohende „alliance rupture", vorsichtig thematisiert werden. „Ich habe das Gefühl, dass die Zusammenarbeit im Moment schwieriger ist als üblich. Empfinden Sie das auch so? Wie fühlt es sich denn für Sie an? Haben Sie eine Erklärung dafür? Haben Sie eine Idee, wie wir's besser hinkriegen könnten?" Oder, wenn es von Anfang an schwierig ist: „Ich brauche heute Ihre Hilfe. Ich habe über unsere bisherige Zusammenarbeit nachgedacht und festgestellt, dass ich nicht ganz sicher bin, ob ich bislang für Sie hilfreich war. Wie sehen Sie das denn? Haben Sie eine Idee, was Sie anders bräuchten, was es für Sie schwierig macht, diese Zusammenarbeit gut für sich zu nutzen?"

Hier geht es nur in den seltensten Fällen um ein Schuldeingeständnis. Nur in Ausnahmefällen wird es nötig sein, einzuräumen, „Ich habe einen Fehler gemacht, das tut mir Leid". Häufig ist es hilfreich festzustellen, „Es ist mir noch nicht gelungen, für Sie bestmöglich eine Unterstützung zu sein. Helfen Sie mir, besser zu verstehen, was Sie anders brauchen, wie ich Sie besser unterstützen kann bei der von Ihnen gewünschten Veränderung …".

Neben diesem reflexiven Umgang mit Schwierigkeiten in der therapeutischen Beziehung, der häufig ausreicht, um die KlientIn zu einem konstruktiven Beitrag zur Überwindung der Schwierigkeiten zu motivieren, können auch konkrete Vorschläge zu therapeutischen Vorgehensweisen die Kooperation verbessern. „Ich habe den Eindruck, dass meine vielen Fragen vom letzten Mal für Sie nicht ganz hilfreich waren. Es ist uns nicht gelungen, auf diesem Weg ein klareres Bild der Situation zu bekommen. Wenn es Ihnen recht ist, würde ich daher für heute ein anderes Vorgehen vorschlagen." Auch hier scheint es mir nützlich, die Wahrnehmung der Nicht-Passung explizit zu thematisieren und dafür eine Formulierung zu finden, die die PatientIn nicht abwertet, gleichzeitig aber ihre Mitverantwortung für das Finden einer geeigneten therapeutischen Vorgehensweise betont. Auch wenn sich die TherapeutIn als ExpertIn für die Prozessgestaltung definiert, ist sie dabei auf die Kooperation der PatientIn angewiesen. Die TherapeutIn hat die Aufgabe, auf der Basis ihrer Erfahrung und ihrer Einschätzung passende inhaltliche und interventionelle Angebote zu formulieren. Der Verweis auf Erfahrung bzw. Expertise kann dabei durchaus von Vorteil sein: „Ich habe die Erfahrung gemacht, dass in so einer Situation folgendes Vorgehen nützlich sein könnte. Ich würde Ihnen das gerne einmal erklären und Sie entscheiden dann, ob Sie sich darauf einlassen können."

Wenn sich die therapeutische Beziehung schwierig gestaltet, kann die KlientIn auch aufgefordert werden, der TherapeutIn einen Brief zu schreiben: „Ich habe im Moment den Eindruck, dass unsere Zusammenarbeit nicht ganz rund läuft. Dürfte ich Sie bitten, einmal Bilanz zu ziehen und nachzudenken, was bis jetzt gut gelaufen ist, wo Sie sich von mir gut unterstützt gefühlt haben und wo wir ‚nachbessern' müssen, was bislang noch nicht gelungen ist? Ich möchte Sie bitten, sich dafür Zeit zu nehmen und das Ganze schriftlich zu machen. Vielleicht ist es Ihnen ja möglich, mir einen Brief zu schreiben. Den könnten wir das nächste Mal gemeinsam lesen oder Sie lesen ihn mir vor … ganz wie Sie wollen."

7.8 Schlussbemerkung

So variantenreich Systemische Therapien sind – kurz oder lang, mit Einzelpersonen, im Mehrpersonensetting oder in wechselnden Zusammensetzungen – und so unterschiedlich die Erwartungen und die Kooperationsbereitschaft der KlientInnen sind, so flexibel müssen auch die Beziehungsangebote systemischer TherapeutInnen sein. Eine lösungsorientierte Kurztherapie einer ressourcenreichen EinzelpatientIn im ambulanten Setting stellt andere Anforderungen an die therapeutische Beziehung als aufsuchende Familienarbeit bei Multiproblemfamilien oder die mehrjährige therapeutische Begleitung einer PatientIn mit einer Persönlichkeitsstörung. In allen Fällen werden systemische TherapeutInnen aber unter Respektierung der Autonomie ihrer KlientInnen ihre Expertise für die Förderung von Veränderungsprozessen zur Verfügung zu stellen, um KlientInnen bei der Erreichung ihrer Ziele zu unterstützen. Die therapeutische Beziehung wird so gestaltet, dass KlientInnen im Zuge der Therapie maximale

Selbstwirksamkeit entfalten und sich so möglichst konstruktiv mit anstehenden Problemen befassen können. Dafür ist manchmal eine aktiv ermunternde Haltung mit konkreten Vorschlägen für neue Verhaltensweisen als Hilfe bei der Problembewältigung, manchmal eine wohlwollend forschende Haltung zur Klärung motivationaler und biographischer Zusammenhänge erforderlich. In einigen Fällen kann Therapie nur Trost und Beistand bieten. Dann sollten auch systemische TherapeutInnen ihren Werkzeugkasten geschlossen halten und sich als mitfühlendes und stützendes Gegenüber anbieten.

Literatur

Bleckwedel J (2009) Systemische Therapie in Aktion. Kreative Methoden in der Arbeit mit Familien und Paaren. Vandenhoeck & Ruprecht, Göttingen

Castonguay LG (2006) Personal pathways in psychotherapy integration. J Psychother Integr 16(1):36–58

Cecchin G, Lane G, Ray WA (1993) Respektlosigkeit – eine Überlebensstrategie für Therapeuten. Carl-Auer, Heidelberg

Kilian H (2001) Zur Systemischen Therapie bei „Persönlichkeitsstörungen". Familiendynamik, 26:166–180

Levold T, Wirsching M (Hrsg) (2014) Systemische Therapie und Beratung – das große Lehrbuch. Carl-Auer, Heidelberg

Lieb H (2014) Störungsspezifische Systemtherapie. Konzepte und Behandlung. Carl-Auer, Heidelberg

Russinger U (2001) Es ist nie zu spät, über sich eine Geschichte der Stärke zu erzählen. Systeme 15:133–144

Satir V, Baldwin M (1988) Familientherapie in Aktion. Junfermann, Paderborn

Schiepek G, Eckert H, Kravanja B (2013) Grundlagen systemischer Therapie und Beratung. Psychotherapie als Förderung von Selbstorganisationsprozessen. Hogrefe, Göttingen

Schmidt G (2004) Liebesaffären zwischen Problem und Lösung. Hypnosystemisches Arbeiten in schwierigen Kontexten. Carl-Auer, Heidelberg

Simon F, Rech-Simon V (2009) Zirkuläres Fragen. Systemische Therapie in Fallbeispielen: Ein Lernbuch, 8. Aufl. Carl-Auer, Heidelberg

Wagner E (2019) Emotionsbasierte Systemische Therapie der Borderlinestörung. Familiendynamik 4(19):268–278

Wagner E (2020) Praxisbuch Systemische Therapie. Vom Fallverständnis zum wirksamen psychotherapeutischen Handeln in klinischen Kontexten. Klett-Cotta, Stuttgart

Wagner E, Russinger U (2016) Emotionsbasierte systemische Therapie. Intrapsychische Prozesse verstehen und behandeln. Klett-Cotta, Stuttgart

Wagner E, Russinger U (2018) Gibt es eine affektive Wende in der Systemischen Einzeltherapie? Psychotherapie im Dialog 19:83–88

Wagner E, Henz K, Kilian H (2016) Persönlichkeitsstörungen. Störungen systemisch behandeln. Carl-Auer, Heidelberg

Alle (noch) in einem Boot? Ja, denn Systemresilienz ist lernbar!

Christina Lohr und Gernot Hauke

8.1 Einleitung – 96

8.2 Innere und äußere Anforderungen – Komplexität, so weit das Auge reicht – 96

8.3 Der Einzelne – die Balance finden oder: mehr Kontakt zwischen Elefant und Reiter – 98

8.4 Das Team – Wertearbeit für mehr Widerstandskraft – 101

8.5 Fazit – 104

Literatur – 104

8.1 Einleitung

Der Klinikalltag kann allerhand Störungen beinhalten, und die meisten davon haben nichts mit der Arbeit am Patienten zu tun, sondern ergeben sich aus dem Setting, in welches die Behandlung eingebettet ist, wie Kostendruck (Vogd et al. 2017), gesundheitspolitische Entscheidungen usw. Auf all das haben die Behandlerteams zumeist wenig bis gar keinen Einfluss, sondern sind gefragt sich trotz dieser Belastungen auf das Kerngeschäft zu fokussieren, nämlich die erfolgreiche Behandlung ihrer Patienten. Diese funktioniert langfristig aber nur, wenn auch die Behandler gesund bleiben und in der Lage sind, die für den Heilungsprozess so wichtige und oftmals anspruchsvolle Beziehungsgestaltung zu den Patienten zu meistern. Hier ist es wichtig, die Behandlerteams nicht alleine zu lassen, sondern sie gezielt zu unterstützen. Eine Möglichkeit dies zu erreichen ist die Systemresilienz zu erhöhen. Gemeint ist damit die Fähigkeit eines Systems trotz Störungen von außen, funktionstüchtig weiter zu bestehen (Meissner 2018). Supervision für die Fallarbeit am Patienten ist dabei ein wichtiger Baustein, der in vielen Kliniken bereits fester Bestandteil ist, ebenso wie jährliche Teamtage für Organisation und Konzeption. Doch oft ist hier weder genug Raum noch die passende Atmosphäre, um strategisch an der Widerstandsfähigkeit des Einzelnen oder des Teams zu arbeiten. Diese Lücke könnte mithilfe des Strategischen Coachings (Hauke et al. 2017) geschlossen werden. Welche Möglichkeiten hier für die Einzelnen und die Teams entstehen, soll im Folgenden weiter ausgeführt werden.

8.2 Innere und äußere Anforderungen – Komplexität, so weit das Auge reicht

Die Frage, die sich als erstes stellt, ist: Was zeichnet die Belastungen der heutigen Arbeitswelt und damit auch der Kliniken von heute aus? Ein bedeutsamer Faktor ist die zunehmende Komplexität (Hauke et al. 2017). Und damit ist nicht nur die Fülle von unterschiedlichen Faktoren wie z. B. Arbeitsaufgaben, Rollen, vielfältige Technologien, unterschiedliche Personen usw. gemeint. Denn die reine Vielzahl solcher Elemente ist nicht mit Komplexität gleichzusetzen (Watts 2003), sondern erst die wechselseitige Verknüpfung. Somit besteht immer wieder die Notwendigkeit, gleichzeitig viele Faktoren zu beachten. Und nicht immer können dabei Regeln angegeben werden, wie sich diese Faktoren gegenseitig beeinflussen. Oft genug bleibt unklar, welche Faktoren in der aktuellen Situation Einfluss ausüben. Diese Intransparenz einer Situation kann zu Unsicherheiten in Planungs- und Entscheidungssituationen führen.

Ein gutes Beispiel für eine komplexe Situation ist eine Bootstour: Zwar ist es möglich, die Regeln für die Steuerung eines Boots aufzuschreiben und zu erlernen. Diese sind vielleicht kompliziert, können aber durchaus theoretisch, z. B. durch einen Bootsführerschein, erworben werden. Komplexe Situationen zeigen jedoch Dynamik, denn sie sind durch die wechselseitige Beeinflussung der Einzelmerkmale gekennzeichnet. Und diese Dynamik ist nicht einfach berechenbar – ebenso wie bei einer Bootstour immer wieder überraschende Ereignisse auftreten können, die die Crew fordern, auch wenn alle Mitglieder vorher jede Menge theoretisches Wissen erworben haben. Dieses reicht eben nicht aus, um erfolgreich ein Boot durch die Stromschnellen eines Flusses zu lenken. Es benötigt ganz viel Erfahrung mit sich selbst, mit den eigenen Leistungsgrenzen und den mitfahrenden Teamkollegen. Dazu kommen weitere für die Bootstour bedeutsame Faktoren, z. B. äußere Rahmenbedingungen wie die Wetterverhältnisse oder die Beschaffenheiten des zu befahrenden Gewässers, aber auch eher interne Rahmenbedingungen wie der Umgang mit dem Bootstyp sind von Bedeutung. Ähnlich wie es im Klinikalltag äußere Rahmenbedingungen gibt wie z. B. gesundheitspolitische Veränderungen, gibt es auch im inneren Herausforderungen wie z. B. die räumlichen Kapazitäten im Gebäude oder die IT-Ausstattung. Zwar wären Letztere vom System, also der Klinik selbst, theoretisch veränderbar, jedoch ist dies praktisch selten realisierbar, weil z. B. die Mittel für zeitnahe Anbauten fehlen oder Gesetze sich schneller verändern, als sie in der Praxis umgesetzt werden können. Aber selbst wenn zukunftsträchtige Veränderungen im System umgesetzt werden, wie z. B. strukturelle Veränderungen in der Organisation oder die Einführung von moderneren IT-Systemen, so kann dies das sprichwörtliche Boot zum Kentern bringen: Einzelne sind überfordert, Arbeit bleibt liegen, die Überlastung im Team nimmt zu, und bald mehren sich auch die Fehltage. Denn das kann passieren, wenn Veränderungen die Entwicklungsprozesse der beteiligten Personen übersteigen.

Welche Fähigkeiten braucht es also, um in komplexen Systemen nicht nur erfolgreich, sondern vielleicht sogar mit Spaß zu agieren und dabei auch auf Dauer noch gesund zu bleiben?

Die Kybernetik liefert hier eine allgemeine, aber durchaus sehr bedeutsame Antwort. Ashby's Law (1956) lehrt uns, dass ein komplexes dynamisches System in seinem Verhalten nur dann in seiner Variabilität wahrgenommen und angemessen bewertet werden kann, wenn die wahrnehmende Person selbst über ausreichend innere Varietät verfügt, also selbst ein entsprechend komplexes System ist. Mit anderen Worten: Zunehmende Komplexität im Außen kann von uns vor allem dann erfolgreich bewältigt werden, wenn wir selbst komplexer werden. Aber wie ist das überhaupt möglich?

Die Natur hat hier bereits eine Antwort gefunden, denn biologische Systeme – zu denen auch der Mensch gehört – haben unter dem Druck der Selektion und unter den enormen Anforderungen der Umwelt bipolare bzw. duale Regelungsmechanismen entwickelt (Sachsse 1974). Und diese Bipolarität ist es, denen die Organismen ihre hohe Widerstandsfähigkeit verdanken und die als „Antagonismus des vegetativen Systems" bezeichnet wird. Als Antagonisten stehen sich dabei sympathisches und parasympathisches Nervensystem einander gegenüber sowie zwei Gruppen von Hormonen. Dank dieser polaren Ausstattung sind eine große Anzahl anforderungsgerechter Feinabstimmungen in der Arbeitsweise unserer Organe möglich. Diese kann z. B. zwischen den extremen Polen „vollständige Anregung" und „vollständige Hemmung" liegen. Auf diese Weise wird eine Vielzahl von Alternativen möglich, die auch bei rasanten Veränderungen in der Umwelt das organismische Überleben sichert und die Stabilität ermöglicht.

Dualität ist daher auch für uns erlebbar, denn sie ist ja Teil unserer biologischen Ausstattung. Damit ist vor allem die Bewertung nach einander entgegengesetzten Maßstäben gemeint. In der Rückschau erleben wir das häufig als Ambivalenz gegensätzlicher Gefühle, als eine Spannung zwischen Vermeidung und Annäherung. Egal, was wir entscheiden, ob im persönlichen Alltag oder im Beruf, immer wieder stehen wir dieser Ambivalenz von Zuwendung und Ablehnung, Risikobereitschaft und Ängstlichkeit oder von Optimismus und Realismus gegenüber. Dabei folgen wir oft genug, ohne es zu merken, der jeweils dominanten Richtung einer an sich bipolaren Steuerung. Nur gelegentlich spüren wir auch bewusst die innerliche Zerrissenheit zwischen den verschiedenen Polen. Und dabei gibt es so viele nachvollziehbare Gründe, warum wir uns häufig für die schnellere Verhaltenstendenz entscheiden: frühere Erfolge mit genau dieser Verhaltensweise, enormer Druck von außen, schnell entscheiden zu müssen, mangelnde Fähigkeit, die Anspannung des Nicht-Entscheidens aushalten zu können. Und so wird die ursprünglich in uns angelegte Option, verschiedene Situationen von zwei entgegengesetzten Perspektiven im Sinne eines „Sowohl-als-auch" in den Blick zu nehmen, oft viel zu wenig genutzt.

Dabei ist das Ziel natürlich nicht, solche Anspannungen auf Dauer auszuhalten oder längerfristig aufrechtzuerhalten. Denn irgendwann werden eine Entscheidung und das entsprechende Handeln notwendig. Es geht vielmehr darum, dass wir uns oft viel zu schnell auf eine bestimmte Tendenz festlegen und auch per Gewohnheit dann dabei bleiben. Wir sind dann so daran gewöhnt, dass wir die Einengung unseres Handlungsspielraums kaum noch spüren. Zwar gewinnen wir so an Schnelligkeit in unserem Handeln, aber der Preis dafür ist hoch, nämlich unsere Flexibilität. So kommt es regelrecht zu einer Reduktion von mentaler Komplexität. Es bleibt also wichtig, dass wir als Individuen in der Lage sind, unser Erleben und Verhalten bewusst zu reflektieren. Dafür brauchen wir im Alltag allerdings einen geschützten Raum und Zeit, denn nur wenn wir uns sicher fühlen, sind wir in der Lage, unsere Aufmerksamkeit nach innen zu richten und zu spüren, was dort vor sich geht. Denn wer seine Körpersignale wahrnehmen kann, hat die beste Voraussetzung dafür, auch differenziert widerstreitende Gefühle und Handlungsimpulse schnell zu erfassen und den passenden Umgang damit zu finden. Strategisches Coaching kann dabei helfen, indem es zum einen diesen geschützten Raum für die bewusste Reflexion schafft und zum anderen daran arbeitet, Körpersignale und Emotionen differenziert wahrzunehmen. So können die Ambivalenzen im eigenen emotionalen Erleben genutzt werden, um die innere Komplexität zu erhöhen, anstatt dauerhaft ungelöst zu einer Belastung für den Einzelnen oder das Team zu werden.

8.3 Der Einzelne – die Balance finden oder: mehr Kontakt zwischen Elefant und Reiter

In der praktischen Arbeit mit Teams kann beobachtet werden, wie das Bestreben des Einzelnen nach Balance unter Dauerbelastung zu einem regelrechten Überlebenskampf werden kann. Dabei scheint jeder sich selbst der Nächste zu sein, von Team kann vielfach kaum noch die Rede sein. Und so sind z. B. Misstrauen, Mobbing, Lagerbildung, innere Kündigung und Schuldzuweisungen an der Tagesordnung vieler Behandlerteams. Denn in einem solchen Überlebenskampf verlieren die Beteiligten oft das große Ganze aus den Augen. Es werden dann Copingstrategien gewählt, die zwar dem Individuum kurzfristig helfen, aber dem System dafür langfristig schaden. Diese häufig unbewusste Strategiewahl führt zu einem regelrechten Teufelskreis, wie ihn ◘ Abb. 8.1 zeigt. Denn früher oder später wird das System sprichwörtlich zurückschlagen, was unweigerlich zu mehr Belastungen für den Einzelnen führt, z. B. durch vermehrte Krankenstände oder Unterbesetzung bei hoher Personalfluktuation, sodass sich der Kreis schließt.

Welche Ausstiegsmöglichkeit gibt es denn nun aus diesem Teufelskreis?

Wie in ▶ Abschn. 8.2 bereits ausgeführt, wird es immer dann gefährlich, wenn der Einzelne sich so unter Druck fühlt, dass die unbewusste Strategiewahl an der Tagesordnung liegt. Andere vielleicht ebenso wirksame, aber für das Team weniger schädliche Strategien werden erst gar nicht in Betracht gezogen, da für bewusste Reflexion Zeit und

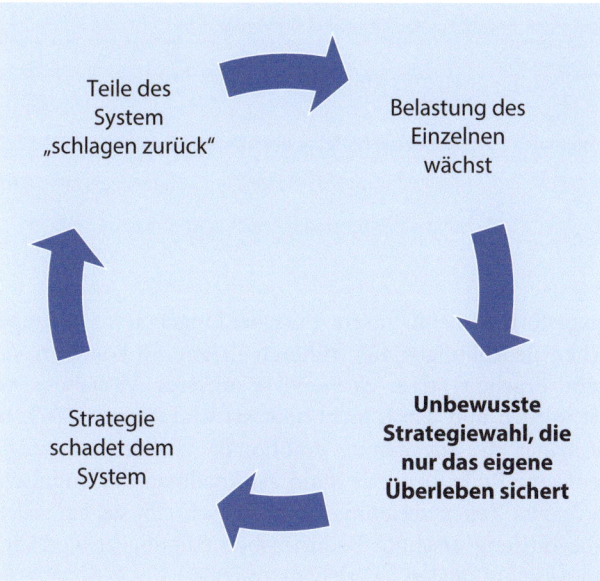

Abb. 8.1 Gefährliches Coping – Teufelskreis der unbewussten Strategiewahl

Energie fehlen. Um diesen Teufelskreis zu verlassen, ist es hilfreich zu verstehen, wie unsere Psyche funktioniert.

Denn unser Verhalten wird von zwei unterschiedlichen Systemen hervorgebracht (Kahneman 2003; Strack und Deutsch 2004). Dabei ist die Arbeitsweise des sog. impulsiven Systems typischerweise schnell, assoziativ, automatisiert, nicht bewusst und bietet rasch Verhaltensantworten an. Demgegenüber steht die Arbeitsweise des reflexiven Systems, welches eher langsam, seriell und regelgesteuert funktioniert. Mit seiner Hilfe sind bewusstes Überlegen, Gesetze der Logik und Sprache möglich. Entsprechend braucht es bewusste Aufmerksamkeit sowie entsprechende Motivation und vergleichsweise sehr hohe Verarbeitungskapazität. Der amerikanische Psychologe Jonathan Haidt (2006) beschreibt die Beziehung der beiden Systeme zueinander mit der Metapher vom Elefanten und seinem Reiter sehr treffend. Der Elefant steht dabei für den größten Teil unseres Verhaltens, welches automatisiert und nicht bewusst abläuft. Als treibende Kräfte dienen Affekte und Emotionen. Der Elefant möchte unseren Lustgewinn maximieren und vermeidet Unangenehmes, wo immer es geht. Der Elefant entscheidet schnell aufgrund der aktuellen Bedürfnis- und Gefühlslage und ist dabei durchaus durchsetzungsstark – schließlich handelt es sich um einen Elefanten. Dem Reiter, so Haidt, bleibt dann oft nichts anderes übrig, als nachträglich eine möglichst plausible sprachliche Erklärung zu finden. So werden wir z. B. nicht müde zu erklären, warum wir auch diese Woche abends eher auf der Couch geblieben sind, als noch Laufen zu gehen, oder warum die Diät auch diesmal nicht funktioniert hat. Der Reiter ist Sinnbild für den evolutionär jüngeren Teil unseres Gehirns. Er kann Vergangenes analysieren, logisch denken, abwägen und bewusste Vorsätze für die Zukunft entwickeln. Würde jedoch in jeder Sekunde nur der Reiter entscheiden, was wir tun, wären wir wohl

Tab. 8.1 Aufbau der emotionalen Überlebensstrategie

Nur wenn ich immer	in gewohnter Weise gemäß meinen zentralen Persönlichkeitszügen handle
Und wenn ich niemals	„verbotene" Affekte und Impulse zulasse
Dann bewahre ich mir	(die Hoffnung auf) die Erfüllung meiner zentralen Bedürfnisse
Und verhindere	mit meiner zentralen Angst in Kontakt zu kommen

schon längst ausgestorben, denn unsere Entscheidungen wäre zu träge gewesen angesichts der täglichen Bedrohungen aus früheren Zeiten. So kommen Verhaltenswissenschaftler zu dem Ergebnis, dass ca. 96–98 % unseres Verhaltens vom impulsiven System gesteuert werden und damit nicht bewusst sind (Bargh 1997). Im Strategischen Coaching spielt daher die sogenannte emotionale Überlebensstrategie (Hauke et al. 2017) eine bedeutsame Rolle, denn sie kann als Roadmap des impulsiven Systems verstanden werden. In vier Zeilen zusammengefasst beschreibt sie, auf welchem Weg in der Vergangenheit die oft lang ersehnte Bedürfnisbefriedigung erfolgreich war. Tab. 8.1 zeigt den Aufbau der emotionalen Überlebensstrategie.

So treffsicher sie jedoch häufig in der Vergangenheit war, so unpassend kann sie uns als Erwachsenen in neuen Situationen erscheinen, in denen wir es z. B. mit einem bestimmten Typus Kollegen zu tun haben. Aber anstatt unsere Strategie flexibel an die neue Situation anzupassen, neigen wir dazu, erst einmal mehr Desselben zu tun, und es kann zu einem Teufelskreis aus Anstrengung und Frustration kommen, der auf Dauer zu allerhand Symptomen führt: Stress und Erschöpfung, Burnout, Rückzug, erhöhter Alkoholkonsum, körperliche Symptome usw. können die Folge sein.

Wenn wir nun davon ausgehen können, dass die meiste Zeit der Elefant am Werk ist und der Reiter häufig nur erklärende, aber nicht steuernde Aufgaben übernimmt, dann wird klar, dass auch notwendige Verhaltensänderung nicht alleine über den Reiter funktionieren kann. Der Schritt vom Wissen zum Handeln geht nämlich nur mit dem Elefanten. Wie können sich nun Reiter und Elefant verständigen, wenn sie noch nicht einmal die gleiche Sprache sprechen, geschweige denn die gleichen Ziele verfolgen?

Es braucht einen Unterstützungsraum, der auch den Spezifika des impulsiven Systems gerecht wird. Denn nur dann ist es möglich, auch nachhaltig eine Richtungsänderung anzustoßen. Das Strategische Coaching (Hauke et al. 2017) beginnt deshalb mit seiner Arbeitsweise dort, wo das gesprochene Wort alleine kaum etwas bewirken kann. Es ist deshalb in der Lage, dem Einzelnen von einer unbewussten, schnellen und oft einseitigen Strategiewahl zu einer bewussten und damit flexibleren und gesundheitsförderlichen zu verhelfen. Dazu sind im Strategischen Coaching drei Module (Hauke und Lohr 2019, 2020) vorgesehen, die – in der Metapher von Elefant und Reiter gesprochen – Folgendes bewirken sollen:

Im ersten Modul, dem sogenannten Körperfokus (Hauke und Lohr 2020), geht es darum, dass Elefant und Reiter überhaupt wieder in Kontakt miteinander treten. Die Frage, wie sich der Klient in seinem eigenen Körper wieder wohl und geborgen fühlen kann, ist angesichts von Symptomen wie z. B. Schmerzen, Übelkeit, innere Unruhe oder Schlafstörungen keineswegs trivial, sondern ausschlaggebend, damit die gemeinsame Arbeit überhaupt effizient angepackt werden kann. Im zweiten Modul, dem Emotionales

Alle (noch) in einem Boot? Ja, denn Systemresilienz ist lernbar!

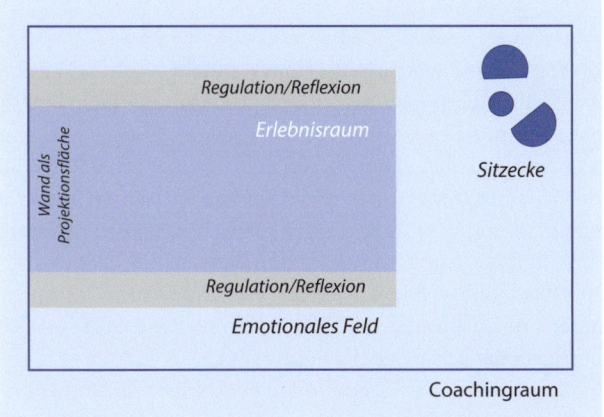

Abb. 8.2 Schematische Darstellung der Raumaufteilung im Emotionalen Feld

Feld (Hauke und Dall'Occhio 2015; Hauke und Lohr 2020), geht es um die Frage, wie das Netzwerk an Erfahrungen und Emotionen aussieht, welches beim Klienten an einer problematischen Situation beteiligt ist. Das Emotionale Feld dient zum einen mit seinem Aufbau von Reflexions- und Erlebniszonen dazu, dass der Klient mehr und mehr zwischen der Arbeitsweise von Elefant und Reiter differenzieren lernt. Zum anderen lernt er die Signale seines Elefanten besser zu entschlüsseln und auch z. B. weniger dominante, aber durchaus vorhandene Verhaltenstendenzen wahrzunehmen. Durch den konsequenten Wechsel zwischen erlebnisaktivierenden, mit wenigen Worten auskommenden Phasen („bottom-up") und reflektierenden Gesprächsphasen („top-down") erfährt er am eigenen Leib, wie Elefant und Reiter in seinem Alltag zusammenspielen. Abb. 8.2 zeigt die schematische Darstellung eines Emotionalen Feldes im Raum. Detailliertere Erläuterungen zur Methodik des Emotionalen Feldes ebenso wie zur weiteren Methodologie findet sich in Hauke et al. (2017).

Im Modul drei, dem sogenannten Interaktionsfokus, geht es schließlich darum, Elefant und Reiter fit für die Interaktion mit ihrer Umwelt zu machen und die gewohnten, breit ausgetretenen Verhaltenspfade Stück für Stück zu verlassen. Das Wichtige dabei bleibt, dass erst dann der Transfer oder Projekte wie z. B. Fertigkeitentrainings veranlasst werden, wenn Elefant UND Reiter für sich ein sinnvolles und motivierendes Ziel definiert haben und die dafür notwendige emotionale innere Klärung stattgefunden hat. So ist sichergestellt, dass für die Zielerreichung auch genügend Energie und positive Zugkraft zur Verfügung steht.

8.4 Das Team – Wertearbeit für mehr Widerstandskraft

Werte können als gemeinsame Basis Teams erfolgreicher und widerstandsfähiger machen (Hauke et al. 2017) und sind damit eine unschätzbare Ressource nicht nur für den Einzelnen. Aber was macht Werte so wert-voll? Eine erste Antwort versucht Tab. 8.2 zu geben (aus Hauke et al. 2017, S. 108–109), indem sie aufzeigt, was laut Definition Werte und wertorientiertes Handeln auszeichnet.

> **Übersicht**
>
> **Definition von Werten und wertorientiertem Handeln (nach Hauke et al. 2017)**
> - sind zeitlich stabile kognitive Konzeptionen des Wünschbaren innerhalb eines jeden Individuums,
> - sind transsituativ und dienen der Person als Leitprinzipien und Navigation,
> - sind auf die Schaffung einer guten, einer wertvollen Zukunft ausgerichtet,
> - haben ihren Ursprung in grundlegenden menschlichen Bedürfnissen,
> - sind nicht Bedürfnisse, sondern weisen den Weg zur Befriedigung dieser Bedürfnisse und nehmen eventuell Stellung dazu,
> - haben immer eine positive Konnotation, während Bedürfnisse an sich weder gut noch schlecht, weder positiv noch negativ sind,
> - sind auch dann präsent, wenn zugehörige Bedürfnisse im Moment nicht befriedigt werden wollen.
> - Gefühlsreaktionen signalisieren die Wertbezogenheit.
>
> **Wertorientiertes Handeln**
> - ist kortikal, bedürfnisorientiertes Handeln subkortikal, gesteuert,
> - ist mit der Fähigkeit zur Toleranz eines Belohnungsaufschubs verbunden, kann also warten, wenn es sich lohnt,
> - kann sich von Reflexen und operanter Verstärkung befreien,
> - kann Bedürfnisse und Impulse steuern; gewählte Ziele und Pläne leiten das Verhalten,
> - vernetzt Vergangenheit, Gegenwart und Zukunft im Denken.
> - Kausales Denken (Warum kam es zu dem Verhalten?) und funktionales Denken (Wozu dient das Verhalten?) sind wichtig.
> - Nicht nur „Entweder-oder", sondern „Sowohl-als-auch" ist möglich.
> - Wertorientiertes Handeln impliziert eine positive Beziehung zu sich selbst („Ich bin es mir wert!").

Einmal bewusst mithilfe des Reiters durchdacht und an die Bedürfnisse des Elefanten angepasst, sind Werte in der Lage, im Dschungel der alltäglichen Entscheidungen Orientierung zu bieten. Bedeutsam dabei ist jedoch, dass Werte ihre positive Kraft besonders dann entfalten, wenn eine ausgewogene Balance zwischen den verschiedenen Wertebereichen vorhanden ist.

Gemeint sind dabei die Achsen „Offenheit für Veränderung" vs. „Erhalten und Selbsttranszendenz" vs. „Selbstbezogenheit" oder, einfacher ausgedrückt, zwischen den Polen „Ich vs. Andere" und „Bewahren vs. Verändern". Wie ◘ Abb. 8.3 zeigt, lassen sich in diesem Koordinatensystem die unterschiedlichen Einzelwerte einordnen. Dysbalance auf diesen Achsen führt dabei zu unterschiedlichsten Problemen, z. B. wenn alle Teammitglieder auf Harmonie bedacht sind, Fehler vermeiden wollen und alles akribisch planen. Es resultiert ein Überschuss an Sicherheit, und somit kommt die Innovationskraft des Teams früher oder später völlig zum Erliegen. Weitere Schwierigkeiten können sich ergeben, wenn sich die Waage in Richtung „Macht bewahren" verschiebt und die Teammitglieder zu sehr darauf bedacht sind, Statusunterschiede deutlich zu machen und ihre eigenen Ziele zu verfolgen. Die daraus häufig resultierende fehlende Kompromissbereitschaft kann Entscheidungsprozesse mühsam und kräftezehrend machen. Das

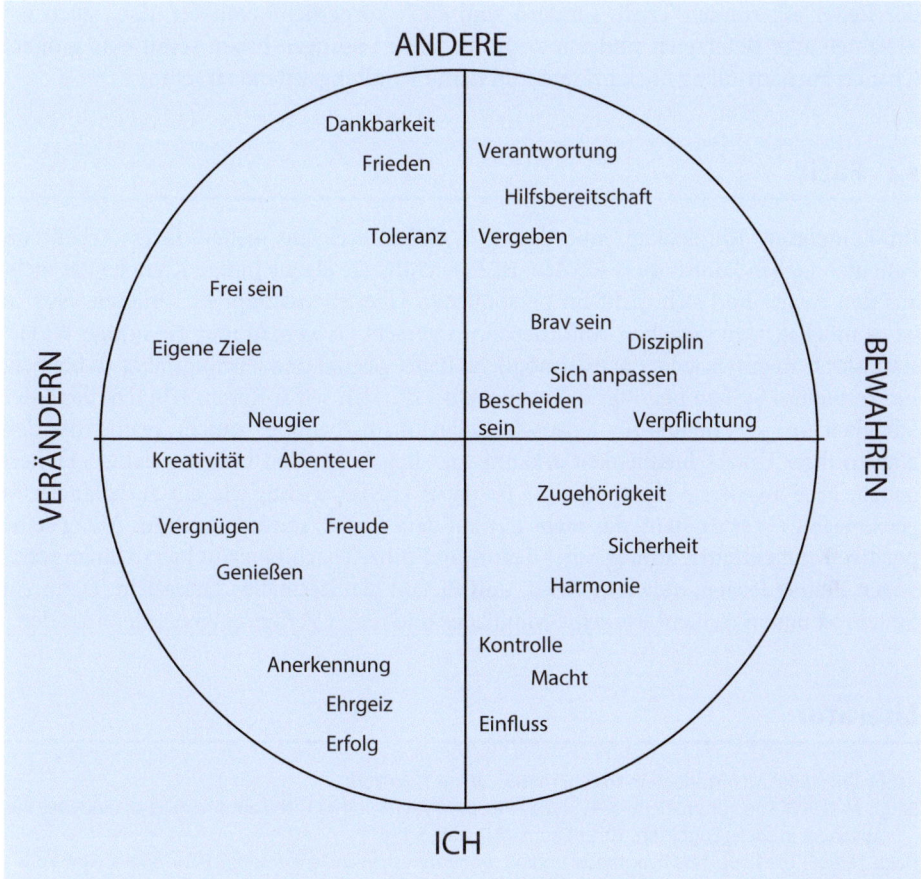

Abb. 8.3 Werterad nach Hauke, adaptiert nach Schwartz (1994)

Team blockiert sich schließlich irgendwann selbst. Um diesen Schwierigkeiten vorzubeugen oder auch mit ihnen zu arbeiten, falls sie sich schon eingestellt haben sollten, kann das Strategische Coaching hilfreich sein.

Ziel ist es, im Bereich der Werte eines Teams eine Balance zwischen den durch die beiden Achsen entstehenden vier Quadranten zu erreichen (Lohr 2018). Es geht also darum, für den Einzelnen, aber auch für das Team als Gesamtes sich im Spagat oder zumindest in der Grätsche zu üben. Diese Grätsche ist zunächst anstrengend und ungewohnt, führt aber bei zunehmendem Training zu mehr Handlungsspielraum und Flexibilität. Denn in punkto Werte kann dann eine gute Balance hergestellt werden, wenn aus den vermeintlichen Antagonisten Synergisten werden. Oder anders formuliert: Es gilt, von einer „Entweder-oder"-Haltung zu einer „Sowohl-als-auch"-Haltung zu kommen. Werte sind somit hervorragend geeignet, dem Wunsch des Organismus nach Homöostase nachzukommen, und tragen dadurch zu innerem Gleichgewicht, Gesundheit und Wohlergehen bei (Hauke 2018). Strategisches Teamcoaching nutzt das körperliche Erleben der Teammitglieder nicht nur, um den aktuellen Wertekanon im Raum abzubilden (Lohr 2018) und somit greifbar zu machen, sondern auch, um ihn immer wieder als Referenz bei der Erarbeitung von Lösungen miteinzubeziehen. So entstehen Lösungen nicht nur auf dem Papier als Einigkeit der Reiter am runden Tisch, sondern sind auch körperlich verankert, d. h., auch die Elefanten aller Beteiligten sind mit an Bord. Diese Lösungen haben somit eine größere Chance, auch im Alltag noch präsent und damit handlungsleitend zu sein.

8.5 Fazit

Im komplexen Klinikalltag, mit dem die Behandlerteams neben ihrer Arbeit am Patienten täglich konfrontiert werden, ist es wichtig, die eigene innere Komplexität nicht aus den Augen und sich nicht im persönlichen Überlebenskampf zu verlieren. Nur so ist es möglich, den täglichen Anforderungen gerecht zu werden und die nötige Widerstandskraft zu entwickeln, die es ermöglicht, dabei gesund und leistungsfähig zu bleiben. Ein resilientes System benötigt daher Einzelne, die sich selbst führen können, dank der Fähigkeit und des Raums für bewusste Reflexion. Es benötigt zudem Teams, die den Nutzen ihrer Unterschiedlichkeit erkannt und Regeln für den Umgang damit etabliert haben. Eine angstfreie Konfliktkultur ist dabei ebenso wichtig wie ein ausbalanciertes gemeinsames Wertesystem, das nicht nur auf dem Papier, sondern auch im Alltag seine positive Kraft entfaltet. Strategisches Team- und Einzelcoaching kann hierzu einen wertvollen Beitrag leisten, indem es Reiter und Elefant gleichermaßen einbezieht. Denn ein System ist nur so resilient wie seine Mitglieder und deren Verbindungen untereinander.

Literatur

Ashby WR (1956) An introduction to cybernetics. Wiley, New York
Bargh JA (1997) The automaticity of everyday life. In: Wyer RS Jr (Hrsg) The automaticity of everyday life: advances in social cognition, 10. Erlbaum, Mahwah, S 1–61
Haidt J (2006) The happiness hypothesis: finding modern truth in ancient wisdom. Basic Books, New York
Hauke G (2018) Resource activation: bringing values into flesh. In: Hauke G, Kritikos A (Hrsg) Embodiment in psychotherapy: a practitioner's guide. Springer, New York, S 198–210
Hauke G, Dall'Occhio M (2015) Emotionale Aktivierungstherapie (EAT): Embodimenttechniken im Emotionalen Feld. Schattauer, Stuttgart
Hauke G, Lohr C (2019) Embodiment in drei Akten – Geschmeidig und kraftvoll Handeln. In: Rietmann S, Deing P (Hrsg) Psychologie der Selbststeuerung. Springer, Wiesbaden, S 211–242
Hauke G, Lohr C (2020) Emotionale Aktivierungstherapie (EAT) Embodiment in Aktion. Klett Cotta Verlag, Stuttgart
Hauke G, Lohr C, Pietrzak T (2017) Strategisches Coaching: Emotionale Aktivierung durch Embodimenttechniken. Junfermann, Paderborn
Kahneman D (2003) Maps of bounded rationality: psychology for behavioral economics. Am Econ Rev 93(5):1449–1475
Lohr C (2018) The power of embodying values in work place teams. In: Hauke G, Kritikos A (Hrsg) Embodiment in psychotherapy: a practitioner's guide. Springer, New York, S 371–376
Meissner J (2018) Resiliente Systeme und Organisationen in Risiken Managen einer Fachzeitschrift des Netzwerks Risikomangament. ▶ https://www.netzwerk-risikomanagement.ch/wp-content/uploads/2018/11/MQ_2018_11_Resilienz_Meissner.pdf
Sachsse H (1974) Einführung in die Kybernetik. Rowohlt, Hamburg
Schwartz SH (1994) Are there universal aspects in the content and structure of values? Journal of Social Issues 50:19–45
Strack F, Deutsch R (2004) Reflective and impulsive determinants of social behavior. Personality and Social Psychology Review 8(3):220–247
Vogd W, Feißt M, Ostermann A, Molzberger K (2017) Führungskräfte im Krankenhaus: Umgang mit ökonomischem Druck. Dtsch Arztebl 114(43):A-1972/B-1667/C-1634
Watts DJ (2003) Six degrees – the science of a connected age. Norton, New York

Therapeutische Beziehung in Film und Literatur

Brigitte Fellinger

9.1 Einleitung – 106

9.2 Das Wesen therapeutischer Beziehungen – 107
9.2.1 Würde – 108
9.2.2 Freiheit und Verantwortung – 109
9.2.3 Sprechen, Hören und Zuhören – 109
9.2.4 Gefühle – 110
9.2.5 Einander leiden können – 111
9.2.6 Fürsorgeverhalten – Halt geben, halten, loslassen – 111
9.2.7 Zeit – 112
9.2.8 Berühren – 112
9.2.9 Offenheit – 113
9.2.10 Selbstwert – 113
9.2.11 Sinnstifung – 114

9.3 Zusammenfassung – 114

Literatur – 116

© Springer-Verlag GmbH Deutschland, ein Teil von Springer Nature 2020
F. Riffer et al. (Hrsg.), *Therapeutische Beziehungen,* Psychosomatik im Zentrum 4,
https://doi.org/10.1007/978-3-662-60817-3_9

„… so müssen die Brückenköpfe eben nicht die Köpfe, sondern die Herzen sein."
(Viktor E. Frankl 2005a, b)

9.1 Einleitung

„O, man geht eben zu ihm beichten, und wenn er nicht gut wäre und nichts verstünde, so würden die Leute ja nicht zu ihm laufen. Übrigens heißt es von ihm, er sage kaum ein Wort, es gebe bei ihm kein Schelten und Andonnern, keine Strafen und nichts dergleichen, er soll ein sanfter und sogar schüchterner Mann sein." – „Ja, was tut er denn dann, wenn er nicht schilt und nicht straft und das Maul nicht auftut?" – „Er soll bloß zuhören und wunderbar seufzen und das Kreuz schlagen." – „Ach was, einen schönen Winkelheiligen habt ihr da! Du wirst doch nicht so töricht sein und diesem schweigsamen Onkel nachlaufen." … Der Alte erhitzte sich.

> „Lass du deinen Quellenbüßer nur in seiner Grotte hocken! Ein Mann, der bloß zuhört und seufzt und vor den Weibern Angst hat und nichts kann und versteht! Nein, ich werde dir sagen, zu wem du gehen musst. Es ist zwar weit von hier, noch über Askalon hinaus, aber dafür ist es auch der bester Büßer und Beichtvater, den es überhaupt gibt. Dion heißt er, und man nennt ihn Dion Pugil, das heißt den Faustkämpfer, weil er sich mit allen Teufeln rauft, und wenn einer ihm seine Schandtaten beichtet, dann, mein Guter, seufzt der Pugil nicht und behält das Maul zu, sondern legt los und tut dem Mann den Rost herunter, dass es eine Art hat. Manche soll er verprügelt haben, einen hat er eine ganze Nacht auf nackten Knien in den Steinen knien lassen und ihm dann erst noch auferlegt, vierzig Groschen den Armen zu geben. Das ist ein Mann, Brüderchen, du wirst sehen und staunen; wenn er dich so richtig anschaut, dann schlottert dir schon das Gebein, durch und durch blickt dich der." (Hesse 1943)

Dieser Dialog veranschaulicht zwei Beispiele für eine therapeutische Beziehung. Offenbar sind die Psychotherapie und damit auch die therapeutische Beziehung eine noch so junge Wissenschaft, dass sie auch in der Literatur kaum noch Einzug gefunden haben. Als Beispiele für therapeutische Beziehungen in der Literatur habe ich jene von Irvin Yalom gewählt (Yalom 1998), dessen Werke für mich persönlich auch schon literarische Bedeutung genießen. Die therapeutische Beziehung in Filmen beleuchte ich nicht wie Rainer Gross, der die Rolle des Psychotherapeuten im Film untersucht hat (Gross 2012), sondern ich werde anhand von Fallbeispielen aus der Filmtherapie im klinischen Kontext die Wirkung dieser Intervention auf die therapeutische Beziehung aufzeigen. Neben dem Zitat von Viktor E. Frankl, das diesem Artikel voran gestellt ist, möchte ich ein weiteres Zitat nennen, das zwar aus einem ganz anderen Kontext stammt, aber dennoch Grundzüge für eine therapeutische Beziehung in sich trägt: „Wenn du, mein Freund, etwas voller Liebe von mir empfängst, so ist es, als wenn du den Botschafter meines inneren Reiches willkommen hießest! Und du behandelst ihn freundlich und bittest ihn, sich zu setzen, und hörst ihn an. Und so sind wir glücklich" (Saint de Exupéry 2015).

9.2 Das Wesen therapeutischer Beziehungen

Über das Wesen der therapeutischen Beziehung zu sprechen oder zu schreiben muss scheitern, wenn die andere Seite der Beziehung, nämlich KlientIn oder PatientIn, nicht zumindest in Gedanken mit dabei sind. So sind die LeserInnen herzlich dazu eingeladen, während des Lesens der nachstehenden Zeilen ihre KlientInnen/PatientInnen vor dem geistigen Auge mit dabeizuhaben.

Gleich welches Verständnis man als therapeutisch Tätige hat, ob als GastgeberIn oder als ReisebegleiterIn, das Grundverständnis für jegliche Art von Beziehung sollte „Das Annehmen des Du in seinem So-Sein", wie es auch Martin Buber (1986) formuliert hat, sein. Wie wesentlich die Beziehung im therapeutischen Kontext ist, zeigt, dass Thure von Uexküll von einer „Beziehungsmedizin" spricht (Uexküll 2011).

Ich habe im Rahmen meiner seinerzeitigen Ausbildung zur Psychotherapeutin das Fachspezifikum „Existenzanalyse und Logotherapie nach Viktor E. Frankl" gewählt, da der humanistische Zugang zum Menschsein meinen Werte- und Lebensüberzeugungen entspricht. Frankl hat nicht nur den Absolventen dieses Fachspezifikums, sondern allen therapeutisch Tätigen ein geistiges Handwerkszeug mitgegeben. Die „Zehn Thesen zur Person" verdeutlichen das Menschenbild, auf dem die Existenzanalyse und Logotherapie beruht (Frankl 2005a, b). Zwei Thesen seien an dieser Stelle herausgegriffen:

> „Der Gegenbegriff zu dem des Nutzwertes ist nun der der Würde; Würde aber kommt der Person alleine zu, und sie kommt ihr zu wesentlich unabhängig von aller vitalen und sozialen Utilität. … Denn der ‚Geist', die geistige Person selbst, kann überhaupt nicht krank werden, und auch noch hinter der Psychosis ist sie da, wenn auch selbst dem Blick des Psychiaters kaum ‚sichtbar'. Ich habe dies einmal als das psychiatrische Credo bezeichnet. … Immer wieder gilt es die ‚Trotzmacht des Geistes', wie ich sie genannt habe, gegen die nur scheinbar so mächtige Psychophysis aufzurufen. Gerade die Psychotherapie kann dieses Aufrufs nicht entraten und ich habe es als das zweite, das psychotherapeutische Credo bezeichnet: den Glauben an diese Fähigkeit des Geistes im Menschen, unter allen Bedingungen und Umständen irgendwie abzurücken vom und sich in fruchtbare Distanz zu stellen zum Psychophysikum an ihm" (Frankl 2005a, b).

Versteht man das Wesen einer Beziehung vor dem Hintergrund des Gedankens von Martin Buber: „Der Mensch wird am Du zum Ich", so ergeben sich für die Beziehungsgestaltung folgende Parameter:

- Würde
- Freiheit und Verantwortung
- Sprechen, Hören und Zuhören
- Gefühle
- Einander leiden können
- Fürsorgeverhalten
- Halt geben, halten, loslassen
- Zeit
- Berühren
- Offenheit
- Selbstwert
- Sinnstiftung

Für mich persönlich stellt der Wert der Würde den höchsten menschlichen Wert dar, deshalb führt „Würde" diese Liste an. Sie mag unvollständig erscheinen, denn zur Beziehungsgestaltung müssen auch die Grundbedürfnisse berücksichtigt und erfüllt werden. Ich habe aus dieser punktuell einige herausgenommen und werde darauf im Nachfolgenden näher eingehen.

9.2.1 Würde

„Selbstachtung ist jene Haltung, die Menschen ihrem eigenen Menschsein gegenüber einnehmen und Würde ist die Summe aller Verhaltensweisen, die bezeugen, dass ein Mensch sich selbst tatsächlich achtet: Würde tritt dadurch zutage, dass Menschen sich würdevoll verhalten, also auf eine Weise, welche die Selbstachtung zum Ausdruck bringt, die sie verspüren." Diese Aussage des Philosophen Avishai (Margalit 2012 in Bents und Kämmerer 2018) ist gleichermaßen eine zeitlose, wie sie auch den Kern des Menschseins beschreibt. Wie steht es aber um die Würde in der therapeutischen Beziehung? Ist sie, wie Luise Reddemann (Reddemann in Bents und Kämmerer 2018) anmerkt, ein „vergessener Wert"? Annette Kämmerer spricht von einer „inneren Ehre", meint damit die Selbstachtung, und von einer „äußeren Ehre" und postuliert damit, den Menschen in seinem So-Sein anzunehmen. Eine „äußere Ehre" zeigt sich in der sozialen Anerkennung und im sozialen Rang, den ein Mensch genießt (Kämmerer 2018). In der therapeutischen Beziehung haben wir auf der einen Seite die Therapeutin und auf der anderen Seite eine KlientIn/PatientIn. Frankl stellt in seinen Werken den „leidenden Menschen" ganz deutlich über den „Tüchtigen", „denn der Wertrang des Homo patiens ist höher als der des Homo faber. – Der leidende Mensch steht höher als der tüchtige Mensch" (Frankl 1998). Wie sehen das KollegInnen? Eine Langzeitstudie von Orlinsky et al. zeigt, dass 88 % der 12.000 befragten TherapeutInnen in der Lage sind, Sympathie oder Respekt für ihre PatientInnen empfinden zu können. Von mehr als 100 teilnehmenden TherapeutInnen fühlen sich in Österreich 91 % „selten oder nie" außerstande, Sympathie oder Respekt zu empfinden, in Deutschland sind es 85 % (Bents und Kämmerer 2018). Der sich daraus ergebende Schluss ist erfreulich: Würde ist ein starker und fest verankerter Wert im Selbstverständnis von PsychotherapeutInnen, und folglich, so die StudienautorInnen, versuchen eine große Mehrzahl der Therapeuten weltweit, dieses Wertkonzept umzusetzen (Bents und Kämmerer 2018).

Die nachstehenden Zitate von PatientInnen zeigen, dass gerade jene mit Traumafolgestörungen selten oder manchmal auch noch nie vorher erlebt haben, in Würde gesehen zu werden. So meinte eine 46-jährige Patientin während des therapeutischen Prozesses, in dem es zu diesem Zeitpunkt um Selbstachtung und Würde ging und um die Frage, ob sie das Wochenende in ihrem Elternhaus, das mit vielen schmerzlichen und traumatisierenden Erinnerungen verknüpft war, verbringen sollte: „Aber wenn ich jetzt am Wochenende nicht nach Hause fahre, dann hat mir meine Mutter schon früher immer wieder gesagt, dann darf ich gar nicht mehr nach Hause kommen." Oder eine andere Patientin sagte: „Wenn ich wirklich so würdevoll wäre, sie Sie sagen, hätten meine Eltern dann das alles mit mir machen können?" PsychotherapeutInnen sollen, ähnlich wie gute Eltern, Menschen auf ihrem Lebensweg ein Stück begleiten, diesen aber nicht vorgeben. In der Erinnerung an den gemeinsamen Prozess soll das Gefühl erhalten bleiben, ein Stück des Weges gemeinsam gegangen zu sein. Oftmals haben PatientInnen aufgrund ihrer Lebenserfahrungen Selbstachtung und Würde verloren. Die Spielfilme, die in der Filmtherapie, einer Gruppentherapie, wie sie für PatientInnen im Kompetenzbereich Essstörungen im PSZW-Eggenburg einmal pro Woche angeboten wird, können helfen, zumindest mitzuerleben, wie sich Würde anfühlen kann. Der deutsche Spielfilm *„Der letzte MenTsch"* (Salfati 2014) begleitet Marcus, einen älteren Mann, auf der Suche nach seiner jüdischen Identität. Mit dabei ist auch Yul, eine junge Deutsch-Türkin, die gegen Ende des Spielfilms, als sich der Sinn für den älteren Mann letztlich erfüllt hat, auf die Frage eines Rabbiners, ob sie denn die Tochter des Verstorbenen sei, sagt: „Nein. Aber ich wäre es gerne." Wenn ich diesen Film im Rahmen der Filmtherapie zeige, betonen PatientInnen immer wieder, wie sehr sie gerade dieser Satz berührt hat; wie sie die Endlichkeit des Lebens nun besser akzeptieren können, weil sie nachvollziehen können, dass hier Würde gegeben und gelebt wurde. Da sich der Inhalt dieses Films auch mit den Themen Nationalsozialismus, Antisemitismus, Umgang mit der jüngeren Geschichte auseinandersetzt, werden PatientInnen mit ihrer eigenen Biographie konfrontiert. Dadurch kommt es oftmals zu einem völlig neuen Zugang und Verständnis des Wertes Würde.

9.2.2 Freiheit und Verantwortung

Das Menschenbild der Existenzanalyse und Logotherapie nach Viktor E. Frankl sieht den Menschen frei von Bedingungen und frei, ein selbstverantwortlich gestaltetes Leben zu führen. Die Freiheit für Entscheidungen und die Verantwortung dafür gilt selbstverständlich erst für einen Menschen im Erwachsenenalter. Frei sein, das bedeutet auch, frei zu sein von Vorbehalten und Vorurteilen. Zumindest sollten sich PsychotherapeutInnen in der alltäglichen Praxis dessen bewusst sein, wenn sie dies nicht sind, und diesen Umstand als Thema in einer Supervision behandeln. An dieser Stelle sei ausdrücklich auf die ethischen Voraussetzungen für den psychotherapeutischen Beruf verwiesen. Wo aber stellen sich dem freiheitsliebenden Menschen Grenzen in den Weg? Im stationären wie im ambulanten Setting einigen sich PatientIn und TherapeutIn auf eine Therapievereinbarung, auf das Einhalten von Rahmenbedingungen. Ähnlich wie die Tatsache der Endlichkeit des Daseins erst die Sinnhaftigkeit des Lebens ermöglicht, stellen die in den Rahmenbedingungen vereinbarten Grenzen die Basis für eine freie Gestaltung des Seins dar. Irvin Yalom hat Psychotherapie einmal als „Generalprobe für das Leben" (Yalom 2002) bezeichnet. Der Film *„Ein Tick anders"* (Rogenhagen 2011), in dem die Protagonistin an einem Tourette-Syndrom leidet, zeigt in humorvoller Art und Weise auf, dass Freiheit immer mit Verantwortung einhergeht. In der therapeutischen Reflexion zu diesem Film hat eine Patientin erkannt, dass sie das Tun ihres längst verstorbenen Vaters nicht länger entschuldigen sollte, um endlich „frei" sein zu können und um diese Freiheit für ihr eigenes Leben nutzen zu können.

9.2.3 Sprechen, Hören und Zuhören

In der psychotherapeutischen Arbeit zeigt sich immer wieder, und Studien beweisen dies, dass nicht so sehr die gewählten Worte zählen, sondern der therapeutische Akt. Irvin Yalom zitiert dazu in seinem Buch *„Die Liebe und ihre Henker"* eine Patientin: „Ich weiß, ich weiß – Sie haben mir oft *erzählt* [kursiv im Original], dass Sie mich mögen, aber das waren nur Worte. Ich habe es nie wirklich geglaubt. Diesmal war es anders, diesmal sind Sie über Worte hinausgegangen" (Yalom 1999). Ein weiteres

Beispiel dafür, dass die besten Worte nicht hilfreich sind, wenn der therapeutische Akt, die therapeutische Beziehung fehlen, gibt Klaus Dörner in einem Dialog wieder, den er mit einem Patienten führte: „Also wissen Sie, wenn es mir schlecht geht, kann ich meist nicht mit einem Anderen darüber sprechen. – Warum denn nicht? – Aus Angst, der Andere könnte mir helfen wollen. – Was wünschen Sie sich denn stattdessen? – Ich wünsche mir als den Anderen jemanden, von dem ich sicher sein kann, dass er mir unendlich lange zuhört, nämlich so lange, bis ich durch mein Sprechen selbst darauf komme, was mir fehlt und was ich zu tun habe" (Dörner 2001). Eine sehr amüsant klingende Episode erzählt Bernard Lown im Buch „Die verlorene Kunst des Heilens" aus seiner Praxis. Ein männlicher Patient war wiederholt zu Konsultationen bei Dr. Lown vorstellig geworden. Dieser fragte ihn unter anderem auch nach seinem Sexualleben und erhielt immer wieder dieselbe Antwort. Wie wichtig die Interpunktion in einer Aussage ist und wie bedeutend das genaue Zu- und Hinhören ist, zeigt sich in der Pointe dieses Praxisbeispiels: „Kein Sex. Problem!" (Lown 2002). Zuhören, ich meine damit, jemand anderen die ungeteilte Aufmerksamkeit zu schenken, ist eine Kunst, die in der heutigen Gesellschaft zunehmend verloren gegangen ist. Zu schnell sind zu viele Informationen zu verarbeiten, egal ob das „Multitasking" genannt wird oder anders, das offene Ohr sollte zumindest in den psychotherapeutischen Praxen ein solides Angebot sein. Dörner verweist darauf, dass die Erklärung, die ein Patient für seinen Zustand hat, wesentlich ist, nicht die Frage, ob sie stimmt oder nicht (Dörner 2001). Die Filmtherapie ermöglicht sowohl für die an dieser Gruppentherapie teilnehmenden PatientInnen wie auch für die Filmtherapeutin, Sehen und Hören zu schulen. Während die Augen und Ohren der PatientInnen dem Filmgeschehen zugewandt sind, sollten die Augen und Ohren der Filmtherapeutin gleichermaßen dem Film wie auch den PatientInnen gegenüber geöffnet sein. Vieles lässt sich dadurch wahrnehmen, was im späteren gruppentherapeutischen Austausch von hoher Bedeutung ist.

9.2.4 Gefühle

PsychotherapeutInnen haben gelernt, dass Heilung nur stattfinden kann, wenn der Mensch sich wieder als Ganzes wahrnimmt. Dazu gehört auch Gefühle zu erkennen, sie zu benennen und vor allem, sie zu leben. Es gibt viele Gründe, warum Menschen oftmals lernen mussten, ihre Gefühle zu verstecken, sie, um überleben zu können, wegzusperren. Es sind immer wieder lange, schmerzhafte und schwierige Prozesse, sich dem eigenen Gefühlsleben gegenüber wieder zu öffnen. Zu viel Angst und zu viel Misstrauen stehen dem im Weg. Es ist eine Kunst in der therapeutischen Beziehung, sich mit Demut und Offenheit anzubieten, zu warten, sich dem Tempo der PatientIn anzupassen, zu fördern, ohne zu überfordern, bis PatientInnen sich erlauben können, in Kontakt mit ihrer Gefühlswelt zu treten. Filmtherapie kann dabei helfen, denn Spielfilme zielen direkt auf unsere Gefühle ab; an dieser Stelle sei die Heilwirkung von Lachen und Weinen nur erwähnt. Spielfilme lassen uns ein Stück des Weges in den Schuhen der ProtagonistInnen gehen, scheinbar nur in diesen, denn tatsächlich schwingen auch immer die eigenen Gefühlserfahrungen mit. Die klinische Erfahrung zeigt, dass gerade bei jenen PatientInnen, die als Feedback geben, dass „der Film gar nichts mit mir gemacht hat", das Tor zu den Gefühlen weit geöffnet worden ist und die Gefühle nun ungeordnet herausdrängen, was wiederum zu Angst und Vermeidung führen kann. Eine tragfähige therapeutische Beziehung kann hier, unterstützt durch die Filmtherapie im Gruppensetting wie in der Nachbearbeitung im Einzelsetting, wertvolle Entwicklungsarbeit leisten.

9.2.5 Einander leiden können

Empathie leben können, das gehört zur Grundausstattung des psychotherapeutischen Handwerkszeugs. Wer aber kennt sie nicht, die PatientInnen, die ausprobieren, wie standhaft die therapeutische Beziehung ist? Die alles daransetzen, sie „nicht leiden zu können", in der unbewussten Hoffnung, jetzt das erste Mal in ihrem Leben die Erfahrung machen zu können, doch liebenswert zu sein? Ich möchte an dieser Stelle Irvin Yalom zu Wort kommen lassen:

> „Eine letzte Sitzung, hatte Halston gesagt. Hm, dachte Ernest, hört sich gut an. … He, wach auf! ermahnte er sich. Du bist Therapeut. Dieser Mann ist zu dir gekommen, weil er Hilfe braucht, und du bist ihm gegenüber eine Verpflichtung eingegangen. Du magst ihn nicht sehr? Er unterhält dich nicht? Er ist langweilig, distanziert? Hat einen Besenstiel im Arsch? Fabelhaft: Das hört sich gut an. Mach was draus! Wenn du ihn so siehst, tun es auch die meisten anderen. Vergiss nicht, aus welchem Grund er überhaupt eine Therapie wollte – aus einem tiefen Gefühl der Entfremdung heraus" (Yalom 2000).

Regelmäßige Supervision hilft, sich der eigenen Verletzlichkeiten bewusst zu werden, um sie nicht in den therapeutischen Prozess mit hineinzutragen, sondern Übertragungs- und Gegenübertragungsphänomene rechtzeitig wahrzunehmen. Rainer Gross hat im Buch „Der Psychotherapeut im Film" ein Beispiel genannt, wie es nicht in einem psychotherapeutischen Prozess sein sollte. Das großartige Schauspiel von Robert de Niro im Film „Reine Nervensache" (Ramis 1999) lässt den Psychoanalytiker, dargestellt von Billy Crystal, ganz schön ins Schwitzen kommen und an die Grenzen psychotherapeutischer Distanz und Abstinenz gelangen.

9.2.6 Fürsorgeverhalten – Halt geben, halten, loslassen

Jede Begegnung kann ein sicheres Bindungsangebot darstellen. Die psychotherapeutische Beziehung sollte in jedem Fall den sogenannten „sicheren Hafen" als Grundlage anbieten. Ungläubig, misstrauisch und manches Mal auch überfordert stehen PatientInnen diesem Angebot gegenüber. Es bedarf einer therapeutischen Feinfühligkeit, Bindungsangebote zu leben (nicht alleine, sie nur auszusprechen), gleich ob, wann und wie viel davon angenommen wird. Allumfassend wird dieses Angebot, wenn dahinter ein psychotherapeutisches Care-Giving steht. Das bedeutet auch, mit viel innerer Standfestigkeit und noch viel mehr Lebens- und Berufserfahrung auf der Seite der Psychotherapeutin, aushalten zu können, wenn PatientInnen mit Aussagen und Verhalten manchmal beinahe feindselig auf Bindungs- und Fürsorgeangebote reagieren. Arno Gruen hat bereits 1997 erkannt, was wir in der heutigen Gesellschaft beinahe täglich erleben: „In Zeiten des gesellschaftlichen Umbruchs fühlen sich Menschen bedroht" (Gruen 1997). Der Dokumentarfilm „El Dorado" (Imhoof 2018) zeigt eindringlich, wie beschämend der Umgang zwischen Menschen sein kann. Ich sehe es als psychotherapeutischen Auftrag und als eine Aufgabe, gerade jungen Menschen Humanität, humanitäre Einstellungen und Haltungen anzubieten. Ihnen zu zeigen, dass Respekt und Wertschätzung möglich sind, aber auch, dass sich der Mensch anstrengen muss, um Abwertung und Demütigung aus dem alltäglichen Umgang untereinander auszuschließen. Der genannte Film ist aus meiner praktischen Erfahrung dabei sehr hilfreich.

9.2.7 Zeit

Zeit wird auch im psychotherapeutischen Prozess zu einem immer wertvolleren, weil wenig vorhandenen, Gut. Auf die beinah unmenschlich hohe Anzahl an fehlenden kostenlosen Psychotherapieplätzen, nicht nur in Österreich, sei an dieser Stelle verwiesen. Die ehrliche Beantwortung von Fragen im Kollegenkreis wie: Wie viel Zeit haben Sie in Ihrer Praxis zwischen den Einheiten? Davor? Danach? zeigt, dass auch wir als PsychotherapeutInnen mittlerweile Getriebene sind. Ich persönlich empfinde das Auskosten von Zeit im Rahmen eines therapeutischen Prozesses mit meinem Therapiebegleithund Geza auch für mich wertvoll. Geza lebt im Hier und Jetzt, er ist weder dem Diktat der Kosten, Anträge noch einem Zeitlimit unterstellt. Die Filmtherapie bietet ein Gemeinsam-Zeit-miteinander-Verbringen an – zumindest für die Länge eines Spielfilms und der daran anschließenden Gruppentherapiezeit. Zu einem der schwierigsten und schmerzhaftesten Lebensprozesse gehört das Loslassen, die Endlichkeit des Lebens. So enden auch psychotherapeutische Prozesse irgendwann. Manchmal vor der Zeit, wenn PatientInnen die Therapie abbrechen, oder auch, wenn PsychotherapeutInnen einen Prozess vorzeitig beenden müssen. Ähnlich wie in einer Paarbeziehung sollte ein Auseinandergehen auf der logotherapeutischen Basis des „In Liebe Loslassens" vollzogen werden. Denn nur dann kann das, was wesentlich war, auch nach Beendigung einer Beziehung, bestehen bleiben. Wie oft verlieren wir uns im Gedanken, das Rad der Zeit zurückdrehen zu können, um vielleicht erkannte Fehler gar nicht begehen zu müssen? Über die Sinnhaftigkeit, im Hier und Jetzt zu leben, und eben die Zeit bei den wirklich existenziellen Themen nicht zurückdrehen zu können, gibt der Film „Alles eine Frage der Zeit" (Curtis 2013) in Spielfilmlänge ausreichend Material zum Nachdenken.

9.2.8 Berühren

Wie viel Abstinenz in der tatsächlichen körperlichen Berührung im Rahmen des psychotherapeutischen Prozesses gelebt wird, ist eine individuelle, der eigenen Auffassung vom Berufskodex und auch der therapeutischen Schule geschuldete Auslegung. Mein Therapiebegleithund Geza hat im Berühren deutlich andere Möglichkeiten als ich. Dennoch gibt es Situationen, wo auch ich eine angemessene körperliche Berührung gebe, etwa zur Beruhigung oder beim Trösten. Was ich aber in jedem Fall berühren kann, ist die Person – im logotherapeutischen Sinne, jenen „Teil" des Menschen, der Körper, Seele und das Geistige umfasst, ausgedrückt durch den Wesenskern eines Menschen. Ich erlaube mir an dieser Stelle, auf die Sinnhaftigkeit des Handgebens zu verweisen. Aus meiner klinischen Erfahrung mit den Gruppentherapien Filmtherapie, Biografiegruppe und Peergruppenarbeit kann ich sagen, dass gerade in diesen Therapieinterventionen Berührung auf vielfältigste Art ermöglicht, gelebt und gut aufgefangen werden kann. Vorausgesetzt, der bisherige therapeutische Prozess hat den Boden für Berührung und Offenheit gut vorbereitet.

9.2.9 Offenheit

Meine psychotherapeutische Grundhaltung basiert darauf, mich gleichermaßen als Mensch *und* Therapeutin zu zeigen, nur dann ist für mich eine Beziehung auf Augenhöhe möglich. Ich habe 2018 meine Mutter nach kurzer schwerer Krankheit verabschieden müssen. Kurz nach dem Begräbnis hatte ich eine Patientin in meiner Praxis, die ich schon einige Zeit, dabei auch in einer für sie sehr schweren Zeit, begleitet hatte. Auf meine Frage, wie es ihr denn gehe, erzählte sie mir, dass ihr Vater vor kurzem verstorben war. Wir saßen einander dann einige Minuten weinend gegenüber. Bis sie sagte: „Jetzt sitzen wir da und betrauern unsere Eltern. Und uns vielleicht auch ein wenig." Dieser Moment der Offenheit gehört zu einem ganz besonderen, fast möchte ich sagen, „heiligen" Geschenk in der psychotherapeutischen Praxis. Vielleicht hat mich meine langjährige ehrenamtliche Tätigkeit in der Krisenintervention des Österreichischen Roten Kreuzes gelehrt, dass Mit-Mensch-sein ohne eine Herzensöffnung auf beiden Seiten nicht gelebt werden kann. Gerade die Filmtherapie ermöglicht beiden Seiten – PatientInnen wie TherapeutInnen –, einander in der Berührtheit zu zeigen. Ich erlebe in meiner klinischen Tätigkeit immer wieder, wie Spielfilme, die ich im Rahmen der Filmtherapie zeige, zu Türöffnern im therapeutischen Prozess werden.

9.2.10 Selbstwert

Eine wichtige Aufgabe im psychotherapeutischen Prozess ist die Entwicklung und/oder Stärkung und/oder Verbesserung des Selbstwertes auf der Seite der PatientInnen. Darauf möchte ich gar nicht näher eingehen, vielmehr greife ich im Folgenden einen Bereich, jenen der Spiritualität, heraus. Spiritualität – „ein Bedürfnis, eine Fähigkeit und eine Technik, nämlich unser tief sitzendes menschliches Bedürfnis nach Sinn" (Wagner 2019). Die Frage nach der Spiritualität begegnet psychotherapeutisch Tätigen in vielfacher Hinsicht, was nicht verwunderlich ist, wenn sie als eine „Lebensbewältigungstechnik" (Wagner 2019) verstanden wird. Die Schattenseite zeigt sich im sogenannten spirituellen Missbrauch. „Du bist so wertvoll wie ein Diamant, und ich werde Dich schleifen", sagte ein Priester zu seiner Angestellten, meiner späteren Patientin, die durch seine Aussagen und sein Verhalten in ihrem Menschsein gebrochen wurde und später das Vollbild einer posttraumatischen Belastungsstörung zeigte. Jegliche Form von Missionierung muss m. E. in der Ausübung von Religiosität und erst recht im beruflichen Alltag der Psychotherapie unterlassen werden. In meiner klinischen Arbeit beggenen mir oft Haltungen von PatientInnen, die ihre Wertigkeit nur im Hinblick auf ihren Nutzen feststellen können. Das Menschenbild der Existenzanalyse und Logotherapie nach Viktor E. Frankl geht von der Werthaftigkeit eines Menschen an sich aus und verbietet ein Infragestellen von Wert z. B. auch im Falle von Krankheit und Störung (vgl. dazu die „Zehn Thesen über die Person", Frankl 2005a). Der Low-Budget-Film „*Broken Silence*" (Panzer 1996) zeigt in einer leisen, sehr feinen Art einen achtsamen Umgang mit Spiritualität und Menschsein. Ausgewählte Spielfilme wie *„Der letzte MenTsch"*, *„Hidden Figures"* (Melfi 2016) oder auch *„Mr. May und das Flüstern der Ewigkeit"* (Pasolini 2013), um nur einige wenige zu nennen, eröffnen ein breites Spektrum und eine Fülle an gruppentherapeutischer Auseinandersetzung zum Thema „Selbstwert". Nähere Informationen über den Einsatz von Spielfilmen in der Psychotherapie finden Sie in meinem gleichnamigen Buch (Fellinger 2018).

9.2.11 Sinnstiftung

Frankl hat bereits 1950 Grundhaltungen in der Gesellschaft diagnostiziert, die heute leider mehr als aktuell sind. Er nannte sie die „Pathologie des Zeitgeistes". So verdeutlicht die „provisorische Daseinshaltung" ein Tun, wie wenn das tatsächliche Leben nur ein Probelauf für etwas später Kommendes wäre, siehe Klimaschutz. Angesichts der zahlreichen und umfassenden Herausforderungen neigen viele Menschen zu einer Art „Fatalismus", die sich in der Haltung „Was soll ich schon ausrichten können?" und einer tatsächlich gelebten Lethargie ausdrücken. Frankl, der selbst Opfer des Nationalsozialismus war, warnte in seinen Schriften immer wieder vor einem „kollektivistischen Denken". Anzeichen dafür finden sich in der heutigen Gesellschaft zur Genüge. Offenbar gehört es zum Menschsein, dass der Mensch kaum bis gar nicht lernfähig ist. Wer sich an den Rand gedrängt fühlt, neigt oftmals zum „Fanatismus", auf zahlreiche Bespiele in der jüngsten Vergangenheit und beinahe tagesaktuell sei an dieser Stelle verwiesen. Was hat dies nun mit der psychotherapeutischen Beziehung zu tun? Selbstredend, dass auch für PsychotherapeutInnen anderer Schulen als jener der humanistischen Orientierung in der alltäglichen psychotherapeutischen Arbeit die Frage nach der Sinnhaftigkeit seitens der PatientInnen gestellt wird.

> „Wir können in der Logotherapie nur dazu beitragen, dass das Gesichtsfeld eines Patienten erweitert wird. Wenn Sie mich fragen: Sinn finden oder Sinn erfinden?, so sage ich eindeutig: Der Logotherapeut ist kein Maler, sondern ein Augenarzt. Der Maler malt die Welt, wie *er* [kursiv i. O.] sie sieht – der Augenarzt aber verhilft dem Patienten dazu, dass er die Welt sehen kann, wie sie *für den Patienten* [kursiv i. O.] ist. Das heißt, er erweitert dessen Horizont, dessen Gesichtsfeld für Sinn und Wert" (Frankl 2005a, b).

9.3 Zusammenfassung

Wie auf den letzten Seiten aufgezeigt, bietet die Filmtherapie ein breites Feld an Angeboten für die Verbesserung der therapeutischen Beziehung. Dies beginnt schon in der Vorauswahl jener Filme, die für die Filmtherapie geeignet sein könnten. Beim Ansehen von eventuell infrage kommenden Spielfilmen begleiten mich im Hintergrund abgeschlossene wie aktuelle PatientInnen, mit denen ich in einem Arbeitsbündnis gestanden bin oder stehe. Konkreter wird dieses „Einstimmen" auf therapeutische Prozesse, wenn ich aus meinem mittlerweile großen Fundus an DVDs jene auswähle, die ich in der kommenden Filmtherapie vorhabe zu zeigen. Ein Patient zeigte sich mit den Worten: „Sie denken auch außerhalb Ihrer Tätigkeit hier an mich?" darüber sehr verwundert, aber auch ein wenig erfreut. Der nächste Akt in der für die Filmtherapie besonderen therapeutischen Beziehung umfasst die gründliche Vorbereitung der Gruppe auf den Spielfilm (Mitnahme von Skills, Taschentücher; therapeutische

Krisenangebote). Da ich im stationären Setting mit 20 PatientInnen filmtherapeutisch arbeite, habe ich die Gruppe in sogenannte Peergruppen (die Teil des Therapiekonzeptes des Kompetenzbereiches Essstörungen sind) unterteilt, die dann spezielle Fragen von mir präsentiert bekommen, um den Film nach dem Ansehen zu erarbeiten. Mit dabei sind auch sogenannte „filmtechnische Fragen" wie z. B. die Kameraführung oder die musikalische Begleitung. Dies fördert nach meiner Erfahrung die Wahrnehmungsfähigkeit und damit auch eine bessere Stressregulation. Nach der Erarbeitung in den Peergruppen beginnt der gruppentherapeutische Prozess in der großen Gruppe. Eine Fülle an therapeutischer Beziehungsarbeit tut sich damit auf – gleichermaßen stellt dies eine Herausforderung an die Filmtherapeutin wie aber auch eine unglaubliche Bereicherung des psychotherapeutischen Seins dar. Um es zu unterstreichen: Filmtherapie fordert mich als Mensch und Therapeutin. Sie wirkt von Anfang an, aber auch noch im Nachhinein. Neben meinem traumatherapeutischen Schwerpunkt arbeite ich intensiv mit transgenerationalen Belastungen, wobei ich die Filmtherapie auch dabei als mittlerweile unverzichtbare unterstützende Intervention meines praktischen Tuns sehe.

Leider gab und gibt es viele Beispiele, was passiert, wenn der Mensch dem Menschen Feind ist. Als Psychotherapeutin kann ich für hilfesuchende Menschen Raum schaffen für Verwirklichungschancen, für Wachsen und Reifen. Manchmal dürfen wir auch schon beim Ernten von Lebenswirklichkeiten Zeugen sein. In jedem Fall aber stellt Beziehung ein Menschenrecht dar, ich meine damit ausdrücklich jede Beziehung und selbstredend auch die zwischen PsychotherapeutIn und PatientIn. Eine Erkenntnis aus meiner langjährigen Tätigkeit nehme ich jetzt schon mit: Wir bereiten den Boden, erleben aber nicht immer, ob und wie die Saat aufgeht. Ein Film, der mich jedes Mal, wenn ich ihn sehe, aufs Neue berührt, sollte in einer Filmtherapie nicht fehlen: „*Mr. May und das Flüstern der Ewigkeit*" (Pasolini 2013). Mr. May ist ein Mann in den Vierzigern, der von Amts wegen Toten ein würdevolles Begräbnis ermöglicht, die keine Angehörigen mehr haben. Der kleine Raum, in dem Mr. May arbeitet, verdeutlicht auch schon den Stellenwert seiner Arbeit. Nichtsdestotrotz und wahrscheinlich ohne eigentlichen Arbeitsauftrag trägt er alles zusammen, was diese Menschen zu Lebzeiten ausgemacht hat. Er lebt alleine. Seine Welt mutet grau und kalt an. Akribisch klebt er Fotos und sonstige Andenken an „seine" Toten abends nach Dienstschluss in ein Fotoalbum. Im Verlauf des Films bekommt er einen besonderen Fall, dabei handelt es sich um einen Toten, der in unmittelbarer Wohnnähe von Mr. May aufgefunden wurde. Es soll sein letzter Fall werden, denn Mr. May wird „eingespart". Die Suche nach Menschen, die dem Toten verbunden waren, wird auch eine Suche nach Beziehung und Nähe für Mr. May. Es verwundert nicht, dass sich jemand, der täglich mit der Endlichkeit des Menschen konfrontiert wird, auch um seine letzte Ruhestätte Gedanken macht. Er sucht sich am Friedhof „seine" Grabstätte aus. Im Zuge seiner Recherchen lernt er die Tochter des Verstorbenen kennen, feine Ansätze von Verliebtheit sind wahrnehmbar. In einem für den Zuseher erkennbaren Moment des Glücks im bisherigen grauen Leben von Mr. May wird er Opfer eines Verkehrsunfalls. Er, der immer übervorsichtig und achtsam die Straße überquert hat, läuft in einem Moment der Vorfreude auf ein Wiedersehen mit der jungen Frau in einen Autobus. Der Gesichtsausdruck des sterbenden Mr. May ist ein glücklicher. Das Filmende ist besonders berührend: Auf der Beerdigung von Mr. May ist kein Trauerzug, nur die Totengräber sind anwesend. Zur gleichen Zeit aber wird auch Mr. Mays letzter Fall beerdigt, hinter diesem Sarg geht – Dank der Arbeit und des Einsatzes von Mr. May – eine lange Schlange von Menschen. Nun könnte der Film hier enden und uns in tiefer Trauer und einem Hadern mit dem Schicksal zurücklassen. Das eigentliche Ende aber ist ein schönes, eines, das zeigt, dass wir wirklich Spuren bei anderen hinterlassen können. Nach und nach nämlich kommen all jene Personen, denen er ein Gesicht und eine Lebensgeschichte gegeben hat, als Geistwesen an sein Grab und erweisen ihm die letzte Ehre. „Das, was wesentlich ist, bleibt", hat Frankl in all seinen Schriften postuliert. Darauf vertrauend bekommt die therapeutische Beziehung einen besonderen Stellenwert.

Literatur

Adler RH, Herzog W, Joraschky P, Köhle K, Langewitz W, Söllner W, Wesiack W (Hrsg) (2011) Uexküll: Psychosomatische Medizin. Elsevier, München
Bents H, Kämmerer A (Hrsg) (2018) Psychotherapie und Würde: Herausforderung in der psychotherapeutischen Praxis. Springer, Berlin
Buber M (1986) Das Dialogische Prinzip. Gütersloher Verlagshaus, Gütersloh
Dörner K (2001) Der gute Arzt. Schattauer, Stuttgart
de Exupéry Saint A (2015) Der kleine Prinz. Anaconda, Köln
Fellinger B (2018) Spielfilme in der Psychotherapie. Reinhardt, München
Frankl VE (1998) Theorie und Therapie der Neurosen. UTB, Stuttgart
Frankl VE (2005a) Ärztliche Seelsorge. dtv, München
Frankl VE (2005b) Der Seele Heimat ist der Sinn. Kösel, München
Gross R (2012) Der Psychotherapeut im Film. Kohlhammer, Stuttgart
Gruen A (1997) Der Verlust des Mitgefühls. dtv, München
Hesse H (1943) Das Glasperlenspiel: versuch einer Lebensbeschreibung des Magisters Ludi Josef Knecht samt Knechts hinterlassenen Schriften. Fretz & Wasmuth Verlag, Berlin
Kämmerer A (2018) Kognitiv-verhaltenstherapeutische Gruppentherapie. In: Strauß B, M Dankwart (Hrsg) Gruppenpsychotherapie. Springer, Berlin, Heidelberg, S 147–157
Lown B (2002) Die verlorene Kunst des Heilens. Suhrkamp, Frankfurt a. M.
Wagner D (2019) Spiritueller Mißbrauch in der katholischen Kirche. Herder, Freiburg im Breisgau
Yalom I (1998) Die rote Couch. Goldmann, München
Yalom I (1999) Die Liebe und ihre Henker. btb, München
Yalom I (2000) Die Reise mit Paula. btb, München
Yalom I (2002) Der Panama-Hut. btb, München

Erwähnte Spielfilme

Curtis R (2013) Alles eine Frage der Zeit
Imhoof M (2018) El Dorado
Melfi T (2016) Hidden figures
Panzer W (1996) Broken silence
Pasolini U (2013) Mr. May und das Flüstern der Ewigkeit
Ramis H (1999) Reine Nervensache
Rogenhagen A (2011) Ein Tick anders
Salfati P-H (2014) Der letzte MenTsch

Aufsuchende Sozialpädagogik bei familiären Krisen und Konflikten

„Fuchsbau-mobil" als Maßnahme zur Reduktion und Prävention psychischer Belastungen und Risikofaktoren im Kindes- und Jugendalter

Martina Steininger und Christoph Steininger

10.1 Einleitung und rechtliche Rahmenbedingungen – 119

10.2 „Fuchsbau-mobil": tiergestützte Entwicklungsförderung, Trauma- und Erlebnispädagogik – 120
10.2.1 Zielgruppe und Ausgangsbedingungen – 120
10.2.2 Die mobile Praxis – 121
10.2.3 Pädagogische Ansätze bei „Fuchsbau-mobil" – 122
10.2.4 Zielsetzungen – 124
10.2.5 Tätigkeitsbereiche – 124

10.3 Möglichkeiten, Risiken und Grenzen aufsuchender Sozialpädagogik – 125
10.3.1 Unvermeidbare und unverzichtbare Spannungsfelder – 125
10.3.2 Grenzen der zielgerichteten Hilfe – 126

© Springer-Verlag GmbH Deutschland, ein Teil von Springer Nature 2020
F. Riffer et al. (Hrsg.), *Therapeutische Beziehungen*, Psychosomatik im Zentrum 4,
https://doi.org/10.1007/978-3-662-60817-3_10

10.4	Familiäre Risikofaktoren und pädagogische Herausforderungen – 127	
10.4.1	Merkmale möglicher Gefährdungen bei Kindern und Jugendlichen – 128	
10.4.2	Die Pubertät als besondere Herausforderung – 129	
10.4.3	Zwischen persönlichen Normalitätskonstruktionen und der Pluralität von Lebensumständen – 129	
10.4.4	Spezifische personelle Anforderungen – 130	

Literatur – 131

Aufsuchende Sozialpädagogik bei familiären Krisen und Konflikten

10.1 Einleitung und rechtliche Rahmenbedingungen

Die Familie gilt als unantastbar und hat einen hohen Stellenwert in unserer Gesellschaft. Ihr wird die große Verantwortung übertragen, einen guten Nährboden für eine gesunde Entwicklung der Kinder darzustellen und eine zeitgemäße Erziehung zu gewährleisten. Was unter dem Begriff „zeitgemäße Erziehung" zu verstehen ist, ist erfahrungsgemäß ein von Generation zu Generation verhandeltes veränderliches Produkt. Unverhandelbar und daher allgemein gültig sind Grundwerte im Umgang mit Kindern, wie sie in der UN-Kinderrechtskonvention festgeschrieben und am 20. November 1989 durch die Generalversammlung der Vereinten Nationen verabschiedet wurden[1] (Unicef 2019).

Vor allem die in Artikel 1 und Artikel 5 des Bundesverfassungsgesetzes über die Rechte der Kinder (Kinderrechte 2019) verschriftlichten Grundprinzipien stellen wichtige Anknüpfungspunkte für das Berufsumfeld der aufsuchenden Sozialpädagogik dar.

Artikel 1: Jedes Kind hat Anspruch auf den Schutz und die Fürsorge, die für sein Wohlergehen notwendig sind, auf bestmögliche Entwicklung und Entfaltung sowie auf die Wahrung seiner Interessen, auch unter dem Gesichtspunkt der Generationengerechtigkeit. Bei alle Kinder betreffenden Maßnahmen öffentlicher und privater Einrichtungen muss das Wohl des Kindes eine vorrangige Erwägung sein (Kinderrechte 2019).

Artikel 5, Absatz 1: Jedes Kind hat das Recht auf gewaltfreie Erziehung. Körperliche Bestrafungen, die Zufügung seelischen Leides, sexueller Missbrauch und andere Misshandlungen sind verboten. Jedes Kind hat das Recht auf Schutz vor wirtschaftlicher und sexueller Ausbeutung (Kinderrechte 2019).

Wenn dieses beschriebene „Wohl des Kindes" und das „Recht auf Gewaltfreiheit" gefährdet erscheinen, steht jede und jeder von uns in der Verantwortung, diese Missstände aufzuzeigen. Begründete Verdachtsmomente einer Kindeswohlgefährdung können zu jeder Zeit der zuständigen Bezirksverwaltungsbehörde gemeldet werden. Bei einigen Berufsgruppen ist eine entsprechende Gefährdungsmeldung sogar im Berufskodex verankert und somit verpflichtend. Die weiteren Schritte der Gefährdungsabklärung durch den Kinder- und Jugendhilfeträger sind in Österreich gemäß § 30 des NÖ KJHG 2013 klar geregelt. Ziel dabei ist eine etwaige Gefährdungsfeststellung und die Einschätzung des notwendigen Hilfebedarfs durch die Fachkraft für Sozialarbeit. Die Gefährdungsabklärung unterliegt einem standardisierten Verfahren und gliedert sich in die Phasen der Dringlichkeitseinschätzung, der Sicherheitseinschätzung, der Risikoeinschätzung und der Hilfebedarfsplanung (Niederösterreichisches Kinder- und Jugendhilfegesetz 2019).

Wenn seitens der Kinder- und Jugendhilfe die Entscheidung getroffen wird, dass im begründeten Fall eine Kindeswohlgefährdung vorliegt, kann mit der betroffenen Familie eine bedarfsangepasste Unterstützung der Erziehung vereinbart werden. Der Rahmen dafür ist im § 43 des NÖ KJHG definiert:

---

[1] Österreich unterzeichnete am 26.01.1990 als eines der ersten Länder die Kinderrechtskonvention. Seit 16. Februar 2011 sind einige Kinderrechte der UN-Konvention in der österreichischen Bundesverfassung verankert. Dieser Schritt kennzeichnete eine massive Aufwertung der Kinderrechte in Österreich.

> „Unterstützung der Erziehung ist zu gewähren, wenn auf Grund der Gefährdungseinschätzung eine Kindeswohlgefährdung vorliegt, diese aber durch die im Folgenden definierten Maßnahmen unter Verbleib der betroffenen Kinder und Jugendlichen in der Familie oder in seiner sonstigen bisherigen Lebenswelt hintan gehalten werden kann. Unterstützung der Erziehung soll vor allem dazu dienen, die Voraussetzungen für die Gewährleistung des Kindeswohles in der Familie oder seiner bisherigen Lebenswelt zu verbessern" (NÖ Kinder- und Jugendhilfegesetz 2019).

Für diese Aufgabe können geprüfte (private) Einrichtungen von der zuständigen Fachkraft für Sozialarbeit bestellt werden. Je nach pädagogischem Angebot und Ressourcen der zur Verfügung stehenden Organisationen kann der Auftrag zur „Unterstützung der Erziehung bei vorliegender Kindeswohlgefährdung" bedarfsorientiert geplant und erteil werden.

„Fuchsbau-mobil" wurde 2016 mit dem Fokus auf tiergestützte Entwicklungsförderung, Trauma- und Erlebnispädagogik gegründet und ist als private Einrichtung der niederösterreichischen Kinder- und Jugendhilfe per Eignungsfeststellung zugelassen, im Auftrag der Fachkräfte für Sozialarbeit aufsuchende Hilfe in Familien zu leisten.

10.2 „Fuchsbau-mobil": tiergestützte Entwicklungsförderung, Trauma- und Erlebnispädagogik

„Fuchsbau-mobil" wird als private Einrichtung der Kinder- und Jugendhilfe von den Fachkräften für Sozialarbeit mit verschiedensten Leistungserbringungen im Rahmen von sozialen Diensten betraut. Vor jeder neuen Maßnahme findet ein Vorgespräch statt, in dem gemeinsam mit den Erziehungsberechtigten, den Fachkräften für Sozialarbeit, SozialpädagogInnen und den Kindern und Jugendlichen die Rahmenbedingungen für die Betreuung festgelegt werden. Dabei werden nicht nur Dauer, Frequenz und Intensität besprochen, sondern es findet auch ein Kennenlernen aller Beteiligten statt. Da die Unterstützung durch die PädagogInnen von „Fuchsbau-mobil" eine Maßnahme der Kinder- und Jugendhilfe darstellt, müssen mögliche Vorbehalte, Ängste und Unsicherheiten, die aufgrund des Zwangskontextes entstehen können, immer mitbedacht und verbalisiert werden. Transparenz, Klarheit, Wertschätzung, Respekt und Empathie bilden stets das Fundament der pädagogischen Haltung für eine sichere, kinderzentrierte Begleitung durch schwere Zeiten.

10.2.1 Zielgruppe und Ausgangsbedingungen

Als Zielgruppe sind Minderjährige im Alter von 5 bis 18 Jahren (in begründeten Fällen bzw. in akuten Krisen auch ab dem Zeitpunkt der Geburt, im Rahmen der Betreuung minderjähriger Mütter) definiert. Den Ausgangspunkt für die Unterstützung durch „Fuchsbau-mobil" stellt immer eine Kindeswohlgefährdung dar.

Die meisten von uns begleiteten Kinder und Jugendlichen sind von Vernachlässigung und/oder emotionaler, körperlicher oder sexualisierter Gewalt in der Familie einfach oder mehrfach betroffen. Aber auch ungebührliche elterliche Machtausübung und anhaltende Abweisung führen oft zu schmerzlichen Erfahrungen und stellen nicht nur ein Risiko für die emotionale Entwicklung der Minderjährigen, sondern auch eine Kindeswohlgefährdung dar.

Weitere Risikofaktoren, die zu einer unterstützenden Maßnahme führen, können beispielsweise Unfälle oder Krankenhausaufenthalte der Eltern, schwere körperliche oder psychische Erkrankungen der Erziehungspersonen sein oder etwaige Suchtmittelproblematiken der Eltern. Ein wichtiges Einsatzgebiet stellen auch Schulprobleme dar, insbesondere Schulverweigerung und soziale Probleme wie Mobbing und unangepasstes bzw. besorgniserregendes Verhalten in der Schule.

In vielen Fällen wird ein als sicher wahrgenommener und distanzbietender Schutzraum benötigt, um sich zu öffnen und anzuvertrauen (Schäfter 2010). Um unabhängig von der Mobilität und den elterlichen Ressourcen zielführend arbeiten zu können, verfügt „Fuchsbau-mobil" über eine „mobile Praxis". Dies vermittelt nicht nur räumliche Abwechslung, sondern bietet den Kindern und Jugendlichen einen „sicheren Ort", um über belastende Erfahrungen und Umstände sprechen und sich auf eine stabile Beziehungserfahrung leichter einlassen zu können (Eschrich 2014).

10.2.2 Die mobile Praxis

Im aufsuchenden Setting steht die Arbeit mit den Kindern und Jugendlichen vor der besonderen Herausforderung der räumlichen Beschaffenheit der Wohnsituation. Oftmals haben Kinder kein eigenes Zimmer und trauen sich dadurch nicht, offen zu sprechen und frei zu agieren. Das Wissen, die Kindeseltern oder Geschwister könnten möglicherweise mithören, oder deren bloße Anwesenheit werden häufig als störend erlebt, wodurch ein vertrauensvoller Beziehungsaufbau gestört oder sogar verunmöglicht wird. Um jedoch einen wirksamen Prozess der Unterstützung und Förderung von Kindern und Jugendlichen nach schmerzhaften oder traumatisierenden Ereignissen zu erreichen, ist es in der (sozialpädagogischen) Arbeit essenziell, eine tragfähige und professionelle Beziehung – in einem geeigneten Umfeld – aufzubauen (Baierl 2017). Durch die mobile Praxis können einerseits die Vorteile des aufsuchenden Settings wie etwa, das Familienleben in seiner Unmittelbarkeit zu erfassen, gewährleistet werden, aber bei Bedarf kann den Kindern auch die Möglichkeit eines geschützten Raumes („sicherer Ort") angeboten werden.

Ein hochmoderner Campingbus als „Fuchsbaumobil" ermöglicht unkonventionelle Settings für individuelle Förderung und Begleitung. Je nach Bedarf und Wetterlage kann die Innenraumausstattung dem Setting angepasst werden. Es besteht die Möglichkeit, dass sich beispielsweise bis zu vier Personen an einen Arbeitstisch gegenübersetzen, oder man kann den gesamten Insassenbereich zu einer großen Spielfläche umbauen. Ausgestattet mit Standheizung und Klimaautomatik kann stets eine angenehme Arbeitsatmosphäre gewährleistet werden. Versehen mit hochwertigem Equipment, wird keinerlei eigene Ausrüstung für gemeinsame Abenteuer benötigt. Vom Fahrrad bis zum Zelt, vom Reithelm bis zum Schnitzmesser werden das benötigte Zubehör und die erforderlichen Materialien zur Verfügung gestellt. Auch Lernen gelingt besser und nachhaltiger in einer Umgebung, in der nichts an Schulstress und Leistungsdruck erinnert, sondern wo Behaglichkeit und Frohsinn zum kreativen Denken einladen. Die integrierte Küchenzeile ermöglicht es, sowohl gekühlte Erfrischungen an Sommertagen als auch heißen Tee nach einer Schneeschuhwanderung gemeinsam zu genießen.

10.2.3 Pädagogische Ansätze bei „Fuchsbau-mobil"

Im Folgenden werden drei konstituierte pädagogische Ansätze vorgestellt, die sich komplementär ergänzen und das Konzept von „Fuchsbau-mobil" maßgeblich prägen.

10.2.3.1 Tiergestützter Ansatz

Die Einsatzmöglichkeiten eines geprüften Therapiebegleithundes in der praktischen Arbeit sind sehr individuell gestaltet und orientieren sich einerseits an den Eigenschaften, Vorlieben und am Ausbildungsstand des Hundes, andererseits auch an den räumlichen und örtlichen Begebenheiten, Witterungsbedingungen und an den persönlichen und körperlichen Ressourcen der KlientInnen. Das klare Sozialverhalten des Hundes wirkt sich schnell auf die Dynamik und Atmosphäre der gemeinsamen Arbeit aus, ermöglicht einen positiven Körperkontakt und spezifische taktile Stimulation (Saumweber 2001).

Oft wirkt bereits die Anwesenheit des Hundes als positive soziale Attribution („Sympathiebonus") und erleichtert eine offene und unverkrampfte Kommunikation. Der speziell ausgebildete und trainierte Therapiebegleithund kann den Kindern und Jugendlichen je nach Bedarf Zuneigung, Trost und Ermutigung schenken oder aber auch mit Begeisterung zu körperlicher Betätigung aktivieren. Der Therapiehund ist stets mit viel Freude bei der gemeinsamen „Arbeit" mit den Kindern und Jugendlichen – sei es bei einem ausgedehnten Spaziergang, einem gemeinsam zu bewältigenden Hindernisparcour, bei der Fellpflege oder bei der Erarbeitung von Kunststücken. In den meisten Fällen wird jedoch schon die bloße Anwesenheit des Hundes als Bereicherung erlebt.

Viele Kinder und Jugendliche (und natürlich auch deren Eltern), denen wir in der Arbeit begegnen, haben bereits einige unglücklich verlaufene Vorerfahrungen mit Unterstützungsangeboten (ob im schulischen, medizinischen, therapeutischen oder sozialen Kontext) und stehen dem Erstkontakt bzw. dem Kennenlernen mit Skepsis und Abwehr gegenüber. Auch in diesem Zusammenhang erleichtert der Einsatz des Hundes den Spannungsabbau und fördert auf vielfältige Art und Weise die Kommunikationsbereitschaft.

10.2.3.2 Traumapädagogischer Ansatz

Um den Betroffenen eine bestmögliche Unterstützung zur Bewältigung ihrer Krise bieten zu können, bedarf es einer engen Zusammenarbeit zwischen Pädagogik und Therapie. Die professionelle Auseinandersetzung mit den Folgen psychischer Traumatisierung darf nicht nur auf ein einzelnes Behandlungssetting beschränkt werden, sondern muss alle Lebensbereiche berücksichtigen, denn die Folgen von Traumatisierungen auf die Lebensqualität von Kindern und Jugendlichen sind „allgegenwärtig". So entsteht durch die Verhaltensweisen traumabelasteter junger Menschen schnell eine Reihe negativer Folgen, die von Verlust der Bildungsmöglichkeiten über gesundheitliche Folgeschäden bis hin zur Beeinträchtigung der individuellen Autonomieentwicklung reichen (Kühn 2017). Um diese Negativspirale zu vermeiden und den betroffenen Kindern und Jugendlichen sichere Entwicklungsschritte zu gewähren, ist ein traumasensibles Fallverständnis unumgänglich. Dies erfordert, dass die PädagogInnen Kenntnisse der Thematik haben, um „Verhaltensauffälligkeiten" und belastende Handlungsweisen richtig einzuschätzen, adäquat reagieren zu können (Halper und

Orville 2013) und um letztlich eine Überforderung im HerlferInnensystem zu vermeiden, die zu Hilfeabbrüchen führen können (Gahleitner 2010).

Durch die Erfahrungen von Ohnmacht, Hilflosigkeit und existenzieller Bedrohung ist nicht nur das grundlegende Vertrauen in die eigene Person gestört, sondern auch das Vertrauen in Mitmenschen und Umwelt massiv beschädigt (Gahleitner 2010). „Eine Traumatisierung ist also gekennzeichnet durch die Destruktion des funktionalen Dialogs mit sich selbst, der Umwelt und nicht zuletzt mit dem Leben an sich" (Kühn 2017). Somit ist das primäre Ziel traumapädagogischer Arbeit darauf gerichtet, diesen Dialog wiederherzustellen und durch eine vertrauensvolle, tragfeste pädagogische Beziehung ein Wiedererlangen der Fähigkeit zur individuellen, sozialen und gesellschaftlichen Teilnahme zu begleiten (Kühn 2017). „Selbstbemächtigung als Kernstück der Traumapädagogik bedeutet, dass die Kinder und Jugendlichen mit Unterstützung ihrer Bezugspersonen Stück für Stück das Gefühl für sich selbst wiederfinden, sich, ihre Gefühle und Empfindungen wahrnehmen lernen und ihre Selbstregulation zurückerobern" (Weiß 2013). Um diesen Prozess der Selbstermächtigung stabil zu begleiten, bedarf es (unter anderem) einer verlässlichen sozialen Beziehung und eines „sicheren Orts", der den Kindern und Jugendlichen einen geschützten Handlungsraum für begleitete positive Erfahrungen bietet (Baierl und Frey 2014). Oft ist dabei entscheidend, ob neue Erfahrungen von einer weiblichen oder einer männlichen Bezugsperson begleitet werden, um Kinder und Jugendliche in ihrer Entwicklung bestmöglich zu unterstützen.

Die Traumapädagogik mit all ihren Konzepten und Arbeitsweisen darf auf keinen Fall als Ersatz für therapeutische oder klinische Interventionen gesehen werden, sondern verdeutlicht die Notwendigkeit des traumaspezifischen Beitrags der Pädagogik in der psychosozialen Versorgung traumatisierter Kinder und Jugendlicher, vor allem bei therapeutischen Versorgungsengpässen in ländlichen Bereichen und finanziell schwachen Familien (Kühn 2017).

10.2.3.3 Erlebnispädagogischer Ansatz

Bei „Fuchsbau-mobil" geht es nicht darum, anstrengende und strapaziöse Unternehmungen durchzuführen, sondern wesentlich ist hier, Lernerfahrungen in der Natur zu ermöglichen. Daher grenzt sich die eingesetzte Form der Erlebnispädagogik bewusst vom „Nervenkitzel-Aktionismus" und der eskalierenden Sucht nach immer extremeren Abenteuern ab. Erlebnisse sind hier nicht der Maßstab, sondern die Ausgangssituation für bewusstes Lernen, Staunen und gemeinsames Erleben. Nur wenn diese Erfahrungen auch reflektiert werden, lassen sich daraus nachhaltige Erkenntnisse über die eigene Person gewinnen (Senninger 2000). In diesem Kontext findet auch Lernen über den eigenen Körper anhand bewusst ausgewählter Materialien, Methoden und Settings statt. Dabei wird der Mensch als Ganzes erfasst und auf vielerlei Sinnesebenen angeregt (Matthes und Bous 2017).

Viele Kinder unserer Zielgruppe haben nie gelernt, ihre Freizeit aktiv und konstruktiv zu nutzen, und auch Eltern haben oft nur wenig Kenntnis von altersadäquater Freizeitbeschäftigung für ihre Kinder. Zu beobachten sind zusätzlich ein hohes Maß an Aggressivität und die Unfähigkeit, sich auf ein Spiel adäquat einzulassen, bzw. das Unvermögen, elementare Regeln einzuhalten. Durch individuell geplante und im Anschluss gemeinsam reflektierte Aktivitäten soll zusätzlich die Eltern-Kind-Beziehung gestärkt und stabilisiert werden.

Weitere Potenziale der erlebnispädagogischen Arbeit mit Kindern und Jugendlichen sind beispielsweise:
- Ein besseres Verstehen von Eltern-Kind-Konflikten, des eigenen Verhaltens und der persönlichen Grenzen (Konflikt- und Kritikfähigkeit)
- Auseinandersetzung mit der körperlichen Leistungsfähigkeit
- Erweiterung des eigenen Handlungsspielraumes
- Gezielte Förderung der sozialen und emotionalen Kompetenzen
- Selbstvertrauen und das Vertrauen zu anderen Mitmenschen aufzubauen und zu stärken (Baig-Schneider 2012)
- Zu Lernen, zukünftig innerfamiliär (ohne Anleitung und Begleitung von außen) Aktivitäten zu planen und umzusetzen

10.2.4 Zielsetzungen

Die Zielsetzungen werden gemeinsam mit der Fachkraft für Sozialarbeit und allen Beteiligten des Familiensystems besprochen und individuell formuliert. Diese können sehr allgemein gehalten (z. B. Unterstützung der Erziehungskompetenz) oder aber auch als konkreter Auftrag festgehalten sein (z. B. Implementierung und Begleitung eines regelmäßigen Besuchskontaktes zum Kindesvater auf Wunsch einer/es Jugendliche/n).

Unabhängig davon liegen der sozialpädagogischen Intervention implizite Arbeitsschwerpunkte zugrunde, die in der Praxis und der Haltung gegenüber unseren KlientInnen immer handlungsleitend sind:
- Förderung der Eigenverantwortung, Problemlösungs- und Handlungskompetenz
- Einen inneren „sicheren Ort" aufbauen (Stabilität durch positive Beziehungserfahrung)
- Soziale und emotionale Kompetenzen fördern
- Unterstützende Rituale (z. B. Entspannungstechniken) erlernen und in den Alltag implementieren
- Selbstachtsamkeit, Selbstwirksamkeit und Selbstkontrolle erfahren und verinnerlichen
- Unterstützung in der Identitätsfindung, Entwickeln von Zukunftsperspektiven und altersspezifische Aufklärung
- Körperliche Koordination verbessern und eigene körperliche Grenzen erfahren
- Wahrnehmungsfähigkeit, Sensibilität und Empathie stärken

10.2.5 Tätigkeitsbereiche

Die Tätigkeitsbereiche gestalten sich vielfältig und erfordern konstante Weiterbildung der PädagogInnen. Den Grundstein bildet jedoch das Prinzip der Niederschwelligkeit des aufsuchenden Settings.
- Jugendintensivbetreuung (stabile Begleitung in herausfordernden Lebensphasen und Krisenereignissen durch häufige und zeitlich intensive Betreuung, z. B. bei schwerer Krankheit/Unfall einer/es nahen Angehörigen, veränderte Familienstrukturen [Scheidungsverfahren], Schulverweigerung, Unterstützung in der Identitätsfindung, altersspezifische Aufklärung, etc.)

- Familienintensivbetreuung bei multiproblematischen und destruktiven Familienverhältnissen
- Rechtliche Beratung und Begleitung während gerichtlicher Scheidungs-, Unterhalts- oder Obsorgeverfahren
- Betreuung und Begleitung bei geplanter Entlassung aus einer vollstationären Einrichtung zurück ins Familiensystem, nach einem individuellen Betreuungskonzept
- Begleitung von Besuchskontakten, z. B. Kontakt zwischen leiblichen Eltern und den Minderjährigen in einer Pflegefamilie oder Institutionen der vollen Erziehung, Begleitung der Minderjährigen bei Besuchen einer/es nahen Angehörigen in stationären Einrichtungen (z. B. Spitalsaufenthalt)
- Förderung und Vermittlung bei Schulproblemen (z. B. mediative Gespräche mit den Lehrpersonen, kognitive Förderung auf Basis des Konzeptes von Maria Montessori, Deutsch als Fremdsprache)
- Begleitung während kriminalpolizeilicher Einvernahmen von Minderjährigen, beispielsweise bei Verdacht auf sexuellen Missbrauch, als Vertrauensperson
- Begleitung von exekutiven Maßnahmen bei „Gefahr in Verzug" (z. B. bei einer Kindesabnahme und der Unterbringung der Minderjährigen in einem Krisenzentrum)

10.3 Möglichkeiten, Risiken und Grenzen aufsuchender Sozialpädagogik

Das spezielle Setting der aufsuchenden Sozialpädagogik ermöglicht einen niederschwelligen Zugang zu Kindern und Jugendlichen, denen die Teilhabe am psychosozialen Versorgungsnetz aus unterschiedlichen Gründen nicht möglich ist (Jungmann und Pfeiffer 2010). Die aufsuchende Arbeit gestattet, das Lebensmilieu unmittelbar zu erfassen, um möglichst schnell effektive Hilfe anbieten zu können, und birgt gleichzeitig das Risiko, die Intimsphäre zu verletzen, die Grenzen der Besuchten zu überschreiten und übergriffig zu wirken (Bräutigam und Müller 2010). Um diese beiden Wirkmechanismen auszubalancieren, bedarf es einer feinfühligen Annäherung, um die Integrität des besuchten Familiensystems zu wahren. Aber auch eine ständige Reflexion der inneren Haltung und Handlungen beeinflusst den Hilfeprozess nachhaltig und konstruktiv. Dies ist vor allem vor dem Hintergrund der Pluralisierung der Gesellschaft zu beachten. Denn eine sichere Orientierung an Normalitätsbildern und -standards ist hinsichtlich der Selbstgestaltungsvielfalt von Lebensmodellen und der vielfältigen Möglichkeiten von zwischenmenschlichen Lebens-, Wohn- und Beziehungsformen unmöglich geworden (Galuske 1999).

10.3.1 Unvermeidbare und unverzichtbare Spannungsfelder

Viele Vorteile und Chancen, die sich aus dem Kontext der aufsuchenden Arbeit ergeben, stellen gleichzeitig ein hohes Risiko dar, das bei Nichtbeachtung bzw. unbewusster Missachtung schnell zum Scheitern der Hilfemaßnahme und zu einem Abbruch der sensiblen Beziehung zu den Kindern und Jugendlichen führen kann.

Ein ressourcenorientiertes Arbeiten in den Familien bildet den Grundstein für die nachhaltige Verbesserung der kindeswohlgefährdenden Themen. Oft liegen die spezifischen Probleme und die vorhandenen Ressourcen sehr nahe beieinander und verleiten oftmals zu einer Bagatellisierung der Probleme vonseiten der Erziehungsberechtigten. Beispielsweise kann eine anfängliche Unterstützung der alleinerziehenden Mutter durch den Nachbarn schnell in ein Abhängigkeitsverhältnis abgleiten, oder etwa die so dringend benötigte Arbeitsstelle eines Vaters mit Alkoholproblem kann ihn immer weiter zum Trinken verleiten, weil er die gute Kameradschaft mit KollegInnen nicht aufs Spiel setzten will.

10.3.1.1 Einlassen und Abgrenzen

Um in einem Familiensystem helfend wirksam zu werden, müssen sowohl die Kinder und Jugendlichen als auch die Erziehungsberechtigten diese Hilfestellung auf ihre ganz besondere Art und Weise annehmen können. Somit muss das Angebot auch immer an diese Besonderheiten angepasst und laufend adaptiert werden. Für die Helferperson beginnt der erste „Drahtseilakt" zu Beginn jeder Maßnahme mit dem gezielten Einlassen auf die familieninternen (und oft unbewussten) Traditionen und Regeln. Gleichzeitig muss sie eine außenstehende Person bleiben, um einen geeigneten Referenzrahmen für die Problemlagen anlegen zu können. Die Kunst besteht darin, helfender Teil des Familiensystems zu werden und dennoch die professionelle Distanz zu wahren (Bräutigam et al. 2011).

Das aufsuchende Setting zu Hause bei den Betroffenen in oftmals beengten Räumlichkeiten bedarf einer besonderen Sensibilität gegenüber den intimen Grenzen der Familie. Jedoch bedingt der übernommene Kontrollauftrag, genau diese Grenzen zu überschreiten und im Sinne des Kindeswohls genau nach spezifischen Handlungsabläufen (z. B. nach Unterstützung bei der Körperpflege) zu fragen und die häuslichen Gegebenheiten mit einer professionellen Distanzierung von den persönlichen Normalitätsstandards einzuordnen.

10.3.1.2 Mentale Vorbereitung und Unvoreingenommenheit

Die Offenheit und die Unsteuerbarkeit der Kontextbedingungen erfordern eine stabile innere Haltung und eine flexible, aber gleichzeitig zielorientierte Arbeitsweise. Dennoch ersetzt die Unvorhersagbarkeit der vorzufindenden Situation nicht die Notwendigkeit einer mentalen Vorbereitung auf den bevorstehenden Besuch (Bräutigam et al. 2011). Die eigene Unvoreingenommenheit aufrechtzuerhalten, sich auf jede Situation einzulassen und dabei handlungsfähig zu bleiben, gelingt mit zunehmender reflektierter Erfahrung leichter, jedoch keinesfalls immer. Die mentale Vorbereitung kann auch darin liegen, eigene Grenzen festzuhalten und Handlungsstrategien beim Erreichen der persönlichen Grenzen durchzudenken.

10.3.2 Grenzen der zielgerichteten Hilfe

Die zu erreichenden Ziele sind immer Ergebnisse eines Aushandlungsprozesses zwischen den Beteiligten. Der Weg dahin kann also nie durch standardisierte Methoden und Vorgehensweisen sicher gelingen, da unterstützende Hilfe keine „Behandlung durch die Fachfrau" ist, sondern immer vom Veränderungswillen und den vorhandenen Ressourcen Aller im Prozess abhängig ist (Galuske 1999). Die Kunst besteht darin, in einer möglichst hohen „situativen Intelligenz" zu erkennen, wann eine Situation potenzielle

Veränderungschancen eröffnet. Das Entstehen solcher Gelegenheiten gilt es einerseits bewusst (und kreativ) zu arrangieren und andererseits sensibel zu thematisieren, um Entwicklungsprozesse wahrscheinlicher werden zu lassen (Galuske 1999).

Die Gleichzeitigkeit von „Hilfestellung" und „Kontrolle" ist ein Balanceakt zwischen dem Eingriff in zutiefst private Lebensgestaltung und der Wahrung der Autonomie der Subjekte (Galuske 1999). Die Wahrung des Selbstbestimmungsrechtes der Subjekte kann nur so lange aufrecht erhalten werden, wie es den AkteurInnen gelingt, in der Rollenzuschreibung der „Helfenden" und „Unterstützungsbedürftigen" einen gemeinsamen Weg einzuschlagen (Galuske 1999). Manchmal endet dieser Weg auch dort, wo zur Sicherung des Kindeswohls mit einer „stellvertretenden Entscheidung von außen" ein Eingriff in die Obsorgeberechtigung notwendig erscheint und ein dementsprechender Antrag vor Gericht gestellt werden muss.

10.4 Familiäre Risikofaktoren und pädagogische Herausforderungen

Erfahrungen aus der Kindheit und dem familiären Zusammenleben bilden den ersten und wichtigsten Kontext für die Entwicklung (Berk 2005). In kaum einem anderen sozialen Zusammenhang spielen Werte, Normen und Weltanschauungen eine größere, höchst emotional aufgeladene Rolle. Wer sind wir? Wie leben wir? Wie gehen wir miteinander um? Diese Fragen werden unreflektiert aus den Erfahrungen der Kindheit mit Antworten gespeist und bilden die Basis der psychischen, physischen, emotionalen und sozialen Entwicklung. Ein einfühlsames, unterstützendes und wertschätzendes Elternverhalten wirkt sich dabei förderlich auf den altersgemäßen Erwerb von sozialen, emotionalen und kognitiven Kompetenzen aus (Koglin und Petermann 2013). Inkonsistentes Erziehungsverhalten, (körperlich) strafende Praktiken und geringes Monitoring können demnach als Risikofaktoren für aggressiv-oppositionelles Problemverhalten betrachtet werden (Frick et al. 1999). Aber auch ADHS, herabgesetzte schulische Leistungsfähigkeiten, soziale Verhaltensprobleme und schwere emotionale Belastung der Kinder spielen in diesem Kontext eine nicht unwesentliche Rolle (Reichle und Franiek 2009).

Neben biografischen Vorbelastungen der Eltern können Risikofaktoren unter anderem durch den Familienstatus „alleinerziehend" bedingt werden (Ferguson et al. 2007). Die damit übernommene Doppelfunktion kann schnell zu einer Überforderung und chronischen Überlastung führen. Diese Erschöpfungszustände und die daraus resultierenden resignativen Erziehungshaltungen begünstigen Verhaltensauffälligkeiten der Kinder (Franz et al. 2010).

Problematisches Erziehungsverhalten kann auch aus materiellen Notlagen, bedingt durch Arbeitslosigkeit oder etwa beengte Wohnverhältnisse, resultieren. Darüber hinaus haben Eltern mit geringer Schulbildung häufig Schwierigkeiten, ihre Kinder altersentsprechend zu fördern. Durch das hohe Maß an wirtschaftlicher Unsicherheit und existenziellen Sorgen fehlen den betroffenen Eltern oftmals auch die Ressourcen, um die Aufgaben der Pflege und Erziehung ihrer Kinder umfassend zu erfüllen (Weiß 2005).

Eine weitere Risikogruppe stellen Kinder psychisch kranker Eltern dar. Je nach Erkrankung werden die Erziehungsaufgaben als überfordernd erlebt, generell vernachlässigt (Krumm et al. 2008) oder führen zu affektiv aufgeladenen Interaktionen mit einhergehenden körperlich strafenden Erziehungspraktiken (Schone 2000).

Vor allem in Multiproblemfamilien, die bereits über einen längeren Zeitraum (oft auch über mehrere Generationen hinweg) von der Kinder- und Jugendhilfe betreut werden, reichen die Probleme von Kindesverwahrlosung und Vernachlässigung über Suchtproblematiken, Arbeitslosigkeit, Schulverweigerung und Gewalterfahrungen sowohl bei den Erwachsenen als auch bereits in frühen Kinderjahren. Zur Sicherung des Kindeswohls in derart komplexen Problemlagen werden niederschwellige und aufsuchende Hilfen eingesetzt. Hilfen im aufsuchenden Setting, über eine längere Zeitspanne hinweg, können sowohl als wirksam als auch als kosteneffizient betrachtet werden (Frindt 2011). Sie wirken sich meistens positiv auf die Beteiligungsbereitschaft und das Engagement der Betroffenen aus und weisen deutlich niedrigere Abbruchquoten gegenüber anderen Hilfen auf (Slesnick und Prestopnik 2004). Trotz positiver Ergebnisse diverser Studien über die Vorteile des Hausbesuches ist jedoch immer zu beachten, dass die Belastungen aufgrund der vielen Unsicherheitsfaktoren für die helfenden Personen gerade zu Beginn einer Maßnahme eine große Herausforderung darstellen (Bräutigam et al. 2011).

10.4.1 Merkmale möglicher Gefährdungen bei Kindern und Jugendlichen

In der Interaktion mit betroffenen Kindern kann schnell ein besonderes Gefühl der Unbehaglichkeit aufkommen, ohne dass offensichtliche Verhaltensweisen sofort zugeordnet und benannt werden können.

Manche Kinder zeigen deutliche Auffälligkeiten wie beispielsweise fremd- oder selbstverletzendes oder unangemessen sexualisiertes Verhalten (und sexualisierte Sprache) gegenüber Erwachsenen bzw. gegenüber Kindern. Weitere Alarmzeichen können aber auch Rückzugsverhalten, extreme Anspannung, emotionale Deprivation und starkes (den Situationen unangemessenes) Angstverhalten darstellen (Bensel et al. 2012).

Gerade bei jüngeren Kindern im Kindergarten- und Volksschulalter sind mangelnde Körperhygiene und unangemessene Körperpflege am augenscheinlichsten, da diese Kinder noch nahezu vollständig auf Unterstützung angewiesen sind. Auch Mangel- beziehungsweise Fehlernährung kann auf einen allgemein schlechten Versorgungszustand hinweisen. Als ein weiteres deutlich erkennbares Zeichen für eine mögliche Gefährdung des Kindeswohls wäre in diesem Zusammenhang auch eine völlig unpassende bzw. nicht der Witterung entsprechende Kleidung über einen längeren Zeitraum hinweg anzuführen.

Im Falle ständiger Verletzungen, blauer Flecken am Körper und im Gesicht ist die Unterscheidung zwischen motorischer Ungeschicklichkeit und Merkmalen körperlicher Gewalteinwirkung heikel und schwierig zu beurteilen – jedoch in Kombination mit anderen Auffälligkeiten besser einzuschätzen.

Diese Faktoren sollen nicht zu einer isolierten Betrachtungsweise führen, sondern sind immer im Kontext mit weiteren relevanten Indizien, die auf eine Gefährdung des Kindeswohls hindeuten könnten, zu sehen.

10.4.2 Die Pubertät als besondere Herausforderung

Neben der allgemeinen Schwierigkeit, „gestörtes" von „normalem" Verhalten zu unterscheiden, tritt bei Jugendlichen noch ein entscheidender Faktor hinzu: die Pubertät als ein Lebensabschnitt mit umfassenden Veränderungen in der Wahrnehmung der eigenen Person, der Umwelt und der Zukunft. Bis sich die Jugendlichen an diese Umstellung gewöhnt haben und zurechtfinden können, zeigen sie oft ungewöhnliche oder gar bizarre Verhaltensweisen. In ihrer eigenen, undurchschaubaren Realitätskonstruktion probieren sie Lebensweisen aus und rechtfertigen diese mit Erklärungsmustern, die sich oftmals jedem logischen Denken entziehen (Baierl 2011). Dass Jugendliche anders denken, fühlen und handeln als Erwachsene, kann grundsätzlich als wichtig und gesund betrachtet werden (Berk 2005).

Je nachdem, wie die Umgebung dieses Verhalten einschätzt, bekommt die „Andersartigkeit" eine bestimmte Bewertung. Hat man den Eindruck, dass die „Andersartigkeit" besonders viel zur Entwicklung der Gesellschaft beitragen kann, kommt der Begriff „Genie" ins Spiel. Werden „Andersartige" als unbequem, schwierig, unangepasst, aber tolerierbar erlebt, wird oft von „Sonderlingen" gesprochen. „Andersartige", die als derart außerhalb der Norm wahrgenommen werden, dass sie schwer oder gar nicht integrierbar erscheinen, gelten in unserer Gesellschaft schnell als „gestört", „verrückt" oder gar „gefährlich" (Baierl 2011).

Um mit Jugendlichen mit diesen Zuschreibungen in Kontakt zu treten, bedarf es sowohl eines großen Fingerspitzengefühls als auch einer mitunter unkonventionellen Herangehensweise. Dabei bietet die Arbeit in der mobilen Praxis durchaus Vorteile. Denn wer in den Bus einsteigt, steigt sinnbildlich schon in den Prozess mit ein und kann die Dauer und den Ort des Settings aktiv mitgestalten.

10.4.3 Zwischen persönlichen Normalitätskonstruktionen und der Pluralität von Lebensumständen

Die Pluralisierung der Gesellschaft mit ihrer Vielzahl an Lebens-, Wohn- und Beziehungsformen stellt eine zusätzliche Herausforderung in der Orientierung an Normalitätsbildern und -standards dar (Galuske 1999). Hierbei geben die Ausrichtung der Arbeit auf individuelle Ziele sowie Dauer und Frequenz der Unterstützung einen wichtigen Rahmen vor. Den individuellen Zielen sind allgemeine Grundgedanken wie die Sicherstellung des Kindeswohles bei einem Verbleib des Kindes im Familiensystem übergeordnet. Gewaltfreie Interaktion innerhalb der Familie und ein Mindeststandard an sozialer, psychischer und körperlicher Entwicklungsmöglichkeiten der Kinder und Jugendlichen müssen auch zu Beginn jeder Maßnahme vorhanden sein.

Trotzdem bleibt die Arbeit im Familiensystem ein ständiger Balanceakt zwischen Wahrnehmung, Interpretation und Beurteilung der Lebenswelt der KlientInnen.
  Wie viel Autonomie ist für die Entwicklung förderlich? – Und ab welchem Zeitpunkt führt zu viel autonomes Verhalten zur Überforderung und Verwahrlosung?
  Wie viel Authentizität der Eltern in der Erziehung ist wünschenswert? – Und ab welcher Intensität der emotionalen Ausdrucksweise sprechen wir von psychischer Gewalt?

Wie viel Zuneigung und Teilhabe der Kinder an der Erwachsenenbeziehung sind förderlich? – Und ab welchem Zeitpunkt wird das zur Grenzüberschreitung? Dürfen bei so einem zutiefst persönlichen und individuellen Thema Maßstäbe von außen angelegt werden? Wer darf sich beispielsweise anmaßen zu beurteilen, ob das Bussi zur Begrüßung auf den Mund zwischen dem 50-jährigen Onkel und seiner 8-jährigen Nichte von beiden Seiten gleichermaßen als „passende Begrüßung" empfunden wird?

Wo dürfen, ja *müssen* wir sogar die Maßstäbe von außen definieren und bei Bedarf die Reißleine ziehen und einen Entzug der Obsorge empfehlen?

Bei der Reflexion und auch bei angeforderten schriftlichen Stellungnahmen zu diesen Fragen ist stets zu beachten, dass hier persönliche Werte, Normen und eigene Erziehungserfahrungen eine Rolle spielen. Diese gilt es entsprechend zu bewerten und regelmäßig zu hinterfragen. Aber auch der biografische Eigensinn der KlientInnen und deren Autonomie der Lebenspraxis sind stets zu respektieren (Galuske 1999), solange das Wohl des Kindes nicht gefährdet erscheint.

10.4.4 Spezifische personelle Anforderungen

Um die Spannungsfelder des pädagogischen Alltags adäquat bewältigen zu können, ist ein besonders hohes Maß an innerer Klarheit und Integrität Voraussetzung. Unter innerer Klarheit ist in diesem Zusammenhang gemeint, sich genau des Übergangs zwischen Grenzeinhaltung und Grenzüberschreitung bewusst zu sein. Die notwendige Integrität hilft dabei, diesen Übergang bei aller Schwierigkeit offen und aktiv zu thematisieren (Bräutigam et al. 2011). Um eine tragfähige und vertrauensvolle Beziehung zu den Betroffenen aufzubauen, muss sich der/die PädagogIn mit all seiner/ihrer Authentizität, Persönlichkeit und persönlichen Toleranzgrenzen in die aufsuchende Arbeit einbringen (Bräutigam et al. 2011). Daher bedarf es einer umfassenden Ausbildung und der Aneignung fachlicher und theoretischer Inhalte. Die Kompetenzen für das aufsuchende Arbeitsfeld entwickeln sich allerdings erst in der Verbindung von Wissen, Können, Erfahrung und Selbstreflexion.

Natürlich ist dieser Drahtseilakt nicht immer von Erfolg gekrönt oder es wird erst retrospektiv deutlich, welche Situationen besser anders gelöst hätten werden können. Dazu kommt die Tatsache, dass auch nicht jede Intervention ihr Ziel erreicht und die Möglichkeit des Scheiterns immer allgegenwärtig ist.

Die SozialpädagogInnen im aufsuchenden Setting sind ständig gefordert, ihre eigenen Norm- und Moralvorstellungen selbstreflexiv infrage zu stellen und sich, wenn notwendig, davon zu distanzieren, um nicht Gefahr zu laufen, die eigenen Ansprüche als Bewertungsraster heranzuziehen. Gleichzeitig sind Intuition und das „Bauchgefühl" beim Erkennen und Bewerten von Risiken für jedes einzelne Kind und jede/n einzelne/n Jugendliche/n in seiner/ihrer individuellen Situationen bedeutsame Handlungsinstrumente in der täglichen Arbeit und bedürfen steter professioneller Behütung durch Selbsterfahrung und Supervision.

Literatur

Baierl M (2011) Herausforderung Alltag. Praxishandbuch für die pädagogische Arbeit mit psychisch gestörten Jugendlichen. Vandenhoeck & Ruprecht, Göttingen

Baierl M (2017) Traumaspezifische Bedarfe von Kindern und Jugendlichen. In: Gahleitner SB, Hensel T, Baierl M, Kühn M, Schmid M (Hrsg) Traumapädagogik in psychosozialen Handlungsfelder. Ein Handbuch für Jugendhilfe, Schule und Klinik. Vandenhoeck & Ruprecht, Göttingen (Erstveröffentlichung 2014)

Baierl M, Frey K (2014) Praxishandbuch Traumapädagogik. Lebensfreude, Sicherheit und Geborgenheit für Kinder und Jugendliche. Vandenhoeck & Ruprecht, Göttingen

Baig-Schneider R (2012) Die moderne Erlebnispädagogik. Geschichte, Merkmale und Methodik eines pädagogischen Gegenkonzepts. ZIEL, Augsburg

Bensel et al (2012) Einschätzskala Kindeswohlgefährdung in Kindertageseinrichtungen. Kommunalverband für Jugend und Soziales, Baden-Wüttenberg

Berk LE (2005) Entwicklungspsychologie, 3., aktualisierte Aufl. Pearson Studium, München

Bräutigam B, Müller, M (2010) Sozialpädagogische Familienhilfe: Übergangshilfe an der Schnittstelle Jugendhilfe und Gesundheitssystem. In: Gahleitner S, Hahn, G (Hrsg) Klinische Sozialarbeit. Gefährdete Kindheit – Risiko, Resilienz und Hilfen. Psychiatrie Verlag, Bonn, S 279–290

Bräutigam B, Müller M, Lüngen S (2011) Die Kunst, sich einzulassen und dennoch ein anderer zu bleiben – einleitende Gedanken zur aufsuchenden Arbeit. In: Bräutigam B, Müller M (Hrsg) Hilfe, sie kommen! Systemische Arbeitsweisen im aufsuchenden Kontext. Carl-Auer, Heidelberg, S 20–28

Eschrich E (2014) Traumata in Kindheit und Jugend. Entwicklungs- und traumapsychologisches Wissen als Grundlage der Traumapädagogik in den stationären Erziehungshilfen. Disserta, Hamburg

Fergusson DM, Boden JM, Horwood LJ (2007) Exposure to single parenthood in childhood and later mental health, educational, economic and criminal behavior outcomes. J Arch Gen Psychiatr 64:109–1095

Franz M, Weihrauch I, Buddenberg T, Güttgemanns J, Haubold S, Schäfer R (2010) Effekte eines bindungstheoretisch fundierten Gruppenprogramms für alleinerziehende Mütter und ihre Kinder. PAI MF Kindh Entwickl 19:90–101

Frick PJ, Christian RE, Wooton JM (1999) Age trends in the association between parenting practices and conduct problems. Behav Modif 23:106–128

Frindt A (2011) Wirksamkeitsaspekte in der Sozialpädagogischen Familienhilfe. In: Müller M, Bräutigam B (Hrsg) Hilfe, sie kommen! Systemische Arbeitsweisen im aufsuchenden Kontext. Carl-Auer, Heidelberg, S 171–S182

Gahleitner SB (2010) Psychosoziale Traumaarbeit, Traumaberatung und Traumapädagogik. In: Fegert JM, Ziegenhain U, Goldeck L (Hrsg) Traumatisierte Kinder und Jugendliche in Deutschland – Analysen und Empfehlungen zu Versorgung und Betreuung. Juventa, Weinheim, S 228–245

Galuske M (1999) Methoden der Sozialen Arbeit. Eine Einführung. Juventa, Weinheim

Halper M, Orville P (2013) „Du darfst niemanden davon erzählen!" Traumapädagogik und Traumatherapie. In: Bausmann J, Besser L-U, Kühn M, Weiß W (Hrsg) Traumapädagogik. Grundlagen, Arbeitsfelder und Methoden für die pädagogische Praxis. Beltz Juventa, Weinheim, S 105–114

Jungmann T, Pfeiffer C (2010) Zur Notwendigkeit von Prävention für Kinder sozial benachteiligter Familien. Eine kriminologische Betrachtung. In: Kißgen R, Heinen N (Hrsg) Frühe Risiken und frühe Hilfen: Grundlagen, Diagnostik, Prävention. Klett-Cotta, Stuttgart, S 17–46

Koglin U, Petermann F (2013) Kindergarten und Grundschulalter: Entwicklungsrisiken und -abweichungen. In: Petermann F (Hrsg) Lehrbuch der Klinischen Kinderpsychologie. Hogrefe, Göttingen, S 101–118

Krumm S, Lahmeyer C, Kilian R, Becker T (2008) Die subjektive Sicht von Klienten einer Beratungsstelle für Familien mit einem psychisch kranken Elternteil. Familiärer Hintergrund und Inanspruchnahme. Nervenheilkunde 27:545–552

Kühn M (2017) Taumapädagogik – von einer Graswurzelbewegung zur Fachdisziplin. In: Gahleitner SB, Hensel T, Baierl M, Kühn M, Schmid M (Hrsg) Traumapädagogik in psychosozialen Handlungsfelder. Ein Handbuch für Jugendhilfe, Schule und Klinik. Vandenhoeck & Ruprecht, Göttingen, S 19–27

Matthes E, Bous B (2017) Erlebnispädagogik in Theorie und Praxis. Bildung und Erziehung, Bd 70, Heft 3, Böhlau, Wien, S 243–248

Reichle B, Franiek S (2009) Erziehungsstil aus Elternsicht. Deutsche Erweiterte Version des Alabama Parenting Questionaire für Grundschulkinder. Z Entwicklungspsychologie Pädagog Psychol 41:12–25

Saumweber K (2001) Tiergestützte Pädagogik in der stationären Jugendhilfe. Die Wirkung tiergestützter Interventionen bei verhaltensgestörten Jugendlichen in stationären Jugendhilfemaßnahmen. Books on Demand GmbH, Norderstedt

Schäfter C (2010) Die Beratungsbeziehung in der Sozialen Arbeit. Verlag für Sozialwissenschaften, Wiesbaden

Schone R (2000) Vernachlässigung von Kindern. Basisfürsorge und Interventionskonzepte. In: Weiß H (Hrsg) Fühförderung von Kindern und Familien in Armutslagen. Reinhard, München, S 71–88

Senninger T (2000) Abenteuer leiten – in Abenteuern lernen. Methodenset zur Planung und Leitung kooperativer Lerngemeinschaften für Training und Teamentwicklung in Schule, Jugendarbeit und Betrieb. Buchwerk Bernhard Schön, Münster

Slesnick N, Prestopnik JL (2004) Office versus home-based family therapy for runaway, alcohol abusing adolescents: examination of factors associated with treatment attendance. Alcohol Treat Q 22:3–19

Weiß H (2005) Aufwachsen in Armut und Benachteiligung. Herausforderungen für das System der Frühförderung. Beitrag präsentiert bei der 1. Fachtagung: Frühförderung bei Kindern mit psychosozialen Risiken, München

Weiß W (2013) Philipp sucht sein Ich. Zum pädagogischen Umgang mit Traumata in den Erziehungshilfen. Beltz Juventa, Weinheim

Internetadressen

Kinderrechte (2019) Abrufbar unter: ► https://www.kinderrechte.gv.at/kinderrechte-in-osterreich/

Niederösterreichisches Kinder- und Jugendhilfegesetz (2019) Abrufbar unter: ► https://www.ris.bka.gv.at

Unicef (2019) Abrufbar unter: ► https://unicef.at/kinderrechtsarbeit-oesterreich/kinderrechte/

Risiken

Inhaltsverzeichnis

Kapitel 11   Über Grenzen – 135
             Rotraud A. Perner

Kapitel 12   Strategien und Verhaltensweisen im Umgang mit
             Aggression und Gewalt – 149
             Wolfgang Egger

Kapitel 13   Sekundäre Traumatisierung als Berufsrisiko:
             Prävention – Schutz – Heilung – 169
             Andrea Schulten

Über Grenzen

Rotraud A. Perner

11.1 Nähe und Distanz – 137
11.1.1 Am Anfang war das Wort – 137
11.1.2 Wahr-Nehmung – 138

11.2 Machtspiele – 138
11.2.1 Machtmissbrauch als Kunstfehler – 138
11.2.2 Machtspiele sind erlernt – 139

11.3 Reinszenierungen – 139
11.3.1 Helferwahn – 139
11.3.2 Pseudogefühle – 140

11.4 Paardynamiken – 141
11.4.1 Senden und Empfangen – 141

11.5 Befangenheiten – 142
11.5.1 Ähnlichkeiten – 142
11.5.2 Neugier – 142
11.5.3 Sexuelle und andere „ausbeuterische" Phantasien – 142

11.6 Selbstkontrolle – 142
11.6.1 Moralischer Mut – 142
11.6.2 Risikofaktoren – 143
11.6.3 Gegenübertragungen – 143

11.7 Selbstwahrnehmung – 144
11.7.1 Talking Cure – 144
11.7.2 Heilsames Denken – 145
11.7.3 Grenzgestaltung durch Sprache – 145

© Springer-Verlag GmbH Deutschland, ein Teil von Springer Nature 2020
F. Riffer et al. (Hrsg.), *Therapeutische Beziehungen*, Psychosomatik im Zentrum 4,
https://doi.org/10.1007/978-3-662-60817-3_11

11.8 Anstoß und Vorbild – 146
11.8.1 Salutogenese und Prävention – 146
11.8.2 Wirksamkeit – 146

Literatur – 146

Über Grenzen

Das vorzeitige Entgegenkommen ist im wörtlichen Sinne
die Ver-Führung der Mutter, die dem Ich des Kindes
eigenes Tun und Finden verwehrt, es damit schwächt
und einschränkt, was vom Kind später als Leere empfunden wird.
Anita Eckstaedt (1989, S. 353)

11.1 Nähe und Distanz

Der US-amerikanische Ethnologe und Anthropologe Edward T. Hall (1914–2009) beschrieb mit dem neuen Begriff Proxemik das räumlich orientierte nonverbale Kommunikationsverhalten. In der Folge wurden sogar interpersonale – öffentliche, soziale, persönliche und intime – Distanzen normiert und deren kulturelle Unterschiede thematisiert (Hall 1966). Diese vier „Distanzen" können als sichtbare „äußere Grenzen" beispielsweise im Rahmen von Benimmregeln oder individuellen Grenzsetzungen vermittelt werden. Unabhängig davon existieren aber auch „innere Grenzen". Diese wahrzunehmen fällt vielen Menschen schwer – selbst voll ausgebildeten Angehörigen von Psycho-Berufen, hängt dies doch einerseits von der Sensibilität für die eigenen Mikro-Befindlichkeitsveränderungen ab wie auch für die der Anderen – insbesondere Klient*innen – und andererseits vom „inneren Dialog" der sprachlichen Entschlüsselung. (Ob und wie dann ein „äußerer Dialog" gestaltet wird, fällt bereits in den Themenbereich der psychotherapeutischen Interventionen.)

11.1.1 Am[1] Anfang war das Wort

In Goethes *Faust* müht sich der Polyhistor und Magier[2] Heinrich Faust mit folgender Übersetzung des Johannes-Evangeliums: „Wort" für den griechischen Begriff „logos" missfällt ihm (Goethe 1974). Er schwankt zwischen „Sinn", „Kraft" und wählt dann „Tat". Was er dabei nicht bedenkt, ist, dass jeder Tat ein Ziel innewohnt – auch wenn es nicht bewusst sein sollte. Im bewussten Schöpfungsakt wird zielgerichtet gedacht – und das geschieht zumindest zu Beginn mit Hilfe von – gedachten oder gesprochenen – Worten.

„Logos" interpretiere ich daher als zielgerichtete Energie. Sie schafft Wirklichkeit – wohltuende (therapeutische) oder schädigende – egal, ob man das jeweilig Folgende will oder auch nicht. Egal, ob das Wirkende nonverbal „aus-gedrückt" wird, mimisch, gestisch oder tat-kräftig – oder eben mit Worten (Perner 2007, S. 8 f.).

Je sensibler jemand ist, desto mehr wird er oder sie den Sinn hinter der Interaktion „spüren" bzw. diese ganzheitliche Wahrnehmung in Sprache gekleidet erahnen – und dieser „Sinn" ist es, der heilen oder kränken wird, also krank oder kränker machen, und zwar egal ob es Äußerungen Anderer sind oder eigene, denn wer sich, wenn auch unbewusst, zur Waffe macht, verengt sich im „Zielen" und das schädigt auch rückbezüglich. Sensible Andere schädigt es aber sogar dann, wenn jemand versuchen sollte, keine Regung von sich zu geben – allein minimale Veränderungen des Atemrhythmus („man

---

1 Übersetzung der Autorin aus dem altgriechischen.
2 Ein Magier versucht, in hoher Bewusstseinskonzentration mit verschiedenen obskuren Mitteln seinen Willen durchzusetzen: als Weißmagier zum Nutzen anderer, als Schwarzmagier zum Schaden.

hört das Gras wachsen") wie auch des Geruchs („man hat einen Riecher") können wahrgenommen und entschlüsselt werden, von minimalen Muskelbewegungen ganz zu schweigen. Bei aufmerksamer Beobachtung Anderer gelingt das üblicherweise eher als bei sich selbst.

11.1.2 Wahr-Nehmung

In seiner Entwicklung schreitet das Neugeborene vom Riechen und Schmecken zu immer intensiverem und *gezielterem* Greifen, zum Hören, Horchen und Gehorchen und letztlich zum Schauen fort. Je nach Erfolg oder Misserfolg seiner Zielbemühungen wird es in späteren Jahren bevorzugte Verhaltensmuster praktizieren. Welche Wahrnehmungskanäle er oder sie dabei späterhin bevorzugt, hängt daher einerseits von biographischen Lusterfahrungen (dazu zähle ich auch kognitive Aha-Erlebnisse), andererseits von akzeptierten Erziehungs- bzw. Trainingsbemühungen ab.

Das gilt auch für TherapeutInnen.

Von C. G. Jung stammt die Unterscheidung der jeweils zwei polaren „Funktionstypen": einerseits kognitiv Denken und demgegenüber emotional Fühlen, andererseits körperlich Spüren und intuitiv Erahnen (Phantasieren) (Jacobi 1977, S. 35 ff.). Das kognitive Erfassen bezeichnet Jung als die in der westlichen Welt überwertige Funktion im Gegensatz zu der „minderwertigen" des Fühlens (und die anderen zwei als Hilfsfunktionen).

Grenzen spürt man – oder eben nicht.

Wenn einem Kind von klein auf die höchstpersönliche Grenzwahrnehmung bzw. Abwehr von Grenzüberschreitungen ausgeredet und damit verboten wird, besteht die große Wahrscheinlichkeit, dass er oder sie sich später immer wieder in Situationen wiederfindet, in denen seine Grenzen verletzt werden; dies zum Teil auch deshalb, weil damals widersprüchliche Signale keine klare Grenzziehung verdeutlicht haben, zum Teil deswegen, weil damit seinerzeit auch devoter Respekt vor Autoritäten anerzogen wurde, zum größten Teil aber auch, weil die wenigsten Menschen dafür passende zivilisierte Sprachformen kennengelernt haben.

11.2 Machtspiele

Interaktionen können symmetrisch („auf Augenhöhe") oder schief („bottom up" oder „top down") ablaufen. In der psychotherapeutischen Schule der Transaktionsanalyse werde diese daher „Power Plays" genannt im Gegensatz zu „Games", also Spielen ohne gleichzeitige geheime Dominanzversuche (wie beispielsweise Brettspiele oder sportliche Wettkämpfe nach klaren Regeln).

11.2.1 Machtmissbrauch als Kunstfehler

Von dem Schweizer Jungianischen Psychoanalytiker Adolf Guggenbühl-Craig (1923–2008, nicht zu verwechseln mit seinem Sohn, dem auf Männergewalt spezialisierten Psychologen, Psychotherapeuten und Musiker Allan Guggenbühl) gibt es ein schmales Büchlein mit dem Titel *Macht als Gefahr beim Helfer* (Guggenbühl-Craig 1971). Er zeigt darin auf, wie leicht nicht wahrgenommene destruktive Eigenbedürfnisse der Helferschaft in Bildungs-, Gesundheits- und Sozialberufen zu Machtmissbrauch führen: Sie sind der „Schatten" des Bemühens, der Adressatperson der beruflichen Dienstleistungen zu dem zu verhelfen, was aus Expertensicht „das Richtige" ist.

- Eine Frau in ihren späten Vierzigern sucht die Therapeutin auf, weil ihr Psychoanalytiker auf Urlaub ist und ihr die wohlbekannten Verlassenheitsgefühle Kraft nehmen. Mit dem Analytiker ist sie unzufrieden. Er habe ihr versprochen, er werde schon „eine richtige Frau" aus ihr machen.
- Eine Studentin der Psychologie kommt mit der Bitte um ein Gutachten für ihre Rechtsanwältin: Der Verhaltenstherapeut, den sie wegen ihrer MS-Erkrankung aufgesucht hatte, habe sie mit dem Hinweis, er wolle ihr „Berührungsbehaglichkeit" beibringen, schrittweise bis zum Koitus (in seiner Praxis und bei gleichzeitiger Bezahlung der Therapieeinheit) sexuell ausgebeutet.

11.2.2 Machtspiele sind erlernt

Aus der Sicht der Transaktionsanalyse finden Machtspiele in Strukturen statt, in denen jemand aus dem Anspruch und Verhaltensrepertoire des „kritischen" bzw. „kontrollierenden Eltern-Ich"[3] die andere Person zur Unterwerfung aus dem Zustand des „angepassten Kindheits-Ich" bringen will (Stewart und Joines 1990, S. 52 f.).

Hierarchische Strukturen können zwecks Machtgewinn bewusst geplant worden sein oder unbewusst „nachgespielt" werden – so, wie man es in der Kindheit bei Eltern oder anderen Erziehungspersonen erlebt hat.

Angehörige von Helferberufen sind a priori in einer Position als Elternersatz-Figur und laufen daher Gefahr, in ein Machtspiel zu geraten, wenn sie hier nicht besondere Aufmerksamkeit und vertiefte Wahrheitsprüfung auf ihre eigenen Gegenübertragungsgefühle legen, ohne sich selbst zu schonen.

11.3 Reinszenierungen

11.3.1 Helferwahn

Angehörige von Helferberufen müssen immer damit rechnen, dass sich in der therapeutischen Beziehung das Ursprungstrauma unbewusst wiederinszenieren kann („Übertragung"). Deswegen ist die Eigenwahrnehmung so wichtig – sie ist das professionelle Instrument, mit dem man erkennen kann, dass man „bei sich" und eigenen Bedürfnissen, aber nicht an der Seite der Klient*innen ist.

Das zeigt sich nicht nur im selbstüberschätzenden Helferwahn, sich einzureden, Zärtlichkeit oder gar Geschlechtsverkehr würden die Leidenszustände beseitigen.

Für Elternersatz-Personen besteht immer die Verlockung, die Therapie-Töchter oder -Söhne sexuell an sich zu binden „um ihnen zu geben, was sie so dringend

---

3 Stewart und Joines unterscheiden das positive – echt auf Förderung bedachte – vom negativen – abwertenden, niedermachenden – Eltern-Ich. Was sie nicht bedenken, ist, dass manche machtmissbrauchende Menschen wähnen, sexuell zu fördern, dies also nicht nur als Ausreden gebrauchen.

benötigen". Das Rad der Zeit kann man aber nicht zurückdrehen: Was in Kindheit und Jugend an Empathie ohne sexuelle Ausbeutung entbehrt wurde, kann später nur „ausgetrauert" werden. Nur dadurch wird man frei von der Fixierung in Hoffnung oder Rache und damit frei für erwachsene (in der Sprache der Transaktionsanalyse: im Erwachsenen-Ich) Beziehungen.

11.3.2 Pseudogefühle

Missbrauch gibt es aber nicht nur in der „heißen", d. h. gefühlsschwangeren, Form, dass man die „Sprachverwirrung zwischen den Erwachsenen und dem Kind" (Ferenczi 1933) wiederholt, sondern auch „kalt" berechnend. Dabei können karitative Ersatzgefühle zum Tragen kommen, die professionelle Aufarbeitung behindern.

- Eine Mobbing-beschädigte Führungskraft, weiblich, berichtet glücklich, die Psychologin in der Reha-Klinik habe „solidarisch" tröstend konstatiert, sie sei nun eben sehr verletzt. Den innewohnenden Narzissmus des herrischen Führungsanspruchs thematisiert sie nicht und verhindert damit die relativierende Realitätssicht auf die Eigenanteile in der Beziehungsdynamik.
- Ein schwuler Berater findet nichts dabei, sich von einem Klienten, einem Stricher, sexuell bedienen zu lassen, denn „das wäre ja dessen Einkommenszweig", und „wenn er ein Autoverkäufer wäre, wäre ja auch nichts dabei, bei ihm ein Auto zu kaufen, wenn er mir Rabatt gibt!" Auch der Autokauf wäre aber schon eine Grenzüberschreitung: Der Irrtum des Beraters liegt darin, dass die Ausnutzung des elterngleichen Machtgefälles den Klienten in das Dilemma „Widerstand oder Unterwerfung" (mit der unausgesprochenen Verlockung der Teilhabe an einem „Übervater"[4]) bringt, auch wenn es ihm nicht bewusst sein sollte (Schellenbaum 1991).
- Eine ähnliche Verstrickung erlebte eine Psychiaterin, die einer Patientin Arbeit in ihrem Haushalt gab, um ihr existenziell zu helfen. Als diese Frau immer fordernder und schließlich rachsüchtig wurde (weil sie offenbar eine familiäre und nicht untergeordnete Stellung erwartet hatte), beendete ein Arbeitsgerichtsprozess den Helferversuch.
- Aber nicht nur Arbeitsausbeutung gibt es, sondern auch finanzielle. So „borgte" sich eine beamtete Psychologin von einer 18-jährigen Klientin deren nach dem Unfalltod beider Elternteile ererbtes Vermögen aus, weil ihr Lebensgefährte mit seiner Firma in Schwierigkeiten steckte. Ihren Beamtenstatus war sie beim Auffliegen dieser Ausbeutung los – ob sie das zu Unrecht akquirierte Geld (hier fehlt ein adäquates Wort: ergaunert, veruntreut etc. passt nicht, da sich die Psychologin in emotionaler Abhängigkeit befand und bei sich keine vorsätzliche Schädigungsabsicht erkannte, sehr wohl aber das grob fahrlässige Risiko hätte erkennen müssen) refundierte, ist zu bezweifeln.
- Ähnlich agierte eine Psychotherapeutin, die eine wohlhabendere Klientin überredete, mit ihr zusammen eine Firma zu gründen, und als diese, da das Unternehmen nicht die angeblich zu erwartenden Gewinne abwarf, ihr Geld zurückforderte, ihren öffentlich angesehenen Ehemann als Drohboten schickte, um Stillhalten zu erzwingen.

---

4 Schellenbaum schreibt in *Homosexualität im Mann*: „Der fixierte Homosexuelle erlebt seine zentrale männliche Persönlichkeit draußen statt drinnen" (S. 49).

11.4 Paardynamiken

11.4.1 Senden und Empfangen

Missbrauch beginnt immer dann, wenn die Abstinenz der professionellen Beziehung in Richtung Lebensbeziehung überschritten wird (Peters 2001, S. 101). Was unter Freunden möglich (wenn auch nicht immer frei von Machtspielen) ist, muss bei Auftreten in Helferbeziehungen genauestens überprüft und einer inneren Selbstreflexion oder dialogischen Kontrolle zugeführt werden. Dazu gehört auch die scheinbare Kommunikation von Kindheits-Ich zu Kindheits-Ich, also auf angeblich gleicher Ebene. Die Ebene ist nicht gleich (wie ja auch nicht zwischen Eltern und Kindern)! Scherze oder Koketterie sind verwirrend und daher unangebracht – außer es handelt sich um eine gezielte Intervention, und auch die ist kritisierbar und muss allenfalls rechtfertigt werden.

— So sucht ein auf Jugendliche spezialisierter schwuler Psychologe Supervision, weil er nicht versteht, was er falsch gemacht haben könnte, dass manche seiner jugendlichen Klienten ohne Abschied aus seinen Therapien aussteigen. Auf die Bitte, gleichsam wie eine Filmszene zu erzählen, wie die letzte Stunde mit dem letzten dieser Klienten verlaufen sei, fällt ihm auf, dass er die Hand nach dem schüchternen 16-Jährigen mit der Frage „Wie wäre es, wenn ich dich jetzt berühren würde?" ausgestreckt hatte und dieser fast unmerklich zurückgezuckt sei. Im weiteren Gespräch wird dem Kollegen bewusst, dass es sein Bedürfnis war, die Beziehung zu dem Jungen zu vertiefen – und dass er es verabsäumt hatte, die Abwehrreaktion zu bemerken und wahrheitsgemäß mit „Ich vermute, es wäre dir unangenehm?" an einer respektvollen Form möglicher sprachlicher Zurückweisung zu arbeiten.

— Im Zuge der – in einer Langzeit-Psychoanalyse zu erwartenden – Übertragung frühkindlicher Liebesgefühle auf die Therapeutin und dementsprechender Liebeserklärung sagt diese lächelnd und „gedehnt" zu der Klientin: „Jaaa wenn wir nicht in Therapie wären, wäre vielleicht eine Beziehung möglich … ab sooo geht das eben nicht …" Die Klientin, eine Politologin, die selbst auch beratend tätig ist, kommt in Supervision, weil sie sich unklar darüber ist, wieso sie dieser Satz so gestört hat – und ist erleichtert, nachdem sie herausgefunden hat, dass es die darin enthaltene Koketterie – auch eine Abwehrform[5] – war, durch die sie sich nicht ernst genommen gefühlt hatte (Freud 1936, S. 34 ff.).

---

5 Abwehr bzw. Abwehrmechanismus ist ein meist unbewusster psychischer Vorgang zwecks Entlastung von innerseelischen Konflikten wie z. B. Projektion (Nicht Ich hab das Problem, sondern Du!), Introjektion (Verinnerlichung von schädigendem Verhalten anderer), Verschiebung (Gefühle werden an jemand oder etwas anderem ausgelassen), Verkehren ins Gegenteil („Helfersyndrom") etc., vor allem aber auch eine Rollenumkehr, indem die Helferperson Klient*innen motiviert, sie emotional zu versorgen.

11.5 Befangenheiten

Im Justizbereich können Richter*innen oder Sachverständige abgelehnt werden – oder sich selbst als befangen zurückziehen – wenn an ihrer emotionalen Distanz Zweifel auftauchen könnten, beispielsweise, weil sie sich biographisch in Nahebeziehung befinden oder befunden haben.

11.5.1 Ähnlichkeiten

- Ein Mann kommt mit der Bitte um psychotherapeutische Unterstützung beim Abnehmen. Die Therapeutin lehnt die Übernahme des Auftrags ab, weil er sie optisch wie auch vom Verhalten her an einen Sohn erinnert und sie ihre emotionale Reaktion als Risiko für ihre Unbefangenheit registriert.

11.5.2 Neugier

- Ein Mann deklariert sich in der Sexualberatungsstelle trotz der Möglichkeit der Anonymität mit vollem Namen als „einzig offen bekennender Sadist", der so auch in seinen Partnersuch-Annoncen auftrete. Die Therapeutin fragt seine Familie nach und lehnt dann die Beratung ab, da sie mit einem seiner Brüder gut befreundet, mit dem anderen das Gegenteil und damit persönlich involviert sei.

11.5.3 Sexuelle und andere „ausbeuterische" Phantasien

Es gilt, Arbeitshypothesen (die dialogisch überprüft werden können) von eigenen Phantasien (die man nicht einmal in einer provokativ gestalteten Therapie à la Frank Farelly aussprechen würde) zu unterscheiden. Das Differenzierungskriterium beinhaltet – unabhängig von Ethikrichtlinien – die Überprüfung, ob die phantasierten Handlungen dem Gesundungsprozess der Klient*innen dienen würden – „wirklich", also auch in einem Disziplinar- oder Gerichtsverfahren, oder primär einem selbst. (Primär deswegen, weil das strukturelle Machtungleichgewicht verführerisch wirken kann – für beide. Die TherapeutInnen sollten aber immer daran denken, dass sie nur „für etwas stehen" – z. B. für eine heilsame Beziehung – und nicht als reale Person samt Lebenshintergrund gemeint sind.)

11.6 Selbstkontrolle

11.6.1 Moralischer Mut

Der Freud-Schüler Theodor Reik (1888 Wien – 1969 New York) schreibt: „Wenn wir von unseren Patienten moralischen Mut und Aufrichtigkeit fordern, sind wir dann nicht verpflichtet, ihnen mit gutem Beispiel voranzugehen?" (Reik 1948). Er erklärt:

> „Zwei Faktoren machen den Analytiker in der Situation im Behandlungszimmer zu einer Autorität: der erste – sein Wissen und seine Erfahrung in der Psychologie – könnte leicht auch von jedem seiner begabten Patienten erworben werden. Der andere Faktor ist der moralische Mut, der den Psychoanalytiker befähigt, *bei sich* und anderen unangenehmen und verdrängten Gedanken und Regungen ins Gesicht zu sehen, denen der Patient in seiner gegenwärtigen Situation ausweicht. Dem Patienten zu helfen, diesen Ideen und Regungen standzuhalten, ist der wichtigste Teil der Arbeit des Analytikers. Der Analytiker spielt die Rolle der Hebamme, wenn er diesen ungeborenen Gedanken und Regungen ans Tageslicht des Bewusstseins verhilft und den Patienten überzeugt, dass sie ein Recht haben, zu existieren und in Betracht gezogen zu werden" (Reik 1948, S. 62). (Hervorhebung R. A. Perner: Eine selbstkritische Eigenperspektive wird meist spontan abgewehrt.)

Existieren jedoch ist keineswegs gleichbedeutend mit ausleben!

11.6.2 Risikofaktoren

In den frühen 1990er Jahren wollte ich ein Buch über sexuelle Ausbeutung in der Psychotherapie schreiben und sammelte viel Material. Ich unterließ es, als das Buch der Sozialwissenschaftlerin Claudia Heyne erschien, in dem sie aus mehreren Studien zitiert und resümiert:
- Wenn Mängel in der Aus- und Weiterbildung (Eigentherapie und Supervision),
- Mängel an sozialen Kontakten und Anerkennung,
- Arbeitsüberlastung und Einsamkeit,
- Mängel in Unterstützung bei Lebenskrisen insbesondere in der Partnerbeziehung
- mit mangelnder Impuls- und Realitätskontrolle zusammentreffen,
- vor allem aber auch Übertragungenund bertragungen und nicht erkannt, sondern „ausgenutzt" werden (1991, S. 155 ff.),

verstricken sich Angehörige von Helferberufen leicht in selbstgefälligem Machtmissbrauch.

Wie bereits der Psychoanalytiker Johannes Cremerius (1918–2002) aufzeigte, besteht bei Personen, die Regeln für andere machen (dürfen), die Gefahr, dass sie nicht daran denken, dass diese Regeln auch für sie selbst gelten. Ihr „Quantum an Freiheitsgraden" ist unverhältnismäßig größer als in anderen Schichten. Ihre Macht fördert frühkindliche Übertragungsgefühle – vor allem bei geschwächten Menschen, die Stütze und Zugehörigkeit suchen (Cremerius 1984, S. 221 f.).

11.6.3 Gegenübertragungen

Als Gegenübertragung verweisen solche eigenen seelischen wie eben bei Gelegenheit körperlichen, insbesondere sexuellen Reaktionen (Phantasien) auf eine höchstwahrscheinlich bestehende neuronale Prägung der Hilfesuchenden aus einer vormaligen

„Urszene"[6] ; allerdings kann diese ganz anders abgelaufen sein, als es die sich aufdrängende therapeutische Arbeitshypothese vermuten lässt.

Auch hier besteht eine Grenze zwischen der spontanen Ersteinschätzung und dem achtsamen Erkunden nicht nur der sachlich- historischen, sondern auch der emotional-verborgenen Erlebniswelt, der man sich nur empathisch annähern sollte (weil sonst eine mentale Vergewaltigung die gleiche „Energie" überträgt wie eine vermutlich körperlich oder edukativ früherlebte).

Deswegen ist die selbstkritische Wahrnehmung der – hoffentlich tatsächlichen und nicht nur phantasierten[7] – „Übertragung" wie auch „Gegenübertragung" so wesentlich, um die eigenen Ahnungen bzw. Phantasien (Intuition im Sinne C. G. Jungs) zur Formulierung des sprachlichen Herantastens an das vermutete Trauma zu nutzen (Nagera 1977, S. 484).

11.7 Selbstwahrnehmung

11.7.1 Talking Cure

Mit dieser Wortneuschöpfung bezeichnete Josef Breuers Patientin Berta Pappenheim (in dessen gemeinsamer Publikation mit Sigmund Freud als Anna O. benannt [Jones 1962, S. 202]) die neue Behandlungsform, „frei von der Leber weg" (die bekanntlich ein Entgiftungsorgan ist) auszusprechen, was ihr in den Sinn kam.

Wenn dabei lang unterdrückte Emotionen frei werden, können die für den zuhörenden Therapeuten schwer erträglich sein: Manche reagieren mit Abwehr (wie ein Gestalttherapeut, der zu seiner Klientin, als diese sich traute, Hass gegen ihren Missbraucher – ihren Vater – auszudrücken, erschrocken sagte, „Aber das ist ja männerfeindlich!", worauf sie die Therapie bei ihm abbrach), andere mit empathieloser sachlicher „Technik", und andere wieder lassen sich „anstecken" (was heute als Dynamik von Spiegelneuronen erklärt wird).

Und wieder wird eine Grenze sichtbar: die zwischen dem heilsamen echten Mitgefühl und em gegenüber ego-bezogener Sentimentalität.

— Als ich meine erste – Freudianische – Analyse absolvierte (später machte ich auch eine Jungianische und bildete mich in weiteren Selbsterfahrungen in anderen Schulrichtungen fort), war eine Begebenheit für mich extrem heilend: als ich nämlich im Blick des schweigenden Analytikers wahrnahm, dass ich ihn offensichtlich in meinem Leiden echt „gerührt" hatte – eine völlig neue Erfahrung in meinem bisher von Gewalt, Leistungsdruck, Angst und Kontrolle geprägten Leben.

---

6 Ich verwende den Begriff Urszene nicht ausschließlich für den Zeugungsakt, sondern für die jeweils in der Selbstgestaltung einschränkenden Auslösesituationen.

7 So warnt Humberto Nagera und zitiert Sigmund Freud *(Bruchstücke einer Hysterie-Analyse)*: „In der analytischen Technik ist die Handhabung der Übertragung das bei weitem Schwierigste … Die Übertragung allein muß man fast selbständig erraten, auf geringfügige Anhaltspunkte hin und ohne sich der Willkür schuldig zu machen."

11.7.2 Heilsames Denken

Man muss nicht unbedingt sprechen, um das „heilende Wort" – im Sinne des Logos – zu vermitteln, man braucht es nur denken.

Dann gibt es aber auch Situationen, in denen man als Therapeut, Therapeutin besonders zur Sprache der Wahrheit herausgefordert ist – beispielsweise, wenn man sich in einen Klienten oder eine Klientin verliebt.

— Als ich bei Agnes Wild-Missong (* 1931), einer in der Schweiz lebenden österreichischen klientenzentrierten Gesprächspsychotherapeutin, meine Ausbildung in Focusing nach Eugene Gendlin absolvierte, gab sie uns das Beispiel, wie sie in solch eine Situation geraten war und daher die Therapie abbrach und ihren Klienten an einen Kollegen überwies. Als der Mann erstaunt nach dem Grund fragte, habe sie ihm gesagt: „Ich kann leider nicht weiter mit Ihnen arbeiten, ich habe mich in Sie verliebt."

Genau für solche Situationen braucht es wahre Worte – auch wenn man lieber andere, „schönere" gebrauchen würde.

11.7.3 Grenzgestaltung durch Sprache

In einem Gedicht von Laotse heißt es: „Wahre Worte sind nicht schön – schöne Worte sind nicht wahr."
— Auch ich musste einmal einen Kollegen, der zu mir in Therapie kommen wollte, präventiv ablehnen, und auch dieser wollte die Gründe wissen. Ich formulierte ebenfalls wahrheitsgemäß, aber „komplexer" (nämlich mit leiser Selbstpersiflage), dies wäre mit meiner „besonderen Sympathie für ihn" unvereinbar – er müsse sich doch nur vorstellen, wie das wäre, wenn er bei mir über Eheprobleme spräche und ich mir insgeheim erotische Chancen ausmalen würde … das ginge doch nicht. So konnten wir beide lachen und die rechte Distanz wahren. Später sagte mir dieser Bekannte, er hatte gehofft, ich würde ihn wie eine gute Mutter ihr Kind an der Hand nehmen und führen – eine Erwartung, die im Gegensatz zu meinem auf Emanzipation und Selbstverantwortung zielenden Therapieverständnis steht und die faktisch eine Art „elterliche Gewalt" wiederherstellen und damit seelisches Wachstum wiederhergestellt behindert hätte.
— Eine jugendliche Klientin wurde von ihrem Stiefvater, einem Arzt, wegen ihrer Schmutzphobie in Therapie geschickt. Ihre Biographie war überreich von Grenzverletzungen (auch durch den Stiefvater, der etwa ihre Badewannenintimität nicht respektierte, „Tu dir nichts an – ich bin Arzt!"). Nach einigen Stunden kritisierte sie, dass sich nichts täte, und forderte die Therapeutin auf, sie „härter anzufassen". Diese antwortete, sie werde das nicht tun, denn sie wolle deren „Eigenbestimmung und Grenzen respektieren". Daraufhin begann die 20-Jährige erleichtert zu weinen – ihr sei noch nie eigener Wille zugestanden worden.

Die Psychoanalytikerin Anita Eckstaedt schreibt: „Werden zur Entlastung oder Verwirklichung von Phantasien eigene Möglichkeiten und Grenzen unter ihrer Verleugnung überschritten, geschieht das also mit Hilfe eines anderen, eines einbezogenen Objekts. Doch dadurch wird nicht nur dessen eigene Bestimmtheit, sondern oft auch dessen Grenzen überschritten" (Eckstaedt 1989, S. 300).

11.8 Anstoß und Vorbild

11.8.1 Salutogenese und Prävention

Salutogenese – die Entwicklung und Erhaltung von Gesundheit in Bezug auf das konkrete Individuum wie auch auf die Gesellschaft – ist eine Wortschöpfung des US-amerikanisch-israelischen Medizinsoziologen Aaron Antonovsky (1923 New York – 1994 Beer Sheva). Er wendete sich vom gewohnten Defizit- hin zum neuen Ressourcendenken, basierend auf der Frage, welche körperlichen, geistigen und seelischen Bedingungen Gesundheit fördern, nämlich eine Einstellung und Bereitschaft, belastende Situationen zu verstehen, zu gestalten und dies als sinnvoll zu betrachten (Antonovsky 1997).

11.8.2 Wirksamkeit

Um salutogen zu wirken, bedarf es zielgerichteter Selbsterkenntnis und eines Verzichts auf pathogenes Verhalten „in Gedanken, Worten, Taten" (Märtens und Petzold 2002). Ich selbst lege daher in meiner Arbeit den Schwerpunkt weniger auf Resilienz, weil ich der Meinung bin, dass damit ein unethisches und inhumanes Hochziel von grenzenloser Belastbarkeit aufgebaut werden könnte. Daher ersetze ich „Verstehen" durch Wahrnehmen, Betonung auf Wahrheit.

Dass unethische bzw. eigennützige Impulse in der therapeutischen Arbeit auftreten können, ist gelegentlich eine Erlebnismöglichkeit – wahrnehmen muss man sie! Und – das entspricht meinem Zugang anstelle von „gestalten" – konkrete Alternativen für das folgliche Verhalten suchen und finden, gegebenenfalls auch erfinden, anstatt Impulse auszuagieren. Damit kann nachhaltiger als nur über „Sinnhaftigkeit" ethischer Mut verinnerlicht – und wenn es passt, auch geäußert werden.

So kann es gelingen, nach innen wie nach außen Verantwortung zu leben, statt mit allen Facetten des Fachwissens Verantwortung für das eigene Tun und die Schadensfolgen auf andere zu verschieben.

> …und werdet die Wahrheit erkennen,
> und die Wahrheit wird euch frei machen.
> Johannes 8.32

Literatur

Antonovsky A (1997) Salutogenese. Zur Entmystifizierung der Gesundheit. Deutsche Gesellschaft für Verhaltenstherapie, Tübingen (Erstveröffentlichung 1987)

Cremerius J (1984) Vom Handwerk des Psychoanalytikers: Das Werkzeug der psychoanalytischen Technik, Bd 2. fromann-holzboog, Stuttgart

Eckstaedt A (1989) Nationalsozialismus in der „Zweiten Generation": Psychoanalyse von Hörigkeitsverhältnissen. Suhrkamp, Frankfurt a. M.

Ferenczi S (1933) Sprachverwirrung zwischen den Erwachsenen und dem Kind. Die Sprache der Zärtlichkeit und der Leidenschaft. In: Balint M, Ferenczi S, Dupont J (Hrsg) Schriften zur Psychoanalyse Band II. Fischer Taschenbuch, Frankfurt a. M., S 303–313

Freud A (1936) Das Ich und die Abwehrmechanismen. Fischer Taschenbuch, Frankfurt a. M.

Goethe JW (1974) Faust Erster Teil. Insel, Frankfurt a. M.
Guggenbühl-Craig A (1971) Macht als Gefahr beim Helfer. Karger, Basel
Hall ET (1966) Die Sprache des Raumes. Pädagog Verlag Schwann, Düsseldorf
Heyne C (1991) Tatort Couch. Sexueller Missbrauch in der Therapie – Fakten, Folgen und Möglichkeiten der Verarbeitung. Kreuz, Zürich
Illich I (1979) Entmündigung durch Experten. Zur Kritik der Dienstleistungsberufe. Rowohlt Taschenbuch, Reinbek bei Hamburg
Jacobi J (1977) Die Psychologie von C. G. Jung. Eine Einführung in das Gesamtwerk. Fischer Taschenbuch, Frankfurt a. M.
Jones E (1962) The life and work of Sigmund Freud. Pelican Books, Middlesex
Märtens M, Petzold H (2002) Therapieschäden. Risiken und Nebenwirkungen von Psychotherapie. Matthias-Grünewald, Mainz
Nagera H (Hrsg) (1977) Psychoanalytische Grundbegriffe. Eine Einführung in Sigmund Freuds Terminologie und Theoriebildung. Fischer Taschenbuch, Frankfurt a. M.
Perner RA (2007) Wort auf Rezept. Plädoyer für heilsames Sprechen und gewaltverzichtende Kommunikation. Edition Roesner, Mödling
Peters B (2001) Psychotherapie auf dem Prüfstand. Über Sitten und Gebräuche in helfenden Berufen. Asanger, Heidelberg
Reik T (1948) Hören mit dem dritten Ohr. Die innere Erfahrung eines Psychoanalytikers. Fischer Taschenbuch, Frankfurt a. M.
Schellenbaum P (1991) Homosexualität im Mann. Eine tiefenpsychologische Studie. Kösel, München
Stewart I, Joines V (1990) Die Transaktionsanalyse. Herder, Freiburg im Breisgau

Strategien und Verhaltensweisen im Umgang mit Aggression und Gewalt

Wolfgang Egger

12.1 Einleitung – 151

12.2 Aggression und Gewalt – einige grundsätzliche Gedanken – 152
12.2.1 Was ist eigentlich Aggression? – 152
12.2.2 Vorkommen – 152
12.2.3 Ursachen von Aggression und Gewalt – 153
12.2.4 Ziel der Deeskalation – 153

12.3 Beeinflussende Faktoren – 153
12.3.1 Personal – 154
12.3.2 PatientInnen – 154
12.3.3 Interaktion zwischen den Beteiligten – 155
12.3.4 Organisation und Arbeitsumgebung – 155

12.4 Strategien – 155
12.4.1 Phasenverlauf einer Gewaltsituation – 156
12.4.2 Primärprävention – 157
12.4.3 Sekundärprävention – 160
12.4.4 Tertiärprävention – 161

© Springer-Verlag GmbH Deutschland, ein Teil von Springer Nature 2020
F. Riffer et al. (Hrsg.), *Therapeutische Beziehungen*, Psychosomatik im Zentrum 4,
https://doi.org/10.1007/978-3-662-60817-3_12

12.5	**Verhaltensrichtlinien** – 163	
12.5.1	Erkennen von Zusammenhängen – 163	
12.5.2	Grundregeln der Deeskalation nach Richter – 164	
12.5.3	Eigenes Verhalten in Krisensituationen – 165	
12.6	**Schlussbetrachtungen** – 165	
	Literatur – 166	

12.1 Einleitung

Immer wieder wird in den Medien über Übergriffe gegenüber Rettungskräften, Polizisten, Feuerwehrleuten, Pflegepersonen und Ärzten berichtet. Es scheint, als würden Geschehnisse wie Drohungen, Beschimpfungen, Einschüchterungen, sexuelle und gewalttätige Übergriffe zunehmen. Dabei sind Aggression und Gewalt keine Erscheinungen der Gegenwart. Im Alten Testament wird mit der Geschichte von Kain und Abel dargestellt (◘ Abb. 12.1), dass diese Phänomene seit Beginn der Menschheit existieren. Lange Zeit wurden sie aber gerade im Gesundheits- und Sozialbereich nicht wahrgenommen, totgeschwiegen oder zumindest bagatellisiert. Am ehesten wurde das Phänomen Gewalt mit der Psychiatrie in Zusammenhang gebracht, selten jedoch mit Allgemeinkrankenhäusern, Ambulanzen oder Pflege- und Geriatriezentren. Untersuchungen (z. B. Stefan und Dorfmeister 2008; Milczarek 2010) zeigen aber, dass zahlreiche MitarbeiterInnen in Spitälern und in Heimen von Aggression und Gewalt, einschließlich Bedrohungen und sexuellen Übergriffen, betroffen sind. Mit der Wahrnehmung, dem Thematisieren und dem Enttabuisieren kann es gelingen, einen ersten Schritt in Richtung einer gewaltfreien Institution zu machen.

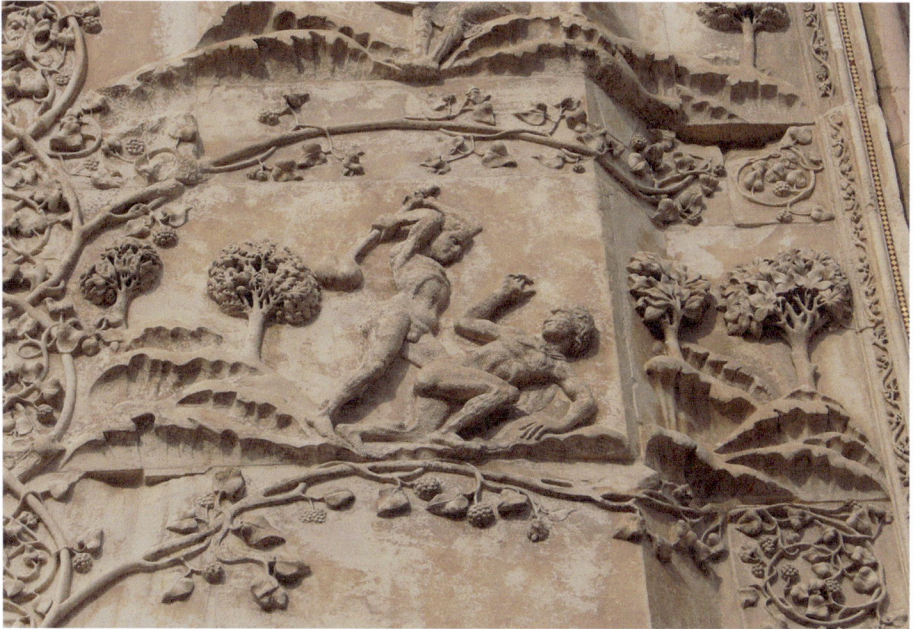

◘ Abb. 12.1   Aggression und Gewalt: Kain tötet Abel, lt. Bibel der erste Mord. Dom in Orvieto, ca. 1320

12.2 Aggression und Gewalt – einige grundsätzliche Gedanken

12.2.1 Was ist eigentlich Aggression?

Eines der Probleme von Aggression und Gewalt beginnt bereits mit der Definition: Während Mord und Totschlag von den meisten Menschen als gewalttätig erlebt werden, ist dies bei einer Selbstverteidigung, bei der der Angreifer verletzt wird, schon nicht mehr so eindeutig. Und einer Katze, die eine Maus fängt, wird das Attribut „gewalttätig" besonders ungern zugeschrieben: Oft wird von natürlichem Verhalten, von Instinkt und angeborenem Jagdtrieb gesprochen.

Die WHO meint z. B. in ihrem Weltbericht Gewalt und Gesundheit (WHO 2003), dass das Problem bisher auch deshalb vernachlässigt wurde, da keine einheitliche Problemdefinition existiert. Aggression und Gewalt können in verschiedensten, komplexen, schwer zu durchschauenden Erscheinungsformen zutage treten. Ein bestimmtes Verhalten kann je nach Tradition, Kultur und gängigen Wertvorstellungen als aggressiv empfunden werden oder als der Norm entsprechend. Die WHO (2003) selbst definiert Gewalt als:

„Der absichtliche Gebrauch von angedrohtem oder tatsächlichem körperlichem Zwang oder physischer Macht gegen die eigene oder eine andere Person, gegen eine Gruppe oder Gemeinschaft, der entweder konkret oder mit hoher Wahrscheinlichkeit zu Verletzungen, Tod, psychischen Schäden, Fehlentwicklung oder Deprivation führt."

Die Definition von Geen (2001) lautet z. B.: „Aggression ist die Übertragung eines negativen Reizes von einer Person auf eine andere Person, mit der Absicht zu schaden und einer Erwartung, Schaden zu verursachen, obwohl die andere Person bemüht ist, dem Anreiz zu entkommen oder ihn zu vermeiden."

In der Alltagssprache wird der Begriff Aggression oft als ein Gefühl geschildert, während die tätliche Auseinandersetzung meist als Gewalt bezeichnet wird. Die wissenschaftliche Literatur beschreibt mit beiden Phänomenen zumeist ein Verhalten, den Unterschied definiert z. B. Nolting (2005) dadurch, dass er meint, Gewalt sei die schwerwiegende Form aggressiven Verhaltens.

12.2.2 Vorkommen

Menschliche Empfindungen können sich in vielen Verhaltensweisen darstellen: als Trauer, als Freude, als Hass oder auch als Liebe. Besonders in Ausnahmesituationen, wenn die eigene Sicherheit, Gesundheit oder auch eine geliebte Person in Gefahr ist, kann die Selbstkontrolle verloren gehen, und es kommt zu verbalen und handgreiflichen Auseinandersetzungen. Wobei das aggressive Verhalten hierbei eine Mitteilung beinhalten kann: Es ist die Darstellung der eigenen, nicht offen daliegenden Gefühle und Wünsche, die aber keiner sozial adäquaten Weise ausgedrückt werden bzw. ausgedrückt werden können. Aggression kann also als eine Art der Kommunikation betrachtet werden (Stefan et al. 2014).

Die Gefahr, Aggression und Gewalt zu erleben, scheint für MitarbeiterInnen in Gesundheitsberufen besonders hoch zu sein: Ein Viertel aller Aggressionsereignisse am Arbeitsplatz betreffen das Gesundheitswesen (ILO/ICN/WHO & PSI 2003), bzw. gewalttätige Übergriffe sind Ursache für 40 % aller Arbeitsunfälle (Schirmer et al. 2012). Eine

Studie der EU (Milczarek 2010) geht davon aus, dass das Risiko, Gewalt zu erleben bzw. Opfer von Gewalt zu werden, in bestimmten Berufen höher ist als in anderen. Besonders gefährdet erscheinen MitarbeiterInnen im Gesundheits- und Bildungssektor. So waren in den 12 Monaten der Untersuchung 16 % aller im Gesundheitsbereich Tätigen von Gewaltdrohungen und 15 % von tatsächlicher Gewalt betroffen, während der EU-Durchschnitt bei 6 % lag (Milczarek 2010).

12.2.3 Ursachen von Aggression und Gewalt

Menschen, die in eine Gesundheitseinrichtung kommen, sind zumeist in einer Ausnahmesituation. Sowohl, wenn sie für sich selbst Unterstützung benötigen, als auch, wenn sie andere Hilfesuchende begleiten, und selbst als Besucher sind sie mit einer nicht alltäglichen Situation konfrontiert. Nervosität, Furcht, Hilflosigkeit und eine (dadurch) veränderte Wahrnehmung können zum Verlust der Impulskontrolle führen, die dann in einer aggressiven Verhaltensweise eskaliert.

Folgende Umstände haben einen besonderen Einfluss, ob sich eine Situation beruhigen lässt oder es zur Eskalation kommt:

- Wechselbeziehung zwischen Handlungspartnern (z. B. Mimik, Gestik, Körperhaltung, Menschenbild, Anerkennung, …)
- Umweltfaktoren (z. B. Lärm, Geruch, Licht, Farben, Örtlichkeit, Wartezeit, …)
- Persönliche Situation (z. B. Persönlichkeit, Selbstbild, Alter, Erfahrung, Verhaltensweisen, Gesundheit, Schmerzen, …)

Zumeist lässt sich das Auftreten von Aggression nicht auf einen einzelnen Grund reduzieren. Es ist ein Zusammenwirken verschiedener Faktoren. Einen besonders eskalierenden Einfluss haben Stress, Angst, Schmerzen, psychische Erkrankungen, Alkohol und Drogen. Wenn dazu noch die Empfindung von Ungerechtigkeit (z. B. eine lange Wartezeit) kommt, entsteht eine explosive Situation (Stefan et al. 2014).

12.2.4 Ziel der Deeskalation

Ziel des Deeskalationsmanagements ist immer der Schutz von MitarbeiterInnen und der Schutz von PatientInnen bzw. KlientInnen gleichermaßen. Im Zentrum der Überlegungen zum Thema Deeskalation steht die Sorge für die PatientInnen. Dabei geht es nicht darum anzugeben, wer Opfer bzw. wer Täter ist, sondern es geht darum, die Beziehung zu PatientInnen/KlientInnen aufrechtzuerhalten und/oder schnellstmöglich wiederherzustellen.

Weiters sollte der eigene persönliche Beitrag zur Situation reflektiert werden. Dadurch ist es möglich, die eigenen Handlungsweisen und die eigenen Ressourcen zu erkennen, um einwirkende Umstände strukturiert und systematisch zu entschärfen.

12.3 Beeinflussende Faktoren

Hahn (2014) beschreibt, dass die Entstehung von Aggression und Gewalt in Spitälern von mehreren Faktoren beeinflusst wird:

Personal
PatientInnen und BesucherInnen
Interaktion zwischen den Beteiligten
Organisation und Arbeitsumgebung

12.3.1 Personal

Es existieren wenige Untersuchungen bezüglich des Einflusses des Personals. Beschrieben wird (Richter 2001), dass vor allem Pflegepersonal viel häufiger von Aggression betroffen war, als dies der Verteilung der Berufsgruppen entsprechen würde. Auch das Alter und die Erfahrung im Beruf spielt eine Rolle. Ein erhöhtes Risiko besteht bei jüngeren MitarbeiterInnen und in den ersten Berufsjahren. Dies bedeutet, dass die Gefahr, Gewalt zu erleben und auch Opfer sexueller Gewalt zu werden, für Auszubildende in der Krankenpflege erhöht ist (Stefan und Dorfmeister 2008). Eine wichtige Rolle spielt der Ausbildungsstand der MitarbeiterInnen: Je geringer dieser ist, desto gefährdeter sind die Personen (Hahn et al. 2012; Walter et al. 2012). Dies könnte darauf zurückzuführen sein, dass diese Gruppe ein geringeres Wissen bezüglich der Möglichkeiten der Deeskalation besitzt.

Das Risiko eines aggressiven Übergriffs kann aber auch noch durch den Gesundheitszustand, den emotionalen Zustand, das Alter, die Einstellung zu Aggression, die Fähigkeit zur Reflexion und eine Ausbildung im Deeskalationsmanagement beeinflusst werden. Untersuchungen, ob das Geschlecht der Betreuenden eine Auswirkung hat, ergaben widersprüchliche Resultate (Hahn et al. 2012).

12.3.2 PatientInnen

Ein erhöhtes Risiko besteht bei PatientInnen mit folgenden Merkmalen (Richter 2001; Hahn et al. 2012, Walter et al. 2012; Nau et al. 2018):
- Geistige Behinderung, Senilität
- Männer
- Jünger als 45 Jahre
- Verlust der Eltern
- Traumatische Lebensereignisse: Missbrauch
- Fehlende Tagesbeschäftigung
- Unfreiwillige Aufnahme
- Erleben von Gewalt in der Familie
- Alkohol- bzw. Drogenintoxikation
- Stress
- Angst
- Schmerz
- Psychiatrische Ersterkrankung in jüngerem Alter
- Negative Affektivität
- Mangel an Privatsphäre
- Probleme werden in der Regel konfliktorientiert gelöst

Aussagefähigster Faktor ist nach Oud und Walter (2009), ob es bereits in der Vorgeschichte aggressive Auseinandersetzungen gab. Zeigten PatientInnen schon bei früheren Behandlungen ein gewalttätiges Verhalten, so muss mit einiger Wahrscheinlichkeit wieder damit gerechnet werden.

Die Frage, welchen Einfluss der soziale Kontext oder der kulturelle Hintergrund unter dem Aspekt einer angeschlagenen Gesundheit in Bezug auf Aggression in der Behandlung, speziell auch gegen ein bestimmtes Geschlecht, hat, wird zwar unter dem betroffenen Personal energisch diskutiert, es fehlen hierbei noch ausreichende Untersuchungen.

12.3.3 Interaktion zwischen den Beteiligten

Ob der Behandlungsprozess in Ruhe und geordnet oder in einer aggressiven Stimmung vonstattengeht, scheint stark von der Interaktion zwischen Personal, den zu Betreuenden und den Angehörigen abhängig zu sein. Walter et al. (2012) meinen, dass sowohl ein autoritärer zwingender Führungsstil mit wenig Eigenständigkeit für die PatientInnen als auch ein allzu gewährender Stil, der keinen Halt gibt, aggressives Verhalten fördern. Besonders Drohungen oder schweigende Ignoranz werden als eskalationsfördernde Verhaltensweisen beschrieben (Nau et al. 2018).

Das Risiko wird auch erhöht, wenn Unzufriedenheit mit der Behandlung vorliegt, egal ob diese nachvollzogen werden kann oder subjektiv zu sein scheint. Dies betrifft sowohl PatientInnen als auch Angehörige.

12.3.4 Organisation und Arbeitsumgebung

Die Gestaltung des Arbeitsumfeldes, in dem die Interaktionen im Krankenhaus stattfinden, scheinen eine wesentliche Rolle für das Auftreten von Aggression und Gewalt zu spielen. Problematisch scheinen besonders folgende Punkte zu sein (Hahn et al. 2012; Walter et al. 2012):
- Wartezeiten
- Stress und Lärm
- Mangelnde Verfügbarkeit von Ärzten
- Auferlegung von Krankenhausrichtlinien und -regeln
- Höhere Belegung
- Konzentration schwieriger PatientInnen nach Bettenabbau
- Geschlossene Stationstür
- Mehr Beschäftigung von Zeitarbeitskräften bzw. Aushilfskräften
- Geringer Kontakt mit PatientInnen

12.4 Strategien

Strategien im Umgang mit Aggression und Gewalt können definiert werden als genaue und längerfristige Pläne des eigenen Vorgehens, deren Ziel eine Deeskalation dieser extremen Situationen ist. Dabei wird versucht, alle Umstände, die hierbei einen Einfluss nehmen können, einzukalkulieren.

Prävention, hergeleitet von dem lateinischen Wort „praevenire" (zuvorkommen, vereiteln, verhindern), ist die wichtigste Maßnahme, um effektiv zu deeskalieren. Prävention von Gewalt beinhaltet dementsprechend alle institutionellen und personellen Schritte, Handlungen, Bemühungen und Aktivitäten, die bei der Vermeidung gewalttätiger Auseinandersetzungen helfen oder deren Auswirkungen reduzieren. Eine Möglichkeit der Gewaltvorbeugung im Gesundheitswesen ist die Unterteilung in drei Ebenen der Prävention – in primäre, sekundäre und tertiäre Schritte, abhängig vom Zeitpunkt des Einsatzes der Präventivmaßnahme (vergl. WHO 2003; Gugel 2010).

12.4.1 Phasenverlauf einer Gewaltsituation

Um sich den Ablauf eines Aggressionsereignisses und die sich daraus ergebenden Möglichkeiten der Prävention besser vorstellen zu können, ist die Darstellung des Prozesses einer Gewaltsituation nach Walter et al. (2012) hilfreich (◘ Abb. 12.2). Die Abbildung zeigt die emotionale Erregung der Beteiligten, die deren jeweilige Handlung bestimmt. Die Einteilung in unterschiedliche Phasen soll einerseits das jeweilige Verhalten in den verschiedenen Erregungszuständen erklären, andererseits können auch die sich dadurch jeweils ergebenden Handlungsmöglichkeiten beschrieben werden, um einer Aggression vorzubeugen bzw. eine gewalttätige Situation zu bewältigen.

Ziel der Deeskalation ist natürlich nicht das Erreichen der Spitze im Erregungslevel, sondern dass möglichst rasch wieder das „normale Niveau" erreicht wird. Und wie in der Abbildung dargestellt: Je früher die Deeskalation beginnt, desto einfacher ist es, wieder das Ausgangsniveau der emotionalen Erregung zu erreichen.

- „Normale Phase"

Die betroffene Person zeigt ein Verhaltensmuster, das für sie „normal" ist. Sie fühlt sich wohl und zeigt weder eine ängstliche noch eine aggressive Verhaltensweise.

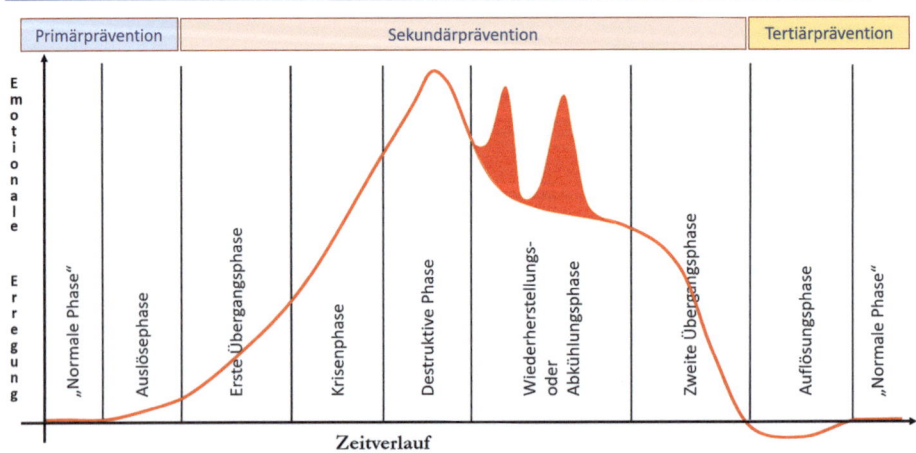

◘ Abb. 12.2 Das 9-Phasen-Modell nach Walter et al. (2012). Das Modell zeigt den Verlauf einer Gewaltsituation mit der damit verbundenen emotionalen Erregung der Beteiligten. Gleichzeitig lassen sich den unterschiedlichen Phasen die verschiedenen Möglichkeiten der Prävention zuordnen

- **Auslösephase**

Die Anspannung steigt langsam, manchmal ohne dass sich die Person dessen selbst bewusst ist. Verhaltensänderungen können verbal oder nonverbal erfolgen, eine Kontaktaufnahme ist noch recht einfach.

- **Erste Übergangsphase und Krisenphase**

Die Erregung steigt weiter, die Person fühlt sich durch die anderen Anwesenden zunehmend bedroht, provoziert, verärgert. Die Wahrnehmung schränkt sich immer mehr ein, die Kontrolle über das eigene Verhalten geht verloren, und gleichzeitig sinkt die Möglichkeit, verbal in Kontakt zu treten und zu deeskalieren. Diese Phasen führen direkt zu gewalttätigem Verhalten.

- **Destruktive Phase oder Krise**

Die Merkmale in der Krise sind unter anderem eine eingeengte Wahrnehmung, mangelnde Fähigkeit der Problemlösung, fehlende Perspektiven, … Die Möglichkeit, mit verbalen Mitteln zu deeskalieren, ist durch die eingeschränkte Wahrnehmung des Betroffenen zumeist nicht mehr möglich. Die Kontrolle über das eigene Verhalten geht verloren, ein gewalttätiges Verhalten wird immer wahrscheinlicher.

- **Wiederherstellungs- oder Abkühlungsphase und zweite Übergangsphase**

Die Erregung sinkt, die betroffene Person kehrt langsam wieder zum normalen Verhalten zurück. Allerdings besteht noch immer die Gefahr, dass in eine frühere Phase zurückgekehrt wird und es neuerlich zu einem gewalttätigen Verhalten kommt. Gespräche werden wieder möglich, Betreuungspersonen sollten in dieser Phase beim Betroffenen bleiben und eine sichere Atmosphäre schaffen.

- **Auflösungsphase**

Es kommt zu einer psychischen und physischen Erschöpfung. Die Person empfindet Scham, Reue, Leere. Es besteht eine erste Möglichkeit der Nachbesprechung.

- **„Normale Phase"**

Die betroffene Person zeigt wieder ein „normales" Verhaltensmuster.

12.4.2 Primärprävention

Bei der Primärprävention, die in der „normalen Phase" und Auslösephase angewandt wird, verhindern spezifische Maßnahmen, dass es überhaupt zu Gewalt kommt. Mithilfe geeigneter Schritte im Vorfeld, durch die allgemein gewaltfördernde Bedingungen und Risikofaktoren aufgezeigt und verändert werden, wird das Risiko von Gewalt reduziert (Egger 2018).

12.4.2.1 Grundhaltung

Voraussetzung für eine deeskalierende und qualitativ hochwertige Betreuung ist vor allem eine positive Grundhaltung, geprägt von Offenheit, Respekt und Toleranz. Es muss der Anspruch vorhanden sein, dass Menschen, die im Gesundheits- bzw. Sozialbereich tätig sind, eine ethisch fundierte Geisteshaltung innehaben. Die positive Einstellung zu Menschen und ein guter Kontakt sind in weiterer Folge die besten Sicherungen zur Verhinderung einer Eskalation (Pfau 2005; Bärsch und Rhode 2008; Bruderhaus Diakonie 2012).

Zu den Grundsätzen einer professionellen Grundhaltung von Beschäftigten gegenüber den zu Betreuenden in Gesundheitseinrichtungen zählen (Unfallkasse NRW 2019):
- Wertschätzende und empathische Kommunikation
- Bedürfnisorientierte Kommunikation
- Aufmerksamkeit gegenüber dem Verhalten der PatientInnen
- Disziplinierter und reflektierter Umgang mit eigenen Affekten, Gemütsbewegungen, Emotionen, Einstellungen, Befindlichkeiten und Motivationen
- Bewusstsein über den Einfluss des eigenen Verhaltens auf die Beziehung zum Gegenüber

12.4.2.2 Wertschätzung

Die Fähigkeit zur Deeskalation bedingt die Fähigkeit, in Beziehung zu treten, sie zu entwickeln und zu vertiefen. Dabei ist eine wertschätzende Einstellung die Voraussetzung, um eine Beziehung zu den Betreuenden gestalten zu können (Egger 2018). Die wichtigsten Elemente sind:
- Toleranz
- Akzeptanz
- Fairness
- Kontaktfreude
- Authentizität
- Fähigkeit, andere Personen ohne Vorurteile zu akzeptieren

Können gewisse Handlungen nicht akzeptiert werden (Beschimpfungen, Drohungen, …), so müssen sie auch benannt werden, wobei aber das Verhalten und die Person getrennt zu betrachten sind (die Person wird als Mensch gesehen und geachtet, die Handlung wird aber nicht akzeptiert!).

12.4.2.3 Baulich-technische Maßnahmen

Raumanordnung, Einrichtung, Farben und Technik müssen bei Überlegungen zur Prävention unbedingt mitberücksichtigt werden. Beispiele baulicher und technischer Maßnahmen in einem Spital sind (Stefan und Egger 2019):
- Um flüchten zu können, verfügen Räume immer über zwei Ein- bzw. Ausgänge.
- Aufenthaltsbereiche und Gänge sind breit und hoch, um Distanzzonen einhalten zu können.
- Schlafräume sind Ein- oder Zweibettzimmer mit eigenem WC und Dusche. Bei zwei Betten ist der Abstand dazwischen groß genug, auch hier wieder, um den notwendigen Abstand einzuhalten.
- Die Gänge rund um einen Innenhof. Dadurch können PatientInnen ununterbrochen vorwärts gehen und nicht nur einen Gang auf und ab.
- Die Fenster sind so groß, dass alle Bereiche mit viel natürlichem Licht durchflutet werden.
- Technische Sicherheitsausstattungen (z. B. ein Alarmsystem) sind für alle MitarbeiterInnen vorhanden und zeigen im Notfall an, wo Hilfe gebraucht wird. Rettungs- und Fluchtwege sind leicht erreichbar und ausreichend markiert.
- Es existieren Bereiche der Entspannung, vorteilhaft wären auch kleine Grünoasen (Terrassen, Gärten) (◘ Abb. 12.3).

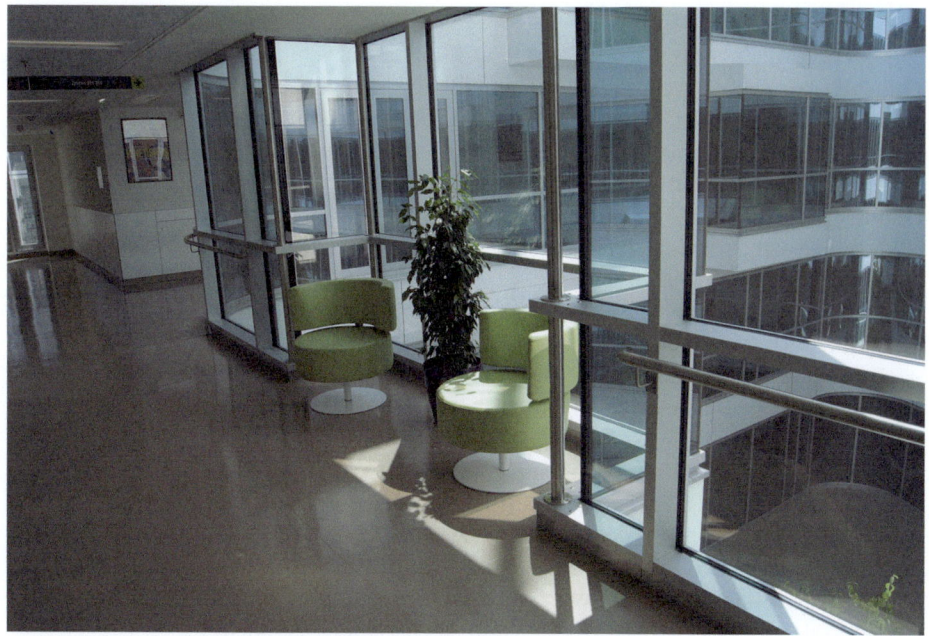

◘ **Abb. 12.3** Breite Gänge, viel Licht und Sitzmöglichkeiten wirken auch in einem Krankenhaus beruhigend

12.4.2.4 Vorschriften und Regeln

Vorschriften und Regeln geben Menschen Orientierung und Struktur (Felgner 2008) und ermöglichen erst ein friedliches Zusammenleben. Dies ist im täglichen Alltag nicht anders als in einem Krankenhaus. Ein „Zuviel" an Geboten ist hierbei genauso kontraproduktiv wie ein „Zuwenig"; die Kunst ist, das richtige Maß zu finden, um eine deeskalierende Grundstimmung zu ermöglichen.

12.4.2.5 Organisation

Um effektiv Prävention betreiben zu können, sind Rahmenbedingungen notwendig, die vom Betreiber einer Gesundheitseinrichtung zu treffen sind (Nau et al. 2018). Es reicht nicht, den MitarbeiterInnen eine Fortbildung in Deeskalationsmanagement zu geben und zu glauben, ab nun gäbe es in der eigenen Organisation keine Gewalt mehr. Colton (2004, deutsch in Walter et al. 2012) entwickelte eine Checkliste, die die Einflüsse der Organisation auf Zwangsmaßnahmen darstellt, wichtige Faktoren sind unter anderem Führung, Orientierung und Schulung, Personalbesetzung, Behandlungsprogramm, Nachbearbeitung von Ereignissen, systematische Evaluation.

Stefan (2019) zählt folgende organisationsbezogene Maßnahmen auf:
- Risikoanalyse
- Sicherheitsmaßnahmen wie Kommunikation mit Polizei und Sicherheitsdienst, Alarmsystem
- Aufklärung von PatientInnen und BesucherInnen (Verhaltenskodex und Null-Toleranz)
- Datenerhebung von Aggressionsereignissen
- Prüfung rechtlicher Schritte bei Aggression und Gewalt

12.4.2.6 Personalentwicklung

Eine weitere Maßnahme der primären Prävention ist die Schulung der MitarbeiterInnen. Gezielte Aus- und Weiterbildungsmaßnahmen können helfen, mit eskalierenden Situationen umzugehen. In einem geschützten Rahmen werden eskalierende Gefahrensituationen beleuchtet und mithilfe von interaktiven Methoden verschiedene Möglichkeiten der Deeskalation und der frühzeitigen Einschätzung von Gefahrensituationen demonstriert (NAGS 2019).

Je nach Länge einer solchen Fortbildung sind die weiteren Schwerpunkte der Deeskalationsschulung unter anderem:

- Definition der Begriffe „Aggression" und „Gewalt"
- Ethik und berufliche Grundhaltung
- Präventive und deeskalierende Maßnahmen, Entwicklung von Präventionsmaßnahmen
- Beziehungs- und Arbeitsstile
- Frühzeitiges Einschätzen von möglichen Gefahrensituationen
- Risikoeinschätzung, Erfassung und Analyse von Aggressions- und Gewaltereignissen
- Einflussfaktoren und Auslöser von Aggression und Gewalt
- Angemessene und effiziente Reaktion auf aggressives Verhalten
- Aggressionstheorien und -motive, Aggressionsarten, Häufigkeit und Vorkommen
- Deeskalationsmodell, Phasenverlauf von Aggressionssituationen
- Körpersprache, verbale Kommunikation und Verhalten im Raum
- Nutzung von Körperausdruck und Stimme
- Konflikt- und Sicherheitsmanagement
- Kommunikationsgestützte Körperinterventionen: Sicherungs-, Befreiungs- und Teamtechniken
- Nachbearbeitung von Aggressions- und Gewaltereignissen (personell, strukturell)
- Nachbetreuung nach belastenden Ereignissen
- Erörterungen zu rechtlichen Fragen
- Austausch von Erfahrungen (ggf. Demonstration von Techniken)
- Überblick über die Möglichkeiten von Fortbildungen und Trainings

12.4.3 Sekundärprävention

Die Sekundärprävention greift, wenn die Gefährdung schon eintritt. Durch eine Einstellungs- und Verhaltensänderung wird versucht, einer Eskalation entgegenzuwirken und weitere Gewalttaten zu vermeiden (Egger 2018). Der Fokus ist hier darauf gerichtet, eine Eskalation und/oder einen Gewaltausbruch zu kontrollieren, wobei erlernte und abgestimmte Techniken und Interventionen zur Anwendung kommen.

12.4.3.1 Teamarbeit

Für ein effektives Aggressionsmanagement, das in der Handhabung sicher und zweckmäßig ist, sind Überlegungen und Entscheidungen notwendig, die im multiprofessionellen Team zu treffen sind (Richter 2014). Ziele und Abläufe benötigen die Überlegungen aller Berufsgruppen, daraus entstandene Entscheidungen müssen von allen Berufsgruppen mitgetragen werden, das Team benötigt die Sicherheit, dass alle an der Situation beteiligten Personen an einem Strang ziehen. Das gemeinsame Auftreten gegen Gewalt ist mitentscheidend für den sicheren Arbeitsplatz.

Ein Team, in welchem sich die Mitglieder aufeinander verlassen können, und in dem alle mit dem gleichen therapeutischen Ziel miteinander arbeiten, zeigt ein freundliches und hilfsbereites Auftreten nach außen. Diese Stimmung überträgt sich einerseits direkt auf die PatientInnen, aber auch indirekt, da es zeigt: Hier wird entspannt und harmonisch gearbeitet (Richter 2014). Selbst die PatientInnen sind davon überzeugt, dass bei einem guten Miteinander in der Betreuungsgruppe Gewalt und Zwangsmaßnahmen reduziert werden (Zuabini et al. 2015).

12.4.3.2 Null-Toleranz

Aggressives Verhalten darf auf keinen Fall missachtet werden, da ignorieren in diesem Fall tolerieren bedeutet. Null-Toleranz bedeutet, dass jedes auffällige, störende oder laute Benehmen registriert und darauf reagiert wird. Wie im Phasenverlauf der Eskalation ersichtlich ist: Je früher mit deeskalierenden Maßnahmen begonnen wird, desto rascher kann die Emotion wieder auf das „normale" Level gebracht werden.

12.4.3.3 Kommunikationsgestützte Körperinterventionen

Körperinterventionen sind Techniken, die eingesetzt werden, wenn es zu einem Übergriff gekommen und eine Flucht nicht möglich ist. Sie sind, im Gegensatz zu Selbstverteidigung, keine Technik, um den Menschen gegenüber kampfunfähig zu machen, sondern ein Weg, wie wir wieder die Situation unter Kontrolle bringen können, ohne die Beteiligten zu verletzen. Sie werden immer nur in Kombination mit verbalen und nonverbalen Kommunikationstechniken eingesetzt (◘ Abb. 12.4).

12.4.3.4 Zwangsmaßnahmen

Zwangsmaßnahmen sind als Ultima Ratio zu betrachten. Sie können außerordentlich traumatisierend sein, und deshalb ist hier das Prinzip der Verhältnismäßigkeit besonders zu beachten (SAMW 2004). Dies darf aber nicht dazu führen, dass die Anwendung von Zwang tabuisiert und dadurch intransparent und schwer kontrollierbar wird. Unter bestimmten Umständen ist es ethisch, eine Zwangsmaßnahme anzuwenden, und unethisch sie zu unterlassen, denn Gewalt per Prinzip abzulehnen kann bedeuten, eventuell größere Gewalt nicht verhindert zu haben (Egger 2013).

12.4.4 Tertiärprävention

Bei der Tertiärprävention werden Schritte gesetzt, um die Folgen einer Gewalthandlung zu vermindern bzw. bei auffällig aggressiven und gewaltbereiten Personen ein solches Verhalten bzw. die weitere Zunahme desselben in Zukunft zu verhindern (Egger 2018).

12.4.4.1 Nachbetreuung nach gewalttätigen Ereignissen

Die Betreuung der MitarbeiterInnen nach gewalttätigen Ereignissen wird vielerorts noch sehr unkoordiniert angegangen. Praxisbeispiele zeigen, dass sich durch eine Betreuung innerhalb der ersten Stunden nach einer solchen Begebenheit bei sehr vielen Beschäftigten eine weitere professionelle Unterstützung erübrigt (Schieron 2015). Diese „Erste Hilfe" sollte jedoch schon zuvor systematisch durchdacht und geplant werden, da in einer Krise eine nicht vorhandene Strategie nur schwer entwickelt werden kann.

Kommunikationsgestützte Körperintervention
Festhaltegriff - Beidseitig, Daumen unten

Die eigenen Hände verschränken und wie einen Delfin, der ins Wasser springt, nach unten zeigen lassen. Hände und Unterarme schwungvoll nach unten bringen. Dabei eine kreisförmige Außenbewegung der eigenen Arme vollbringen.

Merkpunkt:
Oberkörper bleibt aufrecht.

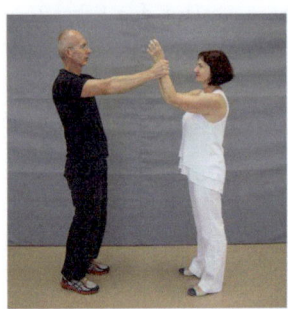
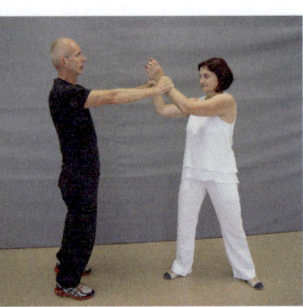

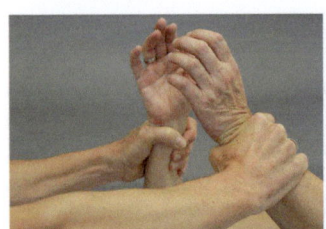
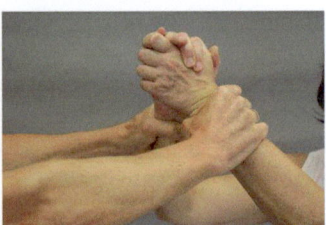
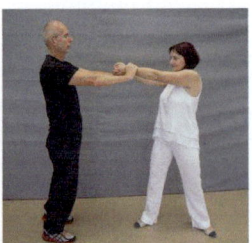

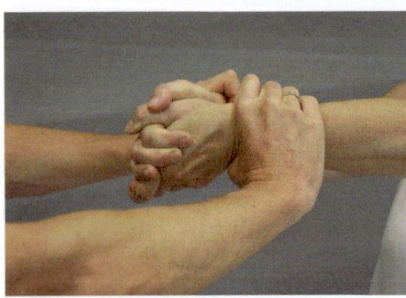
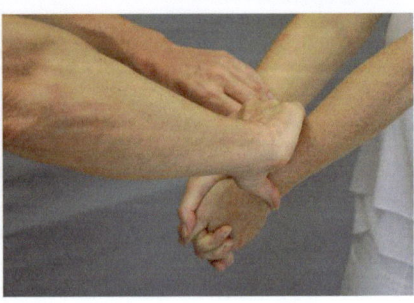

Abb. 12.4 Um Situationen zu deeskalieren: Übung der kommunikationsgestützten Körperinterventionen. Beispiel: In einem Krankenhaus wird eine Betreuerin von einem Patienten festgehalten. Zunächst versucht sie mit dem Aggressor verbal in Kontakt zu kommen und ihn dazu zu bringen, sie loszulassen. Sollte dies zu keinem Erfolg führen, wendet sie eine Körpertechnik an, die weder sie noch ihn verletzt, und eine weitere Zusammenarbeit möglich macht

12.4.4.2 Nachbesprechung nach Zwangsmaßnahmen

Auch mit der Person, die gewalttätiges Verhalten gezeigt hat, muss eine Nachbesprechung stattfinden (Walter et al. 2012). Die Wahrnehmung von aggressiven und gewalttätigen Situationen durch die PatientInnen unterscheidet sich oft sehr beeindruckend von jener der MitarbeiterInnen. Dies ist wichtig, da die Einstellung und die Erfahrung der PatientInnen die Möglichkeiten einer zukünftigen Verhaltensänderung in Richtung Aggressionsvermeidung beeinflussen. Ziel der Nachbesprechung ist, das jeweils eigene Erleben darzulegen und Möglichkeiten zu entwickeln, wie in Zukunft ein gewaltfreies Miteinander möglich wäre. Ziel darf nicht sein, den eigenen Standpunkt zu verteidigen, die andere Person anzuklagen oder einen Schuldigen zu suchen.

12.5 Verhaltensrichtlinien

Verhaltensrichtlinien sind Regeln, die von einer Gruppe, einem Berufsstand oder einem Unternehmen (meist schriftlich) aufgestellt werden und als Verhaltensweisen von den Mitgliedern eben dieser Organisation erwartet werden. Diese Regeln geben dem einzelnen Teammitglied ein praktisches Handlungsinstrument, nach dem es im Bedarfsfall handeln soll.

12.5.1 Erkennen von Zusammenhängen

Aggression und Gewalt können viele Gründe und Auslöser haben, ebenso vielfältig sind auch die Mittel damit umzugehen. Die Standardlösung existiert nicht, da die handelnden Personen genauso individuell sind wie die Motive hinter ihrem Verhalten. Allerdings kann ein Verständnis für die Situationsdynamik Deeskalation ermöglichen (Walter et al. 2012; Richter 2014):

- Erkennen, warum eine Situation eskalierte:
  Eskalation von PatientInnen entsteht oft durch unangenehme Reize, seien es Verbote, geschlossene Stationstüren, Aufforderungen zur Medikamenteneinnahme, …
  Wesentlich ist herauszufinden, welcher Auslöser verantwortlich war, um diesen, wenn möglich, in Zukunft zu vermeiden.
- Interaktion:
  Für eine erfolgreiche Deeskalation ist es notwendig, die Interaktion zwischen den beteiligten Menschen zu erfassen und zu verstehen. Aggression entsteht sehr häufig nach dem Kontakt mit anderen. Subjektiv provozierend können dabei Mimik, Gestik, Körpersprache sein, aber auch Stimme und Lautstärke. Oft bewirken Anweisungen, Bitten und Untersagungen bei einer Person nichts, während diese von anderen Personen kommentarlos aufgenommen und angenommen werden (z. B. Problematik Mann – Frau).
- Gewalt hat einen Grund:
  Gewalt entsteht, mit wenigen Ausnahmen (z. B. bei gewissen Persönlichkeitsstörungen), immer durch einen Anlass, der für andere Menschen nicht immer nachvollziehbar ist. Wichtig ist zu akzeptieren, dass es einen (subjektiven) Grund für eine Gewalttat gibt.

- Bewältigungsstrategien:
  Einige Menschen sind nicht in der Lage, in Krisensituationen rational und gewaltfrei zu reagieren.

Verstehen der Dynamik von Aggression und Gewalt bedeutet nicht, dass aggressive und gewalttätige Handlungen akzeptiert werden. Oft ist es nötig, dass dem Aggressor mitgeteilt wird, dass seine Person und seine Probleme anerkannt werden, seine Handlungen aber nicht zu akzeptieren sind.

12.5.2 Grundregeln der Deeskalation nach Richter

Zahlreiche Autoren (z. B. Schirmer et al. 2012; Walter et al. 2012) beschreiben Empfehlungen und Vorschläge, die in den meisten aggressiven bzw. gewalttätigen Situationen helfen und unterstützen können. Richter (2014) hat zehn solcher Praxisprinzipien zusammengestellt. Trotzdem muss beachtet werden, dass jede Konfrontation einmalig und eine Deeskalation, abhängig von Umgebung und handelnden Personen, individuell zu handhaben ist.

- Zeigen Sie Empathie, Sorge, Respekt, Ernsthaftigkeit und Fairness:
  Begegnen Sie dem Menschen gegenüber mit Aufrichtigkeit und Interesse.
- Machen Sie sich realistische Erwartungen:
  Überlegen Sie, ob sich die Situation wirklich friedlich lösen lässt, manche Auseinandersetzungen lassen sich nicht ohne Gewalt lösen. In diesem Fall flüchten Sie oder holen Sie Hilfe und denken Sie an den Schutz aller Beteiligten.
- Kontrollieren Sie nicht Ihr Gegenüber, sondern kontrollieren Sie die Situation:
  Der Versuch, andere Menschen zu kontrollieren und über sie Macht zu erlangen, erzeugt bei diesen das Bedürfnis, sich zu verteidigen.
- Treffen Sie Entscheidungen gemeinsam:
  Reflektieren Sie die Situation gemeinsam mit dem Team, Sie ersparen sich dadurch einen eingeengten Blickwinkel und einsame Fehlentscheidungen.
- Deeskalation wirkt am besten als frühe Intervention:
  Je früher Sie mit der Deeskalation beginnen, desto größer sind die Chancen, ohne Gewalt auszukommen.
- Versuchen Sie, Zeit zu gewinnen:
  Vermeiden Sie Hast und Eile, es bewahrt vor unbeabsichtigten Handlungen und ermöglicht, das Erregungsniveau zu senken.
- Halten Sie Abstand:
  Der Abstand sollte mindestens eine Armlänge betragen, da zu enger Kontakt bedrohlich wirkt und auf einen eventuellen Angriff zu spät reagiert werden kann.
- Seien Sie selbstbewusst:
  Versuchen Sie, selbstsicher aufzutreten, ohne dabei aber dominant und provokant zu wirken.
- Vermeiden Sie Machtspiele:
  Es ist nicht wichtig, ob Sie oder das Gegenüber im Recht ist, im Mittelpunkt steht ein gewaltfreies Miteinander.
- Beachten Sie die Sicherheit aller Personen:
  Da nicht immer sicher ist, wie eine eskalierende Situation endet, muss an die Sicherheit aller, auch Unbeteiligter, gedacht werden.

12.5.3 Eigenes Verhalten in Krisensituationen

In Krisen, bei Ärger und in Gefahrensituationen reagieren Menschen oft emotional und nicht immer nachvollziehbar. Dies gilt für PatientInnen und BewohnerInnen genauso wie für das betreuende Personal. Deshalb sollten Sie Ihre Reaktionen in Stresssituationen kennen und lernen, ein deeskalierendes Verhalten bewusst einzusetzen (Schirmer et al. 2012; Richter 2014).

- Eigene Toleranz kennenlernen:
  Wie gelassen sind Sie, wenn Sie z. B. beschimpft werden? Welche Rolle spielt dabei, ob Sie den Schimpfenden für zurechnungsfähig halten oder nicht? Haben die Erkrankung oder das Alter der anderen Person einen Einfluss auf Ihre Reaktion?
- Lernen Sie Ihre Grundsätze und Normen kennen:
  Überlegen Sie, nach welchen Regeln und Überzeugungen Sie handeln, welche Erwartungen Sie an sich und Ihr Berufsbild haben. Stimmen Ihre Normen mit denen der anderen Teammitglieder überein? Wenn diese eigenen oder gemeinsamen Prinzipien einer deeskalierenden Grundhaltung entgegenstehen, müssen sie eventuell modifiziert werden.
- Lernen Sie, mit eigenem Ärger umzugehen:
  Bereiten Sie sich auf Provokationen vor. Lernen Sie schon vor einem Konflikt, Ihre Muskeln zu entspannen, Ihre Atmung zu kontrollieren.
- Ruhig bleiben:
  Bleiben Sie in einer Krise ruhig, lassen Sie sich nicht von Beschimpfungen und Beleidigungen provozieren.
- Selbstkontrolle aufrechthalten:
  Achten Sie auf Ihre Handlungen und Ihre Reaktionen. Ihre Atmung sollte gleichmäßig sein, Ihre Haltung aufrecht, aber entspannt. Eine ruhige, tiefere Stimme vermittelt Entgegenkommen und Sicherheit.
- Halten Sie Kontakt:
  Die Beziehung ist die Grundlage einer Deeskalation. Die Beziehungsarbeit beginnt mit der ersten Kontaktaufnahme und muss auch nach einer Krise weitergeführt werden. Dabei sind die Prinzipien der Wertschätzung und Autonomie zu beachten, gleichzeitig muss der betreuten Person aber auch mitgeteilt werden, dass in dieser Arbeitsbeziehung Rollen existieren und sie die Situation ganz wesentlich mitbestimmt.

12.6 Schlussbetrachtungen

Menschen, die im Gesundheits- oder Sozialbereich tätig sind, werden in ihrer Arbeit wiederholt mit Aggression und Gewalt konfrontiert. Da diese Realität Auswirkungen auf die Betreuenden und die Betreuten hat, ist die Einführung eines systematischen und strukturierten Deeskalationsmanagements in den Gesundheits- und Sozialeinrichtungen unabdingbar. Hierbei können Strategien und Richtlinien sehr unterstützend sein.

Um das Gelernte, egal ob es sich um kommunikative Strategien handelt oder um Körperinterventionen, im Notfall anwenden zu können, ist Training notwendig. Ohne regelmäßige Übung lassen sich viele Interventionen nicht automatisiert anwenden.

Aggressions- und Gewaltmanagement ist allerdings auch etwas sehr Individuelles, abhängig von Alter, Beruf, Auftreten, Erfahrung, Herkunft und Geschlecht der Beteiligten. Deeskalierendes Handeln, das nicht zur Person passt, wirkt unglaubwürdig und aufgesetzt.

Die wichtigste Grundvoraussetzung für ein gelingendes Deeskalationsmanagement ist aber eine deeskalierende Grundhaltung der MitarbeiterInnen. Alle Beteiligten benötigen eine ethisch fundierte Geisteshaltung und die Bereitschaft, ihr Bestes in der herausfordernden Situation zu geben. Diese ethische Orientierung muss durch Austausch im multiprofessionellen Team und unter Einbeziehung aller Betroffenen ständig weiterentwickelt werden.

Literatur

Bärsch B, Rohde M (2008) Kommunikative Deeskalation: Praxisleitfaden zum Umgang mit aggressiven Personen im privaten und beruflichen Bereich. Books on Demand, Norderstedt

Bruderhaus Diakonie (2012) Rahmenkonzept Gewaltprävention – Grundsätze und Hilfen zum Umgang mit Gewaltereignissen und freiheitseinschränkenden Maßnahmen in den Einrichtungen und Diensten der BruderhausDiakonie. BruderhausDiakonie, Reutlingen

Colten D (2004) Checklist for assessing your organization's readiness for reducing seclusion and restraint. ▶ https://www.livesinthebalance.org/sites/default/files/S&R%20Checklist%20-%202010.pdf. Zugegriffen: 12. Sept. 2019

Egger W (2013) Zwangsmaßnahmen im Erleben psychisch kranker Menschen unter besonderer Berücksichtigung von Fixierung und Netzbett. Unveröffentlichte Masterarbeit, Wien

Egger W (2018) Umgang mit aggressivem Verhalten – Material und Unterlagen zum Vortrag über Aggression und Gewalt, Deeskalation und Nachbetreuung. NAGS Austria, Wien

Felgner L (2008) Psychiatrische Pflege. Kohlhammer, Stuttgart

Geen RG (2001) Human aggression. Open University Press, Buckingham

Gugel G (2010) Handbuch Gewaltprävention II. Für die Sekundarstufe und die Arbeit mit Jugendlichen. Grundlagen – Lernfelder – Handlungsmöglichkeiten. Institut für Friedenspädagogik, Tübingen

Hahn S (2014) Gewalt und Aggressionen von Patienten und Besuchern gegen das Personal im Gesundheitswesen. Vortrag beim Zentralschweizer Gesundheitssymposiums, Luzern, 24. Juni 2014

Hahn S, Hantikainen V, Needham I, Kok G, Dassen T, Halfens RJ (2012) Patient and visitor violence in the general hospital, occurrence, staff interventions and onsequences: a cross-sectional survey. J Adv Nurs 68(12):2685–2699

ILO ICN WHO PSI (2003) Workplace Violence in the Health Sector: Country Case Studies Research Instruments Survey Questionnaire (English). Joint Programme on Workplace Violence in the Health Sector. ILO/ICN/WHO/PSI, Geneva

Milczarek M (2010) Workplace violence and harassment: a European picture. European Agency for Safety and Health at Work, Luxembourg

NAGS- Netzwerk Aggressionsmanagement im Gesundheits- und Sozialbereich (2019) Ein professioneller Einstieg zu Deeskalation. ▶ https://nags.at/angebote/basiskurse/. Zugegriffen: 12. Sept. 2019

Nau J, Oud N, Walter G (2018) Gewaltfreie Pflege – Praxishandbuch zum Umgang mit aggressiven und potenziell gewalttätigen Patienten. Hogrefe, Bern

Nolting HP (2005) Lernfall Aggression 1: Wie sie entsteht – wie sie zu vermindern ist – Eine Einführung. Rowolt Taschenbuch, Hamburg

Oud N, Walter G (2009) Aggression in der Pflege. Ibicura, Unterostendorf

Pfau D (2005) Beziehungsarbeit in der psychiatrischen Pflege. Unveröffentlichte Hausarbeit, Solingen

Richter D (2001) Gewaltsituationen in der psychiatrischen Pflege. Psych Pflege 7:242–247

Richter D (2014) Deeskalation von Konfliktsituationen. Psych Pflege Heute 20:221–225

SAMW – Schweizer Akademie der Medizinischen Wissenschaften (2004) Zwangsmassnahmen in der Medizin. Schweiz Ärteztg 85(50):2707–2714

Schieron M (2015) Gewaltprävention im Krankenhaus. Das Krankenh 7:679–681

Schirmer U, Mayer M, Martin V, Vaclav J, Gaschler F, Özköylü S (2012) Prävention von Aggression und Gewalt in der Pflege. Schlütersche, Hannover

Stefan H (2019) Tabuthema „Aggression und Gewalt" – das krankmachende Phänomen. Österr Pflegez 1(2019):35–38

Stefan H, Dorfmeister G (2008) Aggression von Patienten & Besuchern in Krankenanstalten & Geriatriezentren, ein Studienbericht. Wiener Krankenanstaltenverbund, Wien

Stefan H, Egger W (2019) Architektur – Deeskalationsmanagement – Psychiatrie, ein Erfahrungsbericht aus der Praxis. Unveröffentlichter Bericht, Wien

Stefan H, Egger W, Konlechner M (2014) Sicherheits- und Deeskalationsmanagement. In: WEKA-Verlag (2019) Handbuch für Gesundheitseinrichtungen. Weka, Wien (Kapitel 7)

Unfallkasse NRW (2019) Risiko Übergriff – Konfliktmanagement im Gesundheitsdienst: Professionelle Grundhaltung. ▶ https://www.gesundheitsdienstportal.de/risiko-uebergriff/content/05_kommunikation/02_prof_grundhaltung/index.htm. Zugegriffen: 12. Sept. 2019

Walter G, Nau J, Oud N (2012) Aggression und Aggressionsmanagement, Praxishandbuch für Gesundheits- und Sozialberufe. Hans Huber, Göttingen

WHO (2003) Weltbericht Gewalt und Gesundheit. WHO-Regionalbüro für Europa, Kopenhagen

Zuaboni G, Miłosz ZA, Malojer G, Needham I, Abderhalden C (2015) Was empfehlen Psychiatrie-Erfahrene zur Prävention von Gewalt und Zwangsmaßnahmen während stationärer psychiatrischer Behandlungen? J Qual Forsch Pflege – Gesundheitswissenschaft 2(2):156–163

Sekundäre Traumatisierung als Berufsrisiko: Prävention – Schutz – Heilung

Andrea Schulten

13.1 Einleitung – 171

13.2 Primäre, sekundäre und tertiäre Traumatisierung – 172

13.3 Die Kosten des Helfens – 173
13.3.1 Klärung von Begriffen – 173
13.3.2 Abgrenzung von anderen ähnlichen Begriffen – 174
13.3.3 Positive Aspekte des Helfens – 177

13.4 Prävalenzen – 178

13.5 Diagnostik – 178

13.6 Symptomatik – 179

13.7 Wie kommt es zur sekundären Traumatisierung? – 182

13.8 Risikofaktoren – 183

13.9 Prävention – 184

13.10 Was können wir TherapeutInnen für uns tun? – 185
13.10.1 Selbstfürsorge – 185
13.10.2 Verhaltensprävention – 186
13.10.3 Prävention bei der Arbeit mit traumatisierten Menschen – 187
13.10.4 Gesundes Miteinander im Team, kollegiale Unterstützung – 188
13.10.5 Gesunde Arbeitsbedingungen – 188

© Springer-Verlag GmbH Deutschland, ein Teil von Springer Nature 2020
F. Riffer et al. (Hrsg.), *Therapeutische Beziehungen,* Psychosomatik im Zentrum 4,
https://doi.org/10.1007/978-3-662-60817-3_13

13.11	Behandlung der sekundären Traumatisierung – 189
13.12	Schlusswort – 189
	Literatur – 190

13.1 Einleitung

> „Alles wirkliche Leben ist Begegnung." (Buber 1999)

Was bedeutet es für traumatherapeutisch arbeitende KollegInnen, wenn die beruflichen Begegnungen davon geprägt sind, dass unser Gegenüber traumatisierende Erfahrungen gemacht hat? Wenn wir beständig mit Schreckensmeldungen konfrontiert sind oder mit Menschen, die Schreckliches überlebt haben? Wer traumatisierten Menschen hilft, kann durch diese Begegnungen, auch wenn er selbst dem Trauma nicht unmittelbar ausgesetzt ist, selbst traumatisiert werden.

Ich weiß nicht, wie es Ihnen manchmal geht, nachdem die letzte KlientIn gegangen ist. Welche Folgen hatten die Begegnungen an einem Arbeitstag in der psychotherapeutischen Praxis oder in der Klinik für Sie? Können Sie gut abschalten? Oder werden Sie von Inhalten der Gespräche bis in den Schlaf hinein verfolgt?

Der Psychotherapeut Lemke (2017) beschreibt eine eigene Erfahrung: „Nachdem der letzte Klient gegangen war, setzte ich mich zurück in meinen Therapeutenstuhl und wollte einfach noch eine Weile innehalten und durchatmen, ehe ich mich in den abendlichen Alltag begeben würde. Es war ganz still im Haus. Es bemächtigte sich meiner ein Gefühl unendlich tiefer, sanfter Trauer. Ich merkte plötzlich, dass die Tränen einfach so aus meinen Augen rannen – ohne Aufruhr und ohne Schluchzen. Mir war klar, dass meine Seele weinte – berührt von all dem Leid, das ich heute gehört hatte."

Wolf (2018) berichtet von einem Kollegen, der mit Opfern des 9/11-Attentats in New York traumatherapeutisch arbeitete:

> „Wenn sich die Aufzugtüren bei der Arbeit öffneten, stellte er sich vor, wie brennende Menschen herausstürzten, wie die Schreie die Lobby erfüllten. Ganz so, wie es die Menschen am 11.09.2001 in New York erlebt hatten. Nur: Dieser Mann war an jenem Tag gar nicht in dem brennenden World Trade Center. Allerdings behandelte der klinische Psychologe in den Jahren nach dem Unglück Patienten mit PTBS, die den einstürzenden Twin Towers entkommen waren und die schrecklichen Bilder nicht mehr loswurden. Im Zuge der langen und quälenden Gespräche gruben sich die Erinnerungen seiner PatientInnen auch in sein Gedächtnis ein. Im Alltag drängten sie sich in seine Gedanken, im Schlaf kehrten sie in Form von Albträumen wieder. Er erlebte die ersten Panikattacken seines Lebens."

In den therapeutischen Teams, in Inter- und Supervisionen, im Rahmen der Selbsterfahrung wird immer öfter und immer offener von vergleichbaren Erfahrungen berichtet. Prävention ist wichtig; Skills für Psychohygiene, Achtsamkeit und Selbstfürsorge befinden sich im Notfallkoffer aller KollegInnen. Immer mehr im traumatherapeutischen Bereich tätige PsychologInnen und PsychotherapeutInnen fühlen sich gestresst, ausgelaugt, können die schlimmen Geschichten nicht mehr hören oder vertiefen sich grenzenlos auch nach Arbeitsende in traumatherapeutische Fachliteratur, Fortbildungen und PatientInnenkontakte. Sachsse (2004) verwendet für diese Phänomene den Begriff der psychischen Infektion: „In unserem psychosozialen und psychotherapeutischen Arbeitsfeld geht es auch um Infektion im weitesten Sinn. Traumata übertragen sich wie eine Infektionskrankheit auf die HelferIn, wenn diese sich nicht ausreichend schützen kann."

In diesem Kapitel soll folgenden Fragen nachgegangen werden:
1. Wenn wir uns beruflich mit schlimmen Erlebnissen anderer Menschen beschäftigen, kann das dazu führen, dass unsere eigenen Bewältigungsmechanismen überfordert sind?
2. Unter welchen Bedingungen wird die TherapeutIn mittraumatisiert?
3. Wie hoch ist das Risiko einer sekundären Traumatisierung? Ist die sekundäre Traumatisierung eine Berufskrankheit? Ist sie in unseren Diagnosekatalogen kodierbar?
4. Wie wirkt sich eine sekundäre Traumatisierung auf unsere therapeutische Arbeit aus?
5. Was kann dazu beitragen, dass man trotz der Belastungen bei der Arbeit mit traumatisierten Menschen gesund bleibt?

Sie, liebe LeserIn, könnten an dieser Stelle eine Lesepause einlegen. Lehnen Sie sich zurück. Denken Sie an eine Situation im Rahmen Ihrer therapeutischen Arbeit, in der es so gewesen ist, dass Sie gedacht haben: „Das war jetzt wirklich sehr belastend, was ich da gehört, gesehen oder erlebt habe. Das kommt mir so nah, dass mir das Abschalten schwerfällt." Schreiben Sie bitte auf, was Sie üblicherweise tun, damit es Ihnen wieder gut geht. Wir in den helfenden Berufen tätigen Menschen sind ja ExpertInnen in Sachen Wohlergehen. Was zählt zu Ihren Ressourcen?

13.2 Primäre, sekundäre und tertiäre Traumatisierung

Das Phänomen der sekundären Traumatisierung ist heute in aller Munde und insbesondere unter TraumatherapeutInnen nicht mehr zu ignorieren. Viele KollegInnen haben eine vage Vorstellung davon, was eigentlich gemeint ist. Und doch haben verschiedene Menschen unterschiedliche Konzepte davon, was eigentlich gemeint ist.

Es werden verschiedene Ebenen der Traumatisierung unterschieden.

Bei einer **primären Traumatisierung** erleidet man die traumatisierende Situation direkt, ist unmittelbar am eigenen Körper betroffen und in seinen Bewältigungsmöglichkeiten überfordert. Auch die unmittelbare Zeugenschaft eines traumatischen Geschehens oder die mündliche Mitteilung eines plötzlichen Todes eines nahestehenden Menschen stellt eine primäre Traumatisierung dar. Ein traumatisches Ereignis zu erleben, zu bezeugen oder mitgeteilt zu bekommen bedeutet nicht zwangsläufig, dass der oder die Betroffene traumatisiert ist bzw. später eine Posttraumatische Belastungsstörung oder eine andere Traumafolgestörung entwickelt. Ob es dazu kommt, hängt von verschiedenen Resilienz- und Risikofaktoren, aber auch von peritraumatischen Faktoren ab.

Sekundäre Traumatisierung entsteht durch die persönliche Konfrontation mit traumatisierten Personen. Es handelt sich um eine übertragene Traumatisierung, ohne dass man selbst mit dem traumatischen Ereignis konfrontiert wird, eine Traumatisierung, die „ohne direkte sensorische Eindrücke des Ausgangstraumas sowie mit (zumeist größerer) zeitlicher Distanz zum Ausgangstrauma entsteht" (Daniels 2006).

Traumatische Situationen können also auch indirekt erlebt werden – während wir einer Person in Not helfen, sie beobachten, ihr empathisch zuhören, mit ihr traumatherapeutisch arbeiten. Betroffen sind nicht nur PsychotherapeutInnen, sondern auch ErsthelferInnen, PolizistInnen, Feuerwehrleute, MitarbeiterInnen von Hilfsorganisationen, medizinisches und pflegerisches Personal, Krankenhauspersonal, PädagogInnen, SeelsorgerInnen, ÄrztInnen, SozialarbeiterInnen, LehrerInnen, insbesondere aber auch Kinder, PartnerInnen und Angehörige von Traumatisierten. Andreatta und Unterluggauer (2010) benennen die Gefahr der sekundären Traumatisierung bei allen helfenden Berufsgruppen von der Unterstützung in der Akutphase bis zum Verarbeitungsprozess, also von der Erstversorgung bis zu längerfristigen therapeutischen Begleitungen. Daniels hingegen sieht die direkten Konfrontationen mit traumatisierenden Situationen oder traumatisierten Menschen bei Risikogruppen wie beispielsweise Feuerwehr, Rettungsdienst, Polizei durch die aktuellen Diagnosekriterien des ICD-10 (Dilling et al. 2015), ICD-11 (WHO 2018), DSM-5 (APA 2015) abgedeckt. Sie zählen zu den primären Traumatisierungen, so dass laut Daniels (2006) die Bezeichnung „Sekundäre Traumatisierung" hier unangemessen erscheint. In beiden Fällen würde der Begriff der „Berufsbedingten Traumatisierung" eher zutreffen (Heinrichs et al. 2001).

Sekundäre Traumatisierung entsteht durch das Wissen um ein traumatisches Ereignis, das einer anderen Person widerfährt oder widerfahren ist. Das kann insbesondere bei starkem Mitgefühl mit der traumatisierten Person bzw. unbewusster Identifizierung mit ihr eintreten. Je unmittelbarer der Kontakt zu Primärbetroffenen und zu deren traumatischen Erlebnissen ist, desto schwieriger ist es, sich zu schützen und innerlich abzugrenzen. Dies kann zu Verhaltensänderungen, emotionaler Erschöpfung, Änderungen des Selbst- und Weltbildes sowie zu psychischen Symptomen, die denen einer posttraumatischen Belastungsstörung vergleichbar sind, führen.

Eine **tertiäre Traumatisierung** entsteht durch die Konfrontation mit belastenden Erfahrungen, zu denen eine größere räumliche und persönliche Distanz besteht. JournalistInnen, MedienberichterstatterInnen, die aus Krisengebieten berichten, könnten beispielsweise davon betroffen sein.

13.3 Die Kosten des Helfens

13.3.1 Klärung von Begriffen

Der Begriff der sekundären Traumatisierung wird nicht einheitlich verwendet. Die „Kosten des Helfens" (Figley 1995) werden in der Literatur mit unterschiedlichen Begriffen belegt. Andererseits werden mit einem Begriff auch unterschiedliche Phänomene bezeichnet:

Schmitt (1999) versteht unter sekundärer Traumatisierung die Folgen der Fehlbehandlung eines Traumaopfers. Das Traumaopfer wird durch falsche Behandlung nochmals traumatisiert. Sekundär traumatisiert zu sein bedeutet eine Zweitbelastung des Opfers durch die TherapeutIn. Kinzie et al. (2002) untersuchten die Wirkung des 11. September auf Flüchtlinge aus fünf verschiedenen Ländern: Bosnien, Somalia, Laos, Vietnam, Kambodscha. Die Flüchtlinge waren bereits schwer primär traumatisiert und litten an PTBS. Im Vergleich zu PatientInnen mit Schizophrenie oder Depression der gleichen Ethnie reagierten die PTBS-Betroffenen deutlich stärker auf die Ereignisse des 11.09.2001 – eine sekundäre Traumatisierung. Sie wurden sozusagen zum zweiten Mal traumatisiert, so die Autoren. Hier ist nicht die Traumatisierung der helfenden Person, sondern die Retraumatisierung des Opfers gemeint.

Eine Studie von Baranowsky et al. (1998) untersucht die „transgenerational transmission" von PTBS an der Nachkommenschaft von Holocaust-Überlebenden. Demnach zeigen viele Kinder von überlebenden Holocaust-Eltern Symptome einer speziellen Verwundbarkeit – eine Art „latente sekundäre Belastungsstörung". Die Wirkung von traumatischen Inhalten über Generationen hinweg wurde als kollektive transgenerationale indirekte Traumatisierung bezeichnet und ist ebenso belegt wie die Weitergabe von traumatischen Erfahrungen innerhalb eines Familiensystems. Beispielsweise sind hier die Teufelskreise von Gewalt, Misshandlung oder sexuellem Missbrauch, sog. intergenerationale Familientraumata, zu nennen. Umgekehrt hat aber auch z. B. sexualisierte Gewalt gegenüber einem Kind, welches für dieses eine direkte Traumatisierung darstellt, eine indirekte Auswirkung auf Eltern, Geschwister und andere Bezugspersonen. Die Übertragungen von Traumata geschehen in sozialen Beziehungen, Partnerschaften und Gemeinschaften mit einer stark ausgeprägten kollektiven Identität durch Mechanismen wie Bindung, Empathie, Identifikation oder Abhängigkeit sowie elterliche Fürsorge (Andreatta 2006).

Im allgemein gebräuchlichen Kontext der Psychotraumatologie versteht man unter sekundärer Traumatisierung eine Traumatisierung von Menschen, die als HelferInnen mit den Primär-Traumaopfern in Kontakt sind. In diesem Kapitel wird der Begriff der sekundären Traumatisierung entsprechend der Definition von Daniels (2006) verwendet:

> „Eine übertragene Traumatisierung, die zu Stande kommt, obwohl man selbst nicht mit dem traumatischen Ereignis konfrontiert wird. Traumatisierung, die ohne direkte sensorische Eindrücke des Ausgangstraumas sowie mit (zumeist größerer) zeitlicher Distanz zum Ausgangstrauma entsteht."

13.3.2 Abgrenzung von anderen ähnlichen Begriffen

Lemke (2017) hat sich die Mühe gemacht, die verschiedenen zum Thema sekundäre Traumatisierung verwendeten Begriffe zu sammeln und das Begriffschaos zu klären. Manche sind eher metaphorische Begriffe (verwundete HeilerIn), Vorläufer-Begriffe oder Synonyme (Helfersyndrom), Teilaspekt-Begriffe (empathische Traumatisierung) oder Begriffe mit einem weiteren Bedeutungsumfeld (innere Kündigung) (Lemke 2017, ◘ Abb. 13.1). Einige Begriffe sollen im Folgenden genauer beschrieben und zur sekundären Traumatisierung, wie oben definiert, abgegrenzt werden.

Der Begriff **verwundete HeilerIn** bezeichnet einen Menschen, der schon verwundet oder noch verwundet in den Beruf der HeilerInkommt, um sich selbst auch zu heilen. Der Begriff wird unterschiedlich verwendet: z. B. für PsychiaterInnen, die selbst auch einmal als PatientInnen in der Psychiatrie waren, für ÄrztInnen oder PsychotherapeutInnen, die durch das Schicksal ihrer PatientInnen zutiefst betroffen werden, oder für KollegInnen, die selbst traumatische Lebenseinbrüche erfahren haben (Lemke 2017). Hier ist die berufliche Auseinandersetzung mit jedweder Art kranker Menschen gemeint in Abgrenzung zum Begriff der sekundären Traumatisierung, die sich ausschließlich auf die Arbeit oder den Kontakt mit traumatisierten Menschen bezieht. In einer Studie von Elliott und Guy (1993) berichten psychotherapeutisch arbeitende PsychologInnen überdurchschnittlich häufig von eigenen nichtsexuellen und sexuellen Gewalterfahrungen sowie von Kindheitstraumata (39 % der Frauen, 26 % der Männer). Aber auch 31 % der „female counselors", die mit Überlebenden sexueller Gewalterfahrungen arbeiten, gaben in einer Studie an, selbst vergewaltigt worden zu sein (Schauben und Frazier 1995).

Sekundäre Traumatisierung als Berufsrisiko: Prävention ...

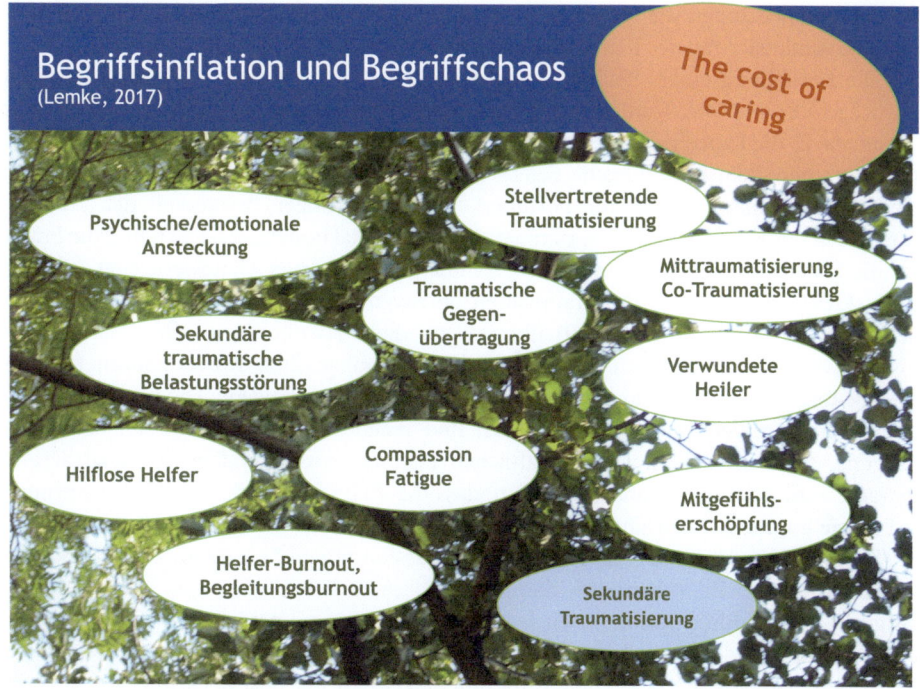

Abb. 13.1 Begriffsinflation und Begriffschaos

Pearlman und Saakvitne (1995) haben das Konzept der **stellvertretenden Traumatisierung** – „vicarious traumatization" entwickelt. Die Konfrontation mit Gewalt und Traumatisierung führten dazu, dass sich emotional-kognitive Schemata der PsychotherapeutInnen verändern und somit auch ihre Erwartungen und Annahmen über sich und die Welt sich negativ verändern (McCann und Pearlman 1990). Der Begriff ist sehr eng gefasst und bezieht sich ausschließlich auf die psychotherapeutische Arbeit mit Traumaopfern, welche sich nach Pearlman und Mitarbeiterinnen auch deutlich von anderer Psychotherapie unterscheidet. Durch die Begegnung mit Gewalt, Zerstörung, Grausamkeit, Unvorhersagbarkeit können schwere Formen der stellvertretenden Traumatisierung entstehen, die nach Pearlman und Saakvitne (1995) mit umfassenden kognitiven und spirituellen Änderungen in der Welt- und Selbstsicht, mit Veränderungen in den Bereichen Identität, psychische Bedürfnisse, Grundüberzeugungen und Gedächtnis bei den betroffenen psychotherapeutisch Tätigen einhergehen. Ressourcen und Fertigkeiten, Selbststeuerungskapazitäten sowie spirituelle Rückbindungen können beeinträchtigt werden und nicht mehr tragen.

Die Kosten der stellvertretenden Traumatisierung sind insbesondere für die Gesundheit der psychotherapeutisch Tätigen selbst hoch. Die AutorInnen folgern laut Lemke (2017), dass traumapsychotherapeutische Arbeit die psychische Gesundheit der TherapeutInnen gefährden könne. Depression, Zynismus, Entfremdung könnten als Folgen auftreten. Stellvertretende Traumatisierung der TherapeutInnen könne auch für die traumatisierten KlientInnen schädlich sein. Wenn eine mit-traumatisierte

PsychotherapeutInnen die PatientIn nicht mehr angemessen behandeln kann, könne es zur Retraumatisierung der KlientIn kommen.

Die Entstehung einer „vicarious traumatization" wird auf drei auslösende Faktoren zurückgeführt: 1) die Konfrontation mit detaillierten visuellen Beschreibungen der Traumata; 2) die Exposition mit zwischenmenschlicher Grausamkeit; 3) die Beteiligung an traumatischen Reinszenierungen. Eigene Traumatisierungen der PsychotherapeutInnen werden als Vulnerabilitätsfaktor postuliert. Da ein wichtiger Bestandteil der Traumatherapie in der Konfrontation mit traumatischem Material besteht, stellt sich hier die Frage, ob die State-of-the-art-Anwendung des traumatherapeutischen Handwerkzeugs (Schäfer et al. 2019), insbesondere der traumakonfrontativen Therapie für die TherapeutInnen gefährlich ist. Jurisch et al. (2009) überprüften diese Hypothese in einer Zusammenfassung von 21 quantitativen Studien zu den psychologischen Konsequenzen traumatherapeutischer Arbeit. Sie kamen zu folgenden Schlussfolgerungen: „Die veröffentlichten empirischen Studien sind widersprüchlich und rechtfertigen nicht den Ton der Überzeugung, mit dem in der wissenschaftlichen Literatur vor sekundärer Traumatisierung gewarnt wird. Es ist nicht auszuschließen, dass die PTBS-Symptome der TherapeutInnen auf eigene traumatische Erfahrungen zurückzuführen sind."

Figley (2002) verwendet den Begriff „compassion fatigue" synonym zur sekundären Traumatisierung. Er beschreibt damit einen „natürlichen" Zustand. „Compassion fatigue", Mitgefühlsermüdung, wird von ihm als eine „natürliche, vorhersehbare, behandelbare und verhinderbare, unerwünschte Folge der Arbeit mit leidenden Menschen" gesehen. Mit seinem viel zitierten Satz „There is a cost of caring" teilt er seine Überzeugung, dass Helfen kaum ohne persönliche Nebenwirkungen für die Helfenden möglich ist. Diese Art von Stress entwickle sich, wenn man einer Traumatisierten oder Leidenden hilft oder helfen will. Mitgefühlsermüdung wird als berufsbedingte Erschöpfung des empathischen Empfindens definiert. Gemeint ist eine biologische, psychische oder auch soziale Erschöpfung der Helfenden durch nicht mehr steuerbare Empathie. Dies kann nach Figley kumulativ, schleichend oder sprunghaft geschehen. „Compassion fatigue" wird von Figley eher als eine Variante von Burnout bezeichnet und kann jedwede HelferIn ereilen. Sekundäre Traumatisierung in der Definition von Daniels (2006) unterscheidet sich von „compassion fatigue", weil sich dieses Konzept ausschließlich auf die Arbeit mit traumatisierten KlientInnen bezieht.

Auch **Burnout** kann von sekundärer Traumatisierung abgegrenzt werden, weil das Burnout-Konzept sich auf jedwede beruflich bedingte emotionale und körperliche Erschöpfung, Motivationsverlust, Zynismus, negative Einstellung, Gefühl reduzierter beruflicher Leistungsfähigkeit und Zweifel an der eigenen Kompetenz bezieht (Burisch 2010). Burnout ist ein kumulativ, sich allmählich entwickelnder Prozess. Die Auslöser sind meist nicht auf einzelne Ereignisse, sondern auf ungewöhnliche oder andauernde An- und Überforderungen und ständige Beanspruchung zurückzuführen. Oftmals ist aber auch die Abgrenzung schwierig, da Menschen mit traumatischer Vorbelastung eher zum Burnout neigen und andererseits Menschen mit Kindheitsbelastungen oft (auch im Sinne von Selbsthilfe) helfende Berufe wählen (Pross 2009).

Der psychoanalytische Begriff der **Gegenübertragung** wird gelegentlich synonym zur sekundären Traumatisierung verwendet. Lemke (2017) definiert Gegenübertragung nach Stirn (2002) folgendermaßen: „Der Begriff der Gegenübertragung thematisiert das Einbezogensein der TherapeutIn mit ihren eigenen Reaktionstendenzen und insbesondere auch mit ihren unbewussten Anteilen in die Dynamik des therapeutischen Prozesses." Dieses Konzept bezieht sich jedoch auf jedwede KlientIn-TherapeutIn-Beziehung. Gegenübertragung ist nicht gut oder schlecht, schon gar keine Nebenwirkung, sondern passiert einfach, ist natürlich und unvermeidlich. Es geht darum, seine eigenen Gegenübertragungsmuster zu kennen, im therapeutischen Prozess zu erkennen und sie im therapeutischen Setting sinnvoll zu nutzen.

Wilson und Lindy (2002) haben Vermeidung und Überidentifikation als zwei der häufigsten Gegenübertragungsreaktionen in der Traumatherapie identifiziert. Zu Vermeidungsreaktionen gehören das Herabspielen des Traumaerlebens, die Verzerrung, die Leugnung, der Rückzug, die Abstumpfung. Überidentifikation kann sich in exzessiver Parteinahme gegenüber dem Opfer (KlientIn), in Einmischung, in Schuldgefühlen zeigen. Diese Symptomatik konnte Judith Daniels in ihren Interviews und Fragebögen zur sekundären Traumatisierung bei TraumatherapeutInnen finden.

Figley (1995) führte den Begriff Sekundäre traumatische Belastungsstörung (STBS) ein und meint, dass sich die aus den jeweiligen Symptomen zusammensetzenden Syndrome der PTBS/STBS ähnlich seien. Auch Andreatta (2006) führt aus, dass der helfende Kontakt mit traumatisierten Menschen und die Konfrontation mit deren grausamen Erlebnissen zu diversen Symptomen bis hin zum Auftreten einer sekundären posttraumatischen Belastungsstörung führen können.

Es stellt sich die Frage, ob wir uns als HelferInnen wirklich als so schwer traumatisiert betrachten wie unsere KlientInnen, die Krieg, Folter, sexualisierte Gewalt etc. überlebt haben. Ob diese Art der Mittraumatisierung die gleiche Intensität hat wie eine primäre Traumatisierung (Lerias und Byrne 2003). Kann man davon ausgehen, dass das unmittelbare Erleben einer traumatisierenden Situation und das Mitgeteiltbekommen dieser Erfahrung eine vergleichbare Belastung darstellen? Wohl eher nicht. Die Bezeichnung STBS hat sich in der Fachwelt nicht durchgesetzt.

13.3.3 Positive Aspekte des Helfens

Um nicht nur die negativen Aspekte helfender Berufe zu sehen, hat sich der Begriff „compassion-satisfaction" entwickelt – Mitgefühl-Zufriedenheit – und damit auch ein Konzept, das sich mit den positiven und befriedigenden Aspekten der Arbeit mit traumatisierten Menschen beschäftigt (Stamm 2002). Vielleicht kann entsprechend dem posttraumatischen Wachstum bei Traumatisierten sekundäres posttraumatisches Wachstum bei den Helfenden auftreten? Möglicherweise führt das heilsame Bewältigen der sekundären Traumatisierung in der Zukunft zu einem Zuwachs an Lebensweisheit, zu einer Steigerung der Lebensqualität, zu einer verbesserten Selbstwahrnehmung oder zu intensiveren zwischenmenschlichen Beziehungen. Ortlepp und Friedman (2002) beschreiben, dass durch die Auseinandersetzung mit den Belastungen der KlientInnen die Erkenntnis gewonnen werden kann, dass trotz beruflicher Höchstleistungen Leid nicht immer zu verhindern ist. Unrealistische Erwartungen und Ansprüche können korrigiert werden. Man kann als HelferIn erkennen, dass man selbst verletzlich ist, und somit vielleicht seine Grenzen besser einschätzen. Sich auf die KollegInnen verlassen können, sich getragen fühlen, gut im Team zusammenzuarbeiten in all den schwierigen Prozessen kann eine wohltuende, wichtige Erfahrung sein. Ortlepp und Friedman (2002) beschreiben positive Veränderungen bei den Helfenden im Sinne von Affekttoleranz, höherer Achtung der eigenen Familie und Respekt vor der menschlichen Widerstandskraft. Shakespeare-Finch et al. (2003) konnten in Untersuchungen bei RettungssanitäterInnen als positiven Output die Erkenntnis von persönlicher Kraft und Stärke vermerken.

13.4 Prävalenzen

Daniels (2006) konnte in ihrer Studie erheben, dass 29,1 % der traumatherapeutisch arbeitenden StudienteilnehmerInnen die Kriterien der sekundären Traumatisierung entsprechend dem von ihr konstruierten Fragebogen erfüllten. Püttker et al. (2015), die den Fragebogen von Daniels verwendeten, konnten bei einer Erhebung unter 312 TraumatherapeutInnen 22 % moderat sowie 11,2 % schwer sekundär traumatisierte Personen finden. Wolf (2018) berichtet Symptome sekundärer Traumatisierung bei 20 % der Personen, die Angehörige des Militärs psychologisch oder psychosozial betreuen.

In einer Mini-Erhebung während des Workshops zum Thema Sekundäre Traumatisierung beim Kongress 2019 im Psychosomatischen Zentrum Eggenburg, an dem VertreterInnen unterschiedlichster im therapeutischen Bereich tätigen Berufsgruppen teilnahmen, fanden sich bei 16 abgegebenen Fragebögen fünf moderat sekundär traumatisierte Personen sowie eine schwer sekundär traumatisierte Person. Daniels untersuchte 2010 MitarbeiterInnen der psychiatrischen Pflege, der sozialen Arbeit und der Ergotherapie, die mit traumatisierten Menschen zu tun hatten, und fand 39,5 % sekundär traumatisiert, ein Drittel schwer, zwei Drittel moderat. Bei 60 % der Betroffenen klangen die Symptome innerhalb von vier Wochen wieder ab. Mangoulia et al. (2015) fanden in einer Erhebung bei psychiatrischem Pflegepersonal 44,8 % Betroffene von sekundärer Traumatisierung und „compassion fatigue" sowie starke Korrelationen zum Burnout-Syndrom. Rixe (2016) konnte bei einer Untersuchung von psychiatrisch Pflegenden in Deutschland mithilfe des Fragebogens von Daniels (2006) 21,3 % sekundär traumatisierte Personen ausfindig machen.

13.5 Diagnostik

Das Risiko einer sekundären Traumatisierung wird von traumatherapeutischen Berufsverbänden anerkannt. Symptomatik und Vulnerabilitätsfaktoren werden z. B. auf den Internetseiten der International Society for Traumatic Stress Studies (ISTSS, ▶ https://www.istss.org/treating-trauma/self-care-for-providers.aspx) unter der Bezeichnung „Indirect Trauma" aufgeführt. Die Deutschsprachige Gesellschaft für Psychotraumatologie (DeGPT) führt derzeit unter der Leitung von Tabea Tafel eine Studie zur sekundären Traumatisierung bei Kinder- und JugendlichenpsychotherapeutInnen durch (▶ www.degpt.de; ▶ www.soscisurvey.de/sekundaere-traumatisierung/).

Die Definition von Trauma nach dem DSM-5 (APA 2015) beinhaltet, dass Personen auch in ihrer Rolle als berufliche HelferInnen traumatisiert werden können. Das betrifft sowohl Einsatzkräfte als auch TraumatherapeutInnen. Im DSM-5 finden wir bei der Posttraumatischen Belastungsstörung unter dem A4-Kriterium: „Die Erfahrung wiederholter und extremer Konfrontation mit aversiven Details von einem oder mehreren derartigen Ereignissen (z. B. ErsthelferInnen, die menschliche Leichenteile aufsammeln, oder PolizistInnen, die wiederholt mit schockierenden Details von Kindesmissbrauch konfrontiert werden)." Die neuen DSM-5 Kriterien beziehen erstmalig, entsprechend dem Konzept der sekundären Traumatisierung, das Anhören von Traumadetails aus erster Hand (z. B. im traumatherapeutischen Kontext) als A-Diagnose-Kriterium mit ein.

Zur Diagnostik kann der Fragebogen zur Sekundären Traumatisierung (FST) von Judith Daniels (2006) verwendet werden. Der einführende Satz zum FST lautet: „Denken Sie bitte an diese Belastungsphase. Geben Sie im Folgenden an, wie Sie in der letzten Woche dazu gestanden haben, indem Sie für jede der folgenden Reaktionen ankreuzen, wie häufig diese bei Ihnen aufgetreten ist:" 31 Fragen können auf einer fünfstufigen Skala von nie, selten, manchmal, oft bis sehr oft angekreuzt werden. Die Auswertung erfolgt numerisch durch einfaches Addieren der Rohwerte, wobei die Werte von nie = 1 bis sehr häufig = 5 eingesetzt werden müssen. Mithilfe der Auswertung kann eine Unterscheidung bzgl. sekundär traumatisiert, moderat traumatisiert und schwer sekundär traumatisiert getroffen werden. Daniels (2006) weist darauf hin, dass sich der FST noch in der Validierung befindet. Er erreichte in einer epidemiologischen Studie (n = 1124) sehr gute Gütekriterien, die Auswertungskriterien sollten jedoch, so die Autorin, nochmals validiert werden.

13.6 Symptomatik

Wenn uns ein traumatisierter Mensch gegenübersitzt, können wir Niederschläge des Traumas riechen, hören, sehen, spüren. Wir können die Atmosphäre des Schreckens erfassen, die Körperspannung sehen, mitschwingen, das Verhalten des Gegenübers erleben, und das alles kann Auswirkungen auf uns und unser Funktionieren haben. Parallel zur Symptomatik der Posttraumatischen Belastungsstörungen zeigen sich bei traumatherapeutisch arbeitenden PsychotherapeutInnen laut den Ergebnissen von Daniels (2006) Hyperarousal, Intrusionen und Vermeidungssymptome.

Hyperarousal Die Betroffenen klagen über Schlafstörungen, Schreckhaftigkeit, Reizbarkeit, Hypervigilanz, Albträume, in denen sie Szenen sehen, die sie tagsüber in den Therapiestunden berichtet bekommen haben, oder sich selbst in ähnlichen Situationen erleben.

Wiedererleben TraumatherapeutInnen erleben die traumatischen Ereignisse ihrer KlientInnen in Form von Flashbacks oder Albträumen wieder. Laut Daniels (2006) sind Albträume ein zuverlässiger Indikator für eine sekundäre Traumatisierung. Krans et al. (2010) belegen, dass Intrusionen durch das Hören von Geschichten entstehen können.

Vermeidung Traumaassoziierte Reize werden vermieden. So kann es sein, dass Orte, an denen die PatientIn überfallen wurde, auch von den TherapeutIn gemieden werden. Eine Mitarbeiterin des Notfalltelefons berichtete, dass sie sich abends nicht mehr allein in ihrer Wohnung aufhalten konnte, nachdem ihr ein Klient am Telefon von einem nächtlichen Einbruch in seine Wohnung berichtete. Vermeidungssymptome: Es kann dazu kommen, dass die TherapeutInnen Situationen vermeiden, die den PatientInnen Angst machen. Möglicherweise hat die TherapeutIn Angst vor Sex mit der PartnerIn, wenn ihr immer wieder die Geschichten dazwischenkommen, die seine PatientInnen von Vergewaltigungen und sexualisierter Gewalt erzählen. Es kann auch dazukommen, dass man mit bestimmten PatientInnen nicht mehr arbeiten will, beispielsweise mit Flüchtlingen, die Schlimmes ohne Ende erlebt haben, mit komplex traumatisierten Menschen. KollegInnen berichten in der Supervision, dass sie so viele schlimme Geschichten gehört haben, dass sie es nicht mehr hören, es nicht mehr ertragen oder auch dass sie nicht mehr abschalten können. Es wird um Versetzung gebeten oder darum, eine Weile andere PatientInnen betreuen zu können. Wenn man keine belastenden Berichte mehr hören muss und sich nicht mehr mit den spannungsgeladenen Menschen konfrontieren muss, wird man hoffentlich nicht mehr getriggert und belastet.

Zusätzlich zu dieser klassischen Trias konnte Daniels (2006) in ihrer Studie und mithilfe von Fragebögen und Interviews eine vielfältige Symptomatik verzeichnen:

Emotionale Symptome Niedergeschlagenheit, Depression, Ängste, Anspannung, Reizbarkeit, Wut, Schreckhaftigkeit, Leere, Gefühlsschwankungen, Schuldgefühle, Ärger, Wut, Macht- und Hilflosigkeit, parapsychotisches Bedrohungserleben

Körperliche Symptome Erschöpfungszustände, Kraftlosigkeit, innere Unruhe, Ein- und Durchschlafstörungen, Spannungszustände, Appetitlosigkeit, Libidoverlust, reduziertes Sexualleben, gesteigerte Schmerzzustände, Infektanfälligkeit

Kognitive Symptome Konzentrationsstörungen, sich aufdrängende Gedanken, Grübeln, Vermeidungsverhalten, Intrusionen, Erschütterung des Selbst- und Weltbildes, reduziertes Sicherheitsgefühl, Ziellosigkeit, Entscheidungsschwierigkeiten oder Verlust von Entschlusskraft, Veränderung innerer Einstellungen und Werte, Entgrenzung (Arbeit/Erholung)

Gesundheitsschädigendes Verhalten Alkohol, Rauchen, Koffein, Frustessen, Belohnungsessen, Schlaf- und Schmerzmittelkonsum, psychotrope Substanzen

Berufliche Beeinträchtigungen Über-Engagement, Über-Identifikation, Unter-Engagement, Empathierückgang, fragmentierende Auswirkungen im Team, Verlust sozialer Werte, Mobbing

Soziale Beeinträchtigungen Rückzug, Beziehungsabbrüche, Konflikte in Partnerschaft, Familie und am Arbeitsplatz, erhöhte Streitbereitschaft, Zynismus, sich nicht ausreichend verstanden und unterstützt fühlen, Misstrauen, Verlust von Wertschätzung, Probleme anderer werden als nichtig angesehen, Leugnen von Überlastungszeichen, Meiden von sozialen Kontakten, Meiden von PatientInnenkontakten
Viele der erhobenen Symptome sind recht allgemein und unspezifisch und können verschiedenste Ursachen haben: Niedergeschlagenheit, Depression, Ängste, Abgeschlagenheit, Anspannung, Reizbarkeit, Konzentrationsstörungen, kognitive Beeinträchtigungen, körperliche Erschöpfungszustände, chronische Erschöpfung, Schlafstörungen.

Wenn man erschöpft ist und nicht mehr abschalten kann, wenn man übermäßig seelisch und körperlich angespannt ist, nimmt das Abgrenzungsvermögen rapide ab. Das kann sich im therapeutischen Gespräch negativ auswirken. Negative Emotionen und Geschichten von PatientInnen dringen zu tief und nicht mehr kognitiv integrierbar ins eigene Bewusstsein ein. Uns fehlt das Gespür für die eigenen Belastungsgrenzen. Wir verpassen es, Grenzen zu setzten, „Stopp" zu sagen – für uns und für die PatientInnen. Die Gefahr einer Überidentifizierung und der Selbstvernachlässigung ist groß.

Oft beginnt die Symptomatik mit körperlichen Beschwerden, die erst einmal unauffällig sind oder anderen Ursachen zugeschrieben werden. Eine gesteigerte Infektanfälligkeit weist auf einen reduzierten Immunschutz hin. Dies kann Folge einer dauerhaften Beschäftigung mit traumatischem Material und der damit einhergehenden eigenen dauerhaften Aktivierung des Stresssystems sein. Figley (1995) beschreibt, dass die sekundäre Traumatisierung meistens schleichend und kumulativ auftritt. Je öfter, je länger, je intensiver wir mit belastendem Material konfrontiert sind, je mehr traumatisierte PatientInnen wir betreuen, desto größer die Wahrscheinlichkeit, selbst ähnliche Symptome zu entwickeln.

Der Konsum von Alkohol, Nikotin, Schlaf-, Schmerzmittel und psychotropen Substanzen kann zunehmen. Korritko (2018) berichtet in einem Workshop zum Thema sekundäre Traumatisierung: „Die KollegInnen brauchen abends Schlafmittel, um zur Ruhe zu kommen, und morgens Amphetamine, um wieder wach und leistungsfähig zu werden. Auch das kann eine Folge von Überforderung sein. Ein Glas Wein, eine Zigarette, ein gutes Essen in entspannter Situation – dagegen ist nichts einzuwenden, das Abschalten fällt leichter, man kann besser schlafen. Wenn der Konsum allerdings zur chronischen Bewältigungsstrategie eines ungünstigen Arbeitsprozesses wird, dann wird es gefährlich."

In beruflicher Hinsicht kann es zu Überengagement und Überidentifikation kommen. Die Therapieeinheiten werden überzogen, KollegInnen und PatientInnen bekommen die private Handynummer. Man ist Tag und Nacht erreichbar. Manche Supervisanden berichten, dass sie den besonders bedürftigen PatientInnen auch aus dem Urlaub Karten schreiben und bisweilen dadurch zu viel aus dem eigenen privaten Leben mitteilen. Das „Du" wird angeboten, man trifft sich im Kaffeehaus, feiert Geburtstag miteinander, geht zur Hochzeit der PatientIn. Überengagement ist ein Teil von nicht adäquat steuerbarer Empathie. Ein überengagierter Stil ist nicht unbegrenzt aufrechtzuerhalten. Irgendwann kippt die Situation: Gegenmechanismen werden zum eigenen Schutz ergriffen, der Mensch schaltet in einen Energiesparmodus um, damit die zum Überleben notwendige Energie erhalten bleibt. Manchmal wundern sich dann die PatientInnen, dass die vor kurzem noch so zugewandte und einfühlsame TherapeutIn jetzt müde und uninteressiert wirkt und sich zunehmend abgrenzt. Oder dass ohne Vorbereitung die Therapie beendet wird. So kann es zu einem inneren Abklemmen von energiezehrenden Prozessen wie Empathie und Mitleid in der Therapie kommen (Figley 2002). Dadurch läuft man Gefahr, den emotional bedeutungsvollen Bezug zur Realität zu verlieren. Das Sinnerleben im Beruf vermindert sich immer mehr. Zunehmende Leere und Apathie können sich breit machen. Man wird reizbar und aggressiv, die Toleranzgrenze sinkt. Es kommt zum Unterengagement. Die Arbeit macht keine Freude mehr, man ist genervt von den PatientInnen, mag ihnen nicht mehr zuhören, die Motivation lässt nach. Man möchte nicht mehr zur Arbeit gehen, lebt aufs Wochenende hin. Es kommt zur Mitgefühlsermüdung, man fühlt sich von sich selbst entfremdet, depersonalisiert, reagiert zynisch.

Eine reduzierte Empathiefähigkeit kann dazu führen, dass man die Prozesse nicht mehr adäquat steuern kann, wenn man mit schwierigen PatientInnen und schwieriger Symptomatik zu tun hat. Es kann zu sozialem Rückzug kommen, zum Wunsch nach Ruhe, zu dissoziativen Prozessen bei der TherapeutIn. Eigentlich angenehme und hilfreiche Sozialkontakte werden reduziert. Konflikte am Arbeitsplatz und in der Familie können zunehmen. Auch in den Teams kann es zu kollektiven Problemen, zu einer gemeinsamen Symptomatik, zu Misstrauen, zu Spaltungs- und Mobbingprozessen kommen. „Man fühlt sich nicht verstanden, nicht ausreichend unterstützt. Es weiß ja eigentlich keine/r, was wir da machen. Das bisschen Supervision bei diesen schwierigen PatientInnen und dann das niedrige Gehalt. Man kann immer wieder so einen Gedanken haben, der muss nicht völlig falsch sein. Nur, wenn er mein gesamtes Leben jeden Tag beherrscht, dann liegt irgendwas im Argen. Es sind immer die Anderen. Wenn man die Überlastung leugnet, dann könnte es sein, dass man überlastet ist, zu schwierig sich damit auseinanderzusetzen" (Korritko 2018).

Andreatta und Unterluggauer (2010, S. 50) beschreiben die eigene Erfahrung von Ohnmacht als zentrales „pathogenetisches Moment der Traumatisierung" bei den HelferInnen. „Dies führt nicht nur bei Opfern zum Riss innerhalb bisheriger Erfahrungsbestände, von der Wucht dieser Erfahrung sind HelferInnen ebenso betroffen. Auch HelferInnen erfahren in solchen Momenten eine Erschütterung ihres Weltverständnisses und ihres Selbstbildes. Grundannahmen werden in Frage gestellt." Gefühle wie Versagen, Scham oder Selbstzweifel können auftauchen.

Daniels (2006) beschreibt als signifikante Faktoren das parapsychotische Bedrohungserleben sowie die Entgrenzung in Arbeit und Freizeit. In ihrer Studie beschrieben einige KollegInnen ein ausgeprägtes Bedrohungsgefühl wie beispielsweise, von Autos mit bestimmten Kennzeichen überwacht zu werden. Dieses Bedrohungsverhalten, von dem nicht klar eruiert werden konnte, ob es realitätsangemessen war oder nicht, führte vermehrt zu Sicherheitsverhaltensweisen wie z. B., sich abends einzuschließen, vermehrt Schlösser einzubauen etc. „Einige KollegInnen berichteten, von dem Thema Trauma im Allgemeinen oder der speziellen Traumatisierungsart einer behandelten Klientin so fasziniert gewesen zu sein, dass sich die Balance zwischen Arbeit und Erholung nicht mehr aufrechterhalten ließ. Dies äußerte sich in einer extremen Grübelneigung bezogen auf das Traumamaterial, in Beschäftigung mit themenbezogener Literatur und Gesprächen sowie einem übermäßigen Anspruch an die Professionalität der therapeutischen Arbeit" (Daniels 2006, S. 73).

13.7 Wie kommt es zur sekundären Traumatisierung?

HelferInnen nehmen die Traumaerfahrung der PatientInnen auf, produzieren Symptome, die den Symptomen der PTBS entsprechen. Wie kann man **Intrusionen** entwickeln, wenn man selbst das nicht erlebt hat, sondern nur von seinen PatientInnen diese schrecklichen Geschichten gehört hat? Wie kann man als PsychotherapeutIn **Vermeidungssymptome** bezüglich der traumatischen Situationen der PatientInnen entwickeln, ohne selbst das Trauma erlebt zu haben? Und wie kommt es zum Hyperarousal bei den sekundär traumatisierten TherapeutIn?

Warum sah der Psychologe, der Klienten betreut hat, die 9/11 überlebt hatten, vor seinem inneren Auge jahrelang brennende Menschen aus Fahrstühlen stürmen, obwohl er am 11.09.2001 überhaupt nicht in den Twin Towers gewesen war? Gerade bei solchen sinnlichen Eindrücken ist es auf den ersten Blick besonders frappierend, dass sie in den Kopf eines/r anderen gelangen. Es gibt ja, anders als bei primären Traumaopfern, keinen direkten Input von den Sinnesorganen, der vom Gehirn im Gedächtnis abgelegt werden könnte (Daniels 2006). Es gibt nur Vorstellungen davon. Dass sich nicht allein abstrakte Gedanken, sondern tatsächlich auch sinnliche Eindrücke in den Köpfen der Zuhörenden festsetzen können, scheint mittlerweile sicher. Wenn ein Trauma nur verbal, also als Skript präsentiert wird, berichten die VersuchsteilnehmerInnen (Daniels 2010) davon, visuelle Intrusionen zu haben. Die Gehirnregionen, die visuelle Vorstellungen erarbeiten, überlappen sehr stark mit Regionen, die visuelles Wiedererleben verarbeiten. Für das Gehirn ist es laut Daniels auf einer gewissen Verarbeitungsebene vermutlich egal, ob die Bilder durch das Auge und den visuellen Nerv oder aber durch die Vorstellungsfähigkeit entstanden sind. Wenn die Verarbeitung entsprechend läuft, können wohl beide als visuelle Intrusionen zu Belastungen führen. Wenn wir etwas hören, machen wir uns innerlich Bilder davon. Wir wissen schon seit dem „Zitronenexperiment" – „Stellen Sie sich vor Ihrem inneren Auge eine Zitrone vor!" –, dass unser Körper auf eine Vorstellung ähnlich reagiert, wie wenn eine echte Frucht, eine reale Situation uns gegenübersteht.

Wenn wir in den therapeutischen Gesprächen den PatientInnen zuhören, assoziiert unser gesamter Organismus sofort Bilder, Töne und Körperspannung. Unser Gehirn entwickelt auf der Grundlage dessen, was es vom Gegenüber aufnimmt, einen eigenen inneren Film. Das geschieht in der Regel unbewusst, wenn wir auch als TherapeutInnen gelernt haben, auf unsere Übertragungsreaktionen zu achten. Oft kommunizieren die Systeme der älteren Hirnregionen von PatientInnen und TherapeutInnen nonverbal miteinander, ohne dass wir das bewusst wahrnehmen. Je weniger verarbeitet die traumatische Geschichte ist, der die TherapeutInnen verbal oder nonverbal begegnen, desto bedrohlicher kann die Spiegelung im inneren Erleben werden. Die Ausschüttung von Stresshormonen führt zu einer gesteigerten Gedächtniskonsolidierung für emotionale Inhalte. Die Sensitivierung der emotionsverarbeitenden Systeme im Gehirn kann zu einer dissoziativen Verarbeitung des Gehörten führen. Das kann dazu führen, dass wir als TherapeutIn den Bezug zur Gegenwart verlieren und selbst ganz in der Geschichte unseres Gegenübers eintauchen. Wir können Intrusionssymptome als Folge exzessiver Erinnerung mit unzureichender Vergeschichtlichung entwickeln.

13.8 Risikofaktoren

Insbesondere drei Faktoren wird eine zentrale Bedeutung bei der Entstehung der sekundären Traumatisierung zugeschrieben.

1. Als erster Risikofaktor gilt die Exposition mit detailliertem und bildhaftem Traumamaterial (Daniels 2006). TherapeutInnen, die dauerhaft, massiv und insbesondere detailliert mit traumatischen Inhalten ihrer KlientInnen konfrontiert sind, sollten mit höherer Wahrscheinlichkeit Symptome einer sekundären Traumatisierung zeigen (Anzahl und Häufigkeit der Konfrontation mit Traumadetails, prozentualer Anteil an traumatisierten PatientInnen, Anzahl an Therapiestunden mit traumatisierten PatientInnen, fehlende Supervision).
2. Risikofaktor Empathie: Die starke empathische Verbindung zur PatientIn wird als zweiter Risikofaktor angenommen. Demnach reagiert die PsychotherapeutIn auf die KlientIn zunächst mit einer empathischen Reaktion. Sie versucht, sich die Perspektive ihres Gegenübers zu erschließen und sich in ihre emotionale Verfassung hineinzuversetzen. Um Mitgefühlsstress zu vermeiden, muss sie sich jedoch zeitgleich von den Leiden der KlientIn emotional distanzieren. Gelingt dies nicht und dauert der Stress an (z. B. durch eine wiederholte oder andauernde Exposition), kann eine sekundäre Traumatisierung resultieren (Püttker et al. 2015). Der Risikofaktor „Empathiefähigkeit" äußert sich demnach in einem (zu starken) emotionalen Mitgefühlserleben bezogen auf die KlientIn und einer daraus resultierenden mangelnden emotionalen Distanzierung.

Empathie wird als einer der wichtigsten Wirkfaktoren in der Psychotherapie beschrieben (Rogers 1983). Wie kann es sein, dass uns diese essenzielle therapeutische Eigenschaft nun anfällig für sekundäre Traumatisierungsprozesse machen soll? Neuere Forschungen unterscheiden zwischenemotionaler und kognitiverEmpathie. Emotionale Empathie ist die Fähigkeit zu fühlen, was andere fühlen (Decety 2011). Kognitive Empathie ist die Fähigkeit, sich in andere hineinzudenken und zu verstehen, was diese fühlen und denken (Shamay-Tsoory et al. 2009). Befunde von Püttker et al. (2015) verdeutlichen, dass das emotionale Nacherleben und -empfinden von Gefühlslagen (Empathiefähigkeit), aber nicht das rationale Verstehen und Nachvollziehen (Perspektivenübernahme) im Zusammenhang mit der sekundären Traumatisierung steht. Eine Follow-up-Studie von Thomsen (2019) zeigte, dass TherapeutInnen mit größerer emotionaler Empathie anderthalb Jahre später tendenziell eher Symptome einer sekundären Traumatisierung aufwiesen als TherapeutInnen mit höheren Werten bei kognitiver Empathie.

3 Als dritter Risikofaktor wird eine mögliche persönliche Traumageschichte oder Vortraumatisierungder PsychotherapeutIn diskutiert (Thomsen 2019; Lerias und Byrne 2003)

Daniels (2007) stellt die Hypothese auf, dass dem Auftreten von unkontrollierbaren, dissoziativen Reaktionen während der Traumaexposition (peritraumatische Dissoziation) eine maßgebliche Rolle bei der Entstehung der sekundären Traumatisierung zukommt. Diese dissoziativen Phänomene sollen durch eine zu große emotionale Ansteckung bzw. Empathiefähigkeit in Verbindung mit einer geringen Distanzierungsfähigkeit initiiert werden. Als weitere Risikofaktoren werden diskutiert: geringe Berufserfahrung, hohe Dissoziationsneigung auch ohne Belastung, geringer Ausbildungsstand, weibliches Geschlecht, wenig Erfahrung in der Traumatherapie, ungünstiger eigener Umgang mit Belastungen (fehlende Problemlösungsstrategien, fehlende emotionale Bewältigungsstrategien), Arbeitsunzufriedenheit, Rückschläge bei der Arbeit, Entwertung von Seiten der KlientIn, negative Energiebilanz, Ermüdung, Ausgebranntsein (Schwarzer 2010; Lerias und Byrne 2003).

13.9 Prävention

Bei der Arbeit möchten wir gemeinsam mit den KlientInnen nach Möglichkeiten von Sicherheit, Erleichterung und Veränderung suchen. Dafür brauchen wir einen klaren Kopf. Wie können wir uns vor der Ansteckung, vor der Übertragung der Traumata unsere PatientInnen ausreichend schützen und weitestgehend gesund bleiben? Wie kann es professionell Helfenden gelingen, einen guten Umgang mit der ständigen Konfrontation mit traumatischem Material unserer PatientInnen zu finden?

Frank (2010) beschreibt, dass psychisch gesündere PsychotherapeutInnen positivere Handlungsergebnisse erzielen. Freundlichkeit, Offenheit, Wärme und positive Unterstützung, zu der sie aufgrund ihrer Befindlichkeit in der Lage sind, haben einen günstigen Einfluss auf die Beziehungsgestaltung und fördern Fortschritte bei den PatientInnen. Eine systematische Ressourcenaktivierung (unentbehrlich in der Traumatherapie) gelingt bei der PatientIn umso besser, je mehr sich die PsychotherapeutInnen selbst aktiv mit diesem Thema beschäftigen und die Ressourcen, die sie für sich erkannt haben, anwenden.

Negative Befindlichkeit, an den Folgen einer sekundären Traumatisierung zu leiden, hindert PsychotherapeutInnen, ihr ganzes therapeutisches Potential zu aktivieren und auszuschöpfen. Sie werden reizbar, ungeduldig und verlieren schnell das Interesse. Dieser Effekt ist umso deutlicher, je weniger Berufserfahrung eine TherapeutIn hat. Es ist also besonders wichtig, dass eine „Anfängerin" von Anfang an dazu angeleitet wird, ihr Befinden durch eine konsequente Selbstfürsorge zu verbessern. Mangelndes Wohlbefinden bei der PsychotherapeutIn beeinträchtigt Fortschritte in der Psychotherapie und kann zu Verschlechterungen der PatientIn führen.

13.10 Was können wir TherapeutInnen für uns tun?

Die Primärprävention vor sekundärer Traumatisierung kann von mindestens fünf verschiedenen Perspektiven aus angegangen werden, im günstigsten Falle wird aus jeder Richtung etwas dabei sein: Selbstfürsorge, Verhaltensprävention, Umgang mit den Traumatisierten, gesundes Miteinander im Team, gesunde Arbeitsbedingungen.

13.10.1 Selbstfürsorge

„Wir sind das Werkzeug unserer Arbeit, wir haben kein anderes" (Hantke und Görges 2012, S. 20). Wenn man überlegt, wie sorgsam manche HandwerkerInnen, GärtnerInnen, AutoliebhaberInnen ihre Werkzeuge pflegen und reinigen, kann uns das eine Idee geben, was bei uns zu tun ist.

- **Das ABC der Selbstfürsorge**

Im Sinne der Primärprävention kann das von Saakvitne und Pearlman (1996) beschriebene ABC der Selbstfürsorge (Achtsamkeit, Balance, Connection) als Schutz vor sekundärer Traumatisierung auch für TraumatherapeutInnen und andere Betroffene hilfreich sein.

A – Achtsamkeit: Achte auf dich selbst, deine Bedürfnisse, Grenzen und Ressourcen
Hier könnten wir alles auflisten, was Sie am Anfang dieses Beitrags hoffentlich aufgelistet haben – die persönliche Psychohygiene als Schutz vor sekundärer Traumatisierung:
- Körperlich: Schlaf, Ernährung, Entspannung, Bewegung, Intimität
- Seelisch: Entspannung, Meditation, Musik, Kunst, Kreativität, Naturkontakt, Humor, Spaß, Freude
- Heilsame Kontakte: festes unterstützendes soziales Netz, Tiere, Zuwendung, Berührung
- Schöne Umgebung: schön gestalteter Arbeitsplatz
- Hobbys und Leidenschaften pflegen
- Integration von Glauben und Spiritualität
- Belastendes möglichst vermeiden: Nachrichten, aufregende Krimis mit Therapiethemen; distanzieren, abgrenzen.

B – Balance: Achte auf dein Gleichgewicht zwischen Arbeit, Freizeit und Ruhe Hier geht es nicht um Work-Life-Balance. Dieser Begriff verführt dazu zu denken, dass man entweder zur Arbeit gehen muss oder eben leben kann. Der Begriff Work-Life-Balance weckt bei Vielen Assoziationen wie etwa die einer Waage: auf der einen Seite Aktenordner, Teamsitzungen, Teamkonflikte, Zeitmangel, Menschen, die etwas von Ihnen wollen – und auf der anderen Seite Licht, Farben, Sport, lachende Menschen, ein nettes Abendessen. Da wird Leben mit Freizeit und Urlaub assoziiert. Und die Arbeit? Wann findet die statt? Ist sie ein Zustand jenseits des Lebens, ein Zustand, aus dem man möglichst schnell zurückkehren müsste, um weiter leben zu können? Die Arbeit trägt das Vorzeichen der Pflicht, der Fremdbestimmung. Es geht also auch darum, sich während der Arbeit wohlzufühlen. Und neben Arbeit und Freizeit („Freizeitstress") sollte in unserem Selbstfürsorge-Tortendiagramm ein genügend großes Tortenstück für Ruhe aufgeschnitten werden. Das stellt wahrscheinlich die größte Herausforderung dar.

C – Connection: Bleibe in Verbindung mit dir selbst, mit anderen Menschen, mit der Natur Sich mit anderen Menschen zu verbinden ist insbesondere in belastenden Situationen eine wichtige Unterstützung.

Rein theoretisch ist alles einfach. Jede TherapeutIn hat sich im Rahmen der Selbsterfahrung ihren Notfallkoffer und ihr Ressourcendiagramm „erarbeitet". Man wird nicht müde, es den PatientInnen zu vermitteln. Die ressourcenorientierten Gruppentherapien möchte jede KollegIn gerne moderieren. Ein Aspekt der sekundären Traumatisierung ist auch das Vermeiden des genauen Hinschauens bei sich selbst, was somit auch dazu führen kann, dass man eigene Bedürfnisse nicht erkennt, nicht nährt, vernachlässigt oder sich selbst als nicht so wichtig nimmt. Wir sollten regelmäßig Zeit dafür investieren, herauszufinden, wie wir unser wichtigstes Werkzeug gut pflegen können, und das dann auch zuverlässig tun.

13.10.2 Verhaltensprävention

Je mehr wir verstehen, desto eher können wir es auch an uns erkennen. Grundkenntnisse der Psychotraumatologie und Wissen um die Möglichkeit einer sekundären Traumatisierung sollten zum Basisrepertoire der Helfenden gehören. Aus-, Fort- und Weiterbildung sind essenziell. Hier können in spezifischen Trainings Problemlösungsfähigkeiten unter Extrembelastung und adäquate Copingstrategien erlernt werden. Auch realitätsnahe Szenarien können präventiv trainiert werden. Im Rahmen von Supervision, Intervision und Selbsterfahrung kann durch Rollenspiele und Nachbereitung schwieriger PatientInnensituationen der Handlungsspielraum erweitert werden. Je bewusster man den eigenen Körper wahrnehmen kann, desto besser. Die Körperwahrnehmung kann trainiert werden. Eigene körpertherapeutische Selbsterfahrung sowie eine behutsame, achtsamkeitsorientierte Körperarbeit, z. B. Yoga, Tai Chi, Aikido, Qigong u. v. a., sind empfehlenswert, um die traumatherapeutische Arbeit gut bewältigen zu können.

Hilfreich ist auch ein persönliches Notfallset. Was ist darunter zu verstehen? Es handelt sich hier sozusagen um einen eigenen therapeutischen Erste-Hilfe-Kasten, in dem Notfallstrategien zur Verfügung stehen. Darin könnten sich Übungen zum

Distanzieren befinden, Techniken zur Reorientierung (z. B. die 5-4-3-2-1-Übung), Atemübungen, Imaginationsübungen, Anregungen zum Wahrnehmen eigener Körperreaktionen, Übungen wie z. B. den Körper abklopfen. Eine Kollegin berichtete von einer Schleuse, die sie sich beim Austritt aus der Klinik vorstellt, entsprechend einer OP-Schleuse. Sie bleibe bewusst kurz dort stehen, um sich innerlich zu schütteln, um alles, was in die Klinik gehöre, dazulassen und nicht mit hinter die Schleuse zu nehmen.

Im Rahmen der Verhaltensprävention stellen Selbsterfahrung (auch im Bereich eigener Traumata), Intervision, Supervision, eventuell eigene Therapie, der Kontakt zu Netzwerken und Fachgesellschaften hilfreiche Möglichkeiten der Unterstützung dar.

13.10.3 Prävention bei der Arbeit mit traumatisierten Menschen

Soll der Austausch im Rahmen der Betreuung traumatisierter Menschen die PsychotherapeutInnen nicht ebenso handlungsunfähig machen wie die KlientIn, ist es wichtig, Grenzen zu setzen und eine gewisse emotionale Distanz zu wahren. Nur so kann es gelingen, zu identifizieren, was eigenes Empfinden ist und was von der PatientIn kommt. Wie viel Raum wir den KlientInnen geben, sollte auch von unserem Denken entschieden werden, nicht nur von unseren Gefühlen. Auf jede Anspannung der PatientIn reagiert der Körper der TherapeutIn mit der Übernahme der Reaktion oder mit einer Ausgleichbewegung. Je nachdem, ob uns aus unserer eigenen Biographie eher Flucht, Kampf oder Totstellen vertraut sind, neigen wir dann dazu – unbewusst oder automatisiert –, diese Notfallprogramme zu übernehmen. Je größer der Stress ist, umso mehr. Bei jedem Stresserleben, auch wenn der Stress noch keine traumatischen Dimensionen erreicht hat, werden die Verbindungen zwischen Großhirn und limbischen System schwächer. Gefühlsreaktionen sowie die Spannung des Körpers werden wichtiger. Die Einflussnahme durch die bewusste Steuerung des präfrontalen Kortex funktioniert nicht mehr so gut. Nur dann, wenn die kognitiven Reaktionen lange zuvor geprobt wurden und so das Notfallprogramm verzögert wird, haben die Funktionen des organisierenden und ordnenden, beruhigenden Denkens noch eine Eingriffsmöglichkeit.

Wenn Sie sich entscheiden, in einer belastenden Situation etwas anderes zu tun, könnten Sie…

- auf jemanden, z. B. eine KollegIn, zugehen und einen nicht-traumabezogenen alltagsorientierten Kontakt aufnehmen,
- bewusst wahrnehmen, dass Sie alte Informationen aus eigenen unverarbeiteten Erlebnissen wachgerufen haben, und sich darum kümmern,
- wahrnehmen, dass Sie Gefühle und Informationen von jemand anderem übernommen haben, sie atmend betrachten und mit einem liebevollen Gruß ins Universum entlassen,
- diejenige, von der Sie die Informationen oder Gefühle bekommen haben, auf den fürsorglichen KlientInnen-Planeten oder in den PatientInnen-Garten schicken,
- eine breite, hohe Panzerglaswand oder jedwede Grenze zwischen sich und die KlientIn imaginieren,
- in den Therapiestunden auf ein gutes Verhältnis von belastenden und ressourcenorientierten Inhalten achten – wir können immer wieder die KlientInnen danach fragen, was ihnen Freude macht, was sie stärkt.

13.10.4 Gesundes Miteinander im Team, kollegiale Unterstützung

Einerseits hilft und unterstützt uns die Teamgemeinschaft. Andererseits ist auch ein gesamtes Team gefährdet, Symptome sekundärer Traumatisierung zu entwickeln. Daher sollte es immer wieder Gelegenheiten geben, in denen das Team in Ruhe überlegen kann, was es braucht, damit es gut zusammenarbeiten kann. Es ist wichtig, dass jede/r Einzelne ihren/seinen Platz im Team findet und mit ihren/seinen Stärken und Schwächen sozial eingebettet ist. Es braucht, um traumatisierte PatientInnen verantwortungsvoll zu betreuen, die Verantwortungsübernahme und die Verlässlichkeit aller am Therapieprozess beteiligten Personen. Kollegiale Unterstützung ist essenziell, und wo dies nicht funktioniert, sollte das supervisorisch beleuchtet und geklärt werden. Soziale Anerkennung, Spaß, Humor, Begegnungsräume, eigene Ressourcen mit einbringen können und von den Ressourcen der Anderen etwas mitbekommen – all das kann ein Team bieten. Regelmäßige, verlässliche Teamsitzungen und die faire, partnerschaftliche Beteiligung aller Teammitglieder sollten gegeben sein. Sehr hilfreich ist es, wenn das Team miteinander diskutieren kann, wenn Konflikte als Herausforderungen gesehen werden können und wenn man sich auf gemeinsame Werte im Arbeitsprozess einigen kann. Man sollte die Symptomatik und die Dynamik der sekundären Traumatisierungsprozesse im Auge behalten und regelmäßig im Rahmen von Teamsitzungen, Supervisionen, MitarbeiterInnengesprächen oder auch im persönlichen Zweiergespräch Beobachtungen, Sorgen, Fragen etc. ansprechen.

13.10.5 Gesunde Arbeitsbedingungen

Dieser Punkt betrifft die übergeordnete Organisation der traumatherapeutischen Arbeit – das, was über das persönliche therapeutische Tun hinausgeht. Es braucht ein Bewusstsein für sekundäre Traumatisierung bei den Personal- und Führungsverantwortlichen, wenn z. B. im stationären Setting oder in einer Beratungsstelle mit traumatisierten Menschen gearbeitet wird. Präventive, begleitende und nachsorgende Maßnahmen sollten zur Verfügung gestellt werden. „Nicht selten spiegeln die Probleme von einzelnen Organisationsmitgliedern die Probleme der Organisation wider. Ein hoher Krankenstand ist manchmal ein Indikator für Versäumnisse in organisatorischen Rahmenbedingungen" (Schwarzer 2010). Als MitarbeiterIn wünscht man sich Strukturen, in denen eine respektvolle Kommunikation möglich ist sowie eine Kultur der Fürsorge und der Sicherheit. Einer der Grundpfeiler der Traumatherapie ist innere und äußere Sicherheit. Ebenso benötigen die im traumatherapeutischen Bereich Tätigen Sicherheit, Transparenz, Verlässlichkeit, Kontrolle. Man kann gemeinsam als Team, aber auch als ArbeitgeberIn auf eine gute Arbeitsatmosphäre achten. Verlässliche Arbeitszeitmodelle, die Einhaltung von Ruhezeiten, das Zurverfügungstellen von Ruheräumen sowie eine gute personelle Ausstattung sind ebenso wichtig wie Präventionstrainings, Kriseninterventionen und Krisennachbesprechungen. In manchen Einrichtungen gibt es die Möglichkeit der Betreuung durch ExpertInnen oder auch Einzelsupervision. Ganz allgemein und auch im Rahmen der Selbstfürsorge sind alle übergeordneten Angebote der Gesundheitsvorsorge hilfreich, beispielsweise die Möglichkeit, mit einer BetriebsärztIn über die Erschöpfungssymptome zu sprechen oder einen MitarbeiterInnen-Achtsamkeitskurs zu besuchen. Hensel et al. (2015) konnten signifikante Zusammenhänge von empfundener sozialer Unterstützung durch Familie, Freunde und PartnerInnen sowie Unterstützung bei der Arbeit durch die Leitungsebene und KollegInnen und Belastung durch sekundäre Traumatisierung erheben. Je mehr Unterstützung, desto geringer die Belastung.

13.11 Behandlung der sekundären Traumatisierung

Menschen, die mit traumatisierten Personen arbeiten, sollten sich selbst regelmäßig auf das Vorhandensein von Traumasymptomen screenen.

Wer im Fragebogen von Daniels (2006) den Wert von 65 überschreitet, wird als moderat sekundär traumatisiert bezeichnet. Wenn die Symptome bereits länger als zwölf Wochen bestehen, sollte man sich Unterstützung suchen, ansonsten ist es wichtig, die Symptomatik zu beobachten. Oft reduzieren sich die Symptome im Laufe der nächsten Wochen. Wer mehr als 82 Punkte erreicht, ist schwer sekundär traumatisiert. Es besteht ein deutliches Chronifizierungsrisiko. Eine Behandlung/Therapie wird empfohlen.

Wie kann man sich die Therapie einer KollegIn mit sekundärer Traumatisierung vorstellen? Die Therapie/Behandlung wird je nach vorherrschender Symptomatik unterschiedliche Schwerpunkte beinhalten. Unter Umständen geht es um die Bearbeitung eigener Traumata. Oder um das Erarbeiten und regelmäßige Anwenden von Ressourcen. Oder um die Veränderung kognitiver Schemata, die zu Überidentifikationführen. Wer zu viel emotionale Empathie mitbringt, könnte trainieren, in die BeobachterInposition zu gehen, sich abzugrenzen. Man könnte lernen, bei starkem emotionalem Erleben kognitive Skills einzusetzen. Das Wissen um individuelle Verarbeitungsstile ist wichtig, da sekundäre Traumatisierung durch dissoziative Prozesse ausgelöst wird. Ein individuelles Stressbewältigungsprogramm, z. B. bestehend aus Imaginationsübungen, Sport oder Qigong, ist nicht nur in der Prävention zu empfehlen. Es erscheint mir auch möglich, die aufgenommenen Traumatisierungen der PatientInnen selbst traumakonfrontativ, z. B. mit EMDR, zu bearbeiten und/oder sich von Intrusionen mittels Imaginationsübungen zu distanzieren. Unter Umständen sollte von den Betroffenen überlegt werden, die traumatherapeutische Arbeit zumindest für eine Weile zu reduzieren.

13.12 Schlusswort

Sekundäre Traumatisierung ist ein Berufsrisiko. Das wird von immer mehr psychotherapeutisch/traumatherapeutisch arbeitenden Personen klar erkannt. Die KollegInnen begeben sich wegen Burnout, Depressionen, Infektanfälligkeiten oder körperlichen Problemen in den Krankenstand. Sie sind aus verschiedensten Gründen in ihrer Berufsausübung beeinträchtigt. Es ist wichtig, den individuellen Ursachen auf den Grund zu gehen, den Blick nicht nur zur traumatisierten PatientIn, sondern auch zur behandelnden PsychotherapeutIn, zu deren Belastungen, ihren Bedürfnissen und auf die beruflichen Strukturen zu richten, um langanhaltend gesund zu bleiben und bestmöglich für die eigene Gesundheit und für die Gesundung der PatientInnen tätig sein zu können. Das Wissen um sekundäre Traumatisierung als mögliche Nebenwirkung des psychotherapeutischen Arbeitens, die Diagnostik und Prävention der entsprechenden Symptomatik sowie hilfreiche Lösungsansätze sollten bereits im Rahmen der psychotherapeutischen Basisausbildungen vermittelt und in die traumatherapeutischen Curricula aufgenommen werden.

Literatur

Andreatta P (2006) Erschütterung des Selbst- und Weltverständnisses durch Traumata: Auswirkungen von primärer und sekundärer Traumaexposition auf kognitive Schemata. Asanger, Kröning

Andreatta P, Unterluggauer K (2010) Das Phänomen der sekundären Traumatisierung. In: Wagner R (Hrsg) Sekundäre Traumatisierung als Berufsrisiko? Konfrontation mit schweren Schicksalen anderer Menschen. Friedrich-Ebert-Stiftung, Magdeburg

APA American Psychiatric Association (2015) Diagnostisches und Statistisches Manual Psychischer Störungen DSM-5. Hogrefe, Göttingen. Deutsche Ausgabe herausgegeben von Falkai P, Wittchen HU

Baranowsky AB, Young M, Johnson-Douglas S, Williams-Keeler L, McCarrey M (1998) PTSD transmission: a review of secondary traumatization in Holocaust survivor families. Canadian Psychology 39(4):247–256

Buber M (1999) Das dialogische Prinzip. Gütersloher Verlagshaus, Gütersloh

Burisch M (2010) Das Burnout-Syndrom: Theorie der inneren Erschöpfung. Springer, Berlin

Daniels J (2006) Sekundäre Traumatisierung – kritische Prüfung eines Konstruktes. Dissertation, Universität Bielefeld

Daniels J (2007) Eine neuropsychologische Theorie der Sekundären Traumatisierung. Zeitschrift für Psychotraumatologie, Psychotherapiewissenschaft, Psychologische Medizin 5(3):49–61

Daniels J (2010) Sekundäre Traumatisierung von Pflegerinnen und Pflegern. Psychiatrische Pflege 16(4):202–205

Decety J (2011) Dissecting the neural mechanisms mediating empathy. Emot Rev 3(1):92–108

Dilling H, Mombour W et al (2015) Internationale Klassifikation psychischer Störungen: ICD-10 Kapitel V(F) – Klinisch-diagnostische Leitlinien. Hogrefe, Göttingen

Elliott D, Guy J (1993) Mental health professionals versus non-mental-health professionals: childhood trauma and adult funktioning. Professional Psychology: Research and Practice 24(1):83–90

Figley C (1995) Compassion fatigue as secondary traumatic stress disorder an overview. In: Figley C (Hrsg) Compassion fatigue: coping with secondary traumatic stress disorder in those who treat the traumatized. Psychological Stress Series No. 23. Brunner Mazel, New York

Figley C (2002) Mitgefühlserschöpfung: Der Preis des Helfens. In: Stamm BH (Hrsg) Sekundäre Traumastörungen: Wie Kliniker, Forscher und Erzieher sich vor traumatischen Auswirkungen ihrer Arbeit schützen können. Junfermann, Paderborn

Frank R (2010) Wohlbefinden fördern: Positive Therapie in der Praxis. Klett-Cotta, Stuttgart

Hantke L, Görges HJ (2012) Handbuch Traumakompetenz: Basiswissen für Therapie, Beratung und Pädagogik. Junfermann, Paderborn

Heinrichs M, Wagner D, Schoch W, Hellhammer D, Ehlert U (2001) Posttraumatische Belastungsstörung bei Risikoberufsgruppen: Entstehung, Häufigkeit, Folgen. In: Harwerth A (Hrsg) Tagungsbericht, Verband Dr Betriebs- und Werkärzte. Gentner, Stuttgart

Hensel JM, Ruiz C, Finney C, Dewa CS (2015) Meta-analysis of risk factors for secondary traumatic stress in therapeutic work with trauma victims. J Trauma Stress 28(2):83–91

Jurisch F, Kolassa IT, Elbert T (2009) Traumatisierte Therapeuten? Ein Überblick über Sekundäre Traumatisierung. Zeitschrift für Klinische Psychologie und Psychotherapie 38(4):250–261

Kinzie JD, Boehnlein JK, Riley C, Sparr L (2002) The effects of September 11 on traumatized refugees: reactivation of posttraumatic stress disorder. J Nerv Ment Dis 190(7):427–441

Korritko A (2018) Sekundäre Traumatisierung in Familien – und bei Profis der Kinder- und Jugendhilfe. Mitschnitt eines Seminars des DGSF-Fachtages 04.11.2018. Köln. Auditorium Netzwerk

Krans J, Näring G, Holmes E, Becker E (2010) Motion effects on intrusion development. J Trauma Dissociatio 11(1):73–82

Lemke J (2017) Sekundäre Traumatisierung. Klärung von Begriffen und Konzepten der Mittraumatisierung. Asanger, Kröning

Lerias D, Byrne MK (2003) Vicarious traumatization: symptoms and predictors. Stress and Health 19(3):129–138

Leuteritz S, Thomsen, Bockmann AK (2019) Sekundäre Traumatisierung bei ehrenamtlichen FlüchtlingshelferInnen. Eine querschnittliche Analyse von Risiko-und Schutzfaktoren. Z'Flucht. Zeitschrift für Flucht-und Flüchtlingsforschung 3(2):151–176

Mangoulia P, Koukia E, Alevizopoulos G, Fildissis G, Katostaras T (2015) Prevalence of secondary traumatic stress among psychiatric nurses in Greece. Arch Psychiatr Nurs 29(5):333–338

McCann L, Pearlman LA (1990) Vicarious traumatization: a framework for understanding the psychological effects of working with victims. J Trauma Stress 3(1):131–149

Ortlepp K, Friedman M (2002) Prevalence and correlates of secondary traumatic stress in workplace lay trauma counselors. J Trauma Stress 15(3):213–222

Pearlman LA, Saakvitne KW (1995) Treating therapists with vicarious traumatization and secondary traumatic stress disorders. In: Figley CR (Hrsg) Compassion fatigue: coping with secondary traumatic stress disorder in those who treat the traumatized. Brunner Mazel, New York, S 150–177

Pross C (2009) Verletzte Helfer. Umgang mit dem Trauma: Risiken und Möglichkeiten, sich zu schützen. Klett-Cotta, Stuttgart

Püttker K, Thomsen T, Bockmann AK (2015) Sekundäre Traumatisierung bei Traumatherapeutinnen. Empathie als Risiko- und akkommodatives Coping als Schutzfaktor. Z Kl Psych Psychoth 44:254–265

Rixe J (2016) Sekundäre Traumatisierung von psychiatrisch Pflegenden. In: Schulz M, Schoppman S, Hegedüs A, Gurtner C, Stefan H, Finklenburg U, Needham I, Hahn S (Hrsg) Fremdsein überwinden – Kompetenzen der psychiatrischen Pflege in Praxis – Management – Ausbildung – Forschung. Vorträge, Workshops und Posterpräsentationen, 13. Dreiländerkongress Pflege in der Psychiatrie in Bielefeld. Verlag Berner Fachhochschule, Fachbereich Gesundheit, Bern, S 363–365

Rogers C (1983) Die klientenzentrierte Gesprächspsychotherapie. Client-Centered Therapy. Fischer, Frankfurt

Saakvitne KW, Pearlman LA (1996) Transforming pain: a workbook on vicarious traumatization for professionals who work with traumatized clients. W.W. Norton, New York

Sachsse U (Hrsg) (2004) Traumazentrierte Psychotherapie. Schattauer, Stuttgart

Schäfer J, Gast U, Hofmann A, Knaevelsrud C, Lampe A, Liebermann P, Lotzin A, Maercker A, Rosner R, Wöller W (Hrsg) (2019) S3-Leitlinie Posttraumatische Belastungsstörung. Springer, Berlin

Schauben L, Frazier P (1995) Vicarious trauma. The effects on female counselors of working with sexual violence survivors. Psychol Women Quart 19(1):47–64

Schmitt A (1999) Sekundäre Traumatisierungen im Kinderschutz. Prax Kinderpsychol K 48(6):411–424

Schwarzer S (2010) Prävention – Schutz – Heilung. In: Wagner R (Hrsg) Sekundäre Traumatisierung als Berufsrisiko? Konfrontation mit schweren Schicksalen anderer Menschen. Friedrich-Ebert-Stiftung, Magdeburg

Shakespeare-Finch JE, Smith SG, Gow KM, Embelton G, Baird L (2003) The prevalence of posttraumatic growth in emergency ambulance personnel. Traumatology 9(2):58–71

Shamay-Tsoory S, Aharon-Peretz J, Perry D (2009) Two systems for empathy: a double dissociation between emotional and cognitive empathy in inferior frontal gyrus versus ventromedial prefrontal lesions. Brain 132:617–627

Stamm BH (Hrsg) (2002) Sekundäre Traumastörungen: Wie Kliniker, Forscher und Erzieher sich vor traumatischen Auswirkungen ihrer Arbeit schützen können. Junfermann, Paderborn

Stirn A (2002) Gegenübertragung. Psychotherapeut 47(1):48–58

Wilson JP, Lindy JD (Hrsg) (2002) Countertransference in the treatment of PTSD. Guilford Press, New York

Wolf C (2018) Sind Traumata ansteckend. Spektrum Psychologie 2/18. ► https://www.spektrum.de/news/sind-traumata-ansteckend/1534611

Internetadressen

Daniels J (2006) Fragebogen zur Sekundären Traumatisierung – FST. Download unter www.sekundär-traumatisierung.de

International Society for Traumatic Stress Studies (ISTSS) ► https://www.istss.org/treating-trauma/self-care-for-providers.aspx

WHO (2018) International Classification of Diseases, 11th Revision. ► https://icd.who.int/ Zugegriffen: 08. Aug. 2018

Serviceteil

Stichwortverzeichnis – 195

Stichwortverzeichnis

A

Abbruchquoten 21
Abstinenz 54, 112, 141
Achtsamkeit 10, 13, 70, 72, 76, 185
- Ausbildung 76
- Dialog 74
- erprobte Verfahren 73
- Grundlagen 71
- innere Haltung 71
- und Mitgefühl 73
- Wurzeln 71
Achtsamkeitsgruppe 77
Aggression 152
- Deeskalation 153
- Erkennen von Zusammenhängen 163
- Interaktion zwischen den Beteiligten 155
- Organisation und Arbeitsumgebung 155
- PatientInnen 154
- Personaleinfluss 154
- Primärprävention 157
- Sekundärprävention 160
- Tertiäprävention 161
- Ursachen 153
- Verhaltensrichtlinie 163
Akt, therapeutischer 109
Aktualisierungstendenz 82
Akzeptanz, radikale 74
alliance rupture 91
Ambivalenz 97
Ansatz
- erlebnispädagogischer 123
- tiergestützter 122
- traumapädagogischer 122
Antipathie 12
Arbeitsbedingungen, gesunde 188
Ärger, konstruktiver 27
arrive asap 55
Auftragsorientierung 89

B

Balance 186
Balint-Arbeit 40
Basisemotion 22
Beeinträchtigung, strukturelle 87
Befangenheit 142
Belastung, transgenerationale 115
Berühren 112

Bewältigungsmodus 22
- Konstellationen 23
Bewusstheit 76
Beziehung
- als Menschenrecht 115
- auf Augenhöhe 113
- therapeutische 111, 114
Beziehungsgestaltung 29
Bindungsangebot 111
Biographiegruppe 112
Borderline-Persönlichkeitsstörung 21
bottom-up 101
Burnout 176

C

compassion fatigue 176
Compassion-Focused Therapie (CFT) 73
compassion-satisfaction 177
Connection 186
Copingstrategien 98
Credo
- psychiatrisches 107
- psychotherapeutisches 107

D

Deeskalation, Grundregeln der 164
Deeskalationsmanagement 153
Deeskalationsstrategie 155
Demut und Offenheit 110
Depression, achtsamkeitsbasierte kognitive Therapie 74
Desexualisierung 54
Dialektisch-Behaviorale Therapie (DBT) 74
Dialog, achtsamer 75
Drittes 52
- analytische 52
- intersubjektives 54

E

Echtheit 10
Eigenwahrnehmung 139
Embodiment 72
Empathie 10, 11, 111, 183
- als Risikofaktor 183
- emotionale 184, 189
- kognitive 184
Enactment 54, 61, 63

Erleben, präverbales 15
Erlebnispädagogik 123
Erotik 52, 58, 62, 63
Erstgespräch 10

F

Familienintensivbetreuung 125
Feinfühligkeit, therapeutische 111
Feld, Emotionales 100
felt sense 12
Filmtherapie 106, 109, 110, 112, 114, 115
Focusing 12, 16
Fragen, ressourcenorientiertes 80
Freiheit
- nie ohne Verantwortung 109
- und Verantwortung 109
Fuchsbau-mobil 120
- Ansätze 122
- Ausgangsbedingungen 120
- Tätigkeitsbereiche 124
- Zielgruppe 120
- Zielsetzungen 124
Führen-Können 91

G

Gefährdung bei Kindern und Jugendlichen 128
- Merkmale 128
Gefährdungsabklärung 119
Gefahr in Verzug 125
Gefühl 110
Gegenübertragung 34, 40, 42, 53, 85, 143, 176
- erotische 58
Gehirn 13
Geste, spontane 57
Gewalt 152
- Deeskalation 153
- Erkennen von Zusammenhängen 163
- Interaktion zwischen den Beteiligten 155
- Organisation und Arbeitsumgebung 155
- PatientInnen 154
- Personaleinfluss 154
- Prävention 156
- Primärvention 157
- Sekundärprävention 160

- Tertiärprävention 161
- Ursachen 153
- Verhaltensrichtlinie 163
Gewaltsituation, Phasen 156
Grenzwahrnehmung 138
Grundbedürfnis 22
Grundhaltung 157

H

Haltung, innere 71
Handeln, wertorientiertes 101
Heiler, verwundeter 174
Heilung durch Begegnung 83
Helferwahn 139
Herzensöffnung 113
Humanität 112
Hybris 4, 17
Hyperarousal 179

I

Identifizierung, projektive 42
Inquiry 70, 75
Interaktionsfokus 101
intersubjective turn 46, 48
Intersubjektivität 8, 52
Intrusion 182

J

Jugendintensivbetreuung 124

K

Kindeswohlgefährdung 119
Kindmodus 22
Komfortzone, therapeutische 25
Komplexität 96
Konfrontation 89
- empathische 26, 27
Körperfokus 100
Körperintervention, kommunikationsgestützte 162
Krisensituation 165
Kunstfehler 138

L

Lebenszufriedenheit 21
Loslassen 112

M

Machtmissbrauch 139, 143
Machtspiel 138
Maßnahme, baulich-technische 158
Menschenbild 9
Metaphysis 9
Mindfulness-Based Cognitive Therapy (MBCT) 74
Mindfulness-Based Stress Reduction (MBSR) 74
Mindful Self-Compassion Program (MSC) 73
Mitgefühlsermüdung 176, 181
Modusmodell, interaktionelles 22
Moduszirkel 24
Mut, moralischer 142
Mütterlichkeit, nährende 53

N

Nachbeelterung 21
Nachbesprechung nach Zwangsmaßnahme 163
Nachbetreuung nach gewalttätigen Ereignissen 161
Nähe und Distanz 137
Notfallset, persönliches 186
Null-Toleranz 161

O

Objektbeziehungstheorie 43, 53
Offenheit 113
Organisation 159

P

Paardynamik 141
Pathologie des Zeitgeist 114
Peergruppen 115
Peergruppenarbeit 112
Personalentwicklung 160
Persönlichkeitsstörung 87
Phantasie, sexuelle und andere 142
Pluralisierung der Gesellschaft 129
Position, reflexive 30
Posttraumatische Belastungsstörung (PTBS) 172
Präsenz 9, 12, 17
- im therapeutischen Prozess 13
Prävention 146

Praxis, mobile 121
problem solving mode 27
Prozess 10
- emotionaler 10
- interpersoneller 10
- therapeutischer 13
Pseudogefühl 140
Psychoanalyse 40, 86
Psychotraumatologie 174
Pubertät 129

R

Reframing 81
Regeln 159
Resilienz 146
Respekt 112
Respektlosigkeit vor dem Symptom 84
Retraumatisierung 173
Retreat 76
rêverie 52, 60
Risikofaktoren, familiäre 127

S

Salutogenese 146
Schematherapie 21
- Beziehungsfallen 23
Schulproblem 125
Sekundäre traumatische Belastungsstörung (STBS) 177
Selbst
- ganzes 10
- wahres 57
Selbstachtung 108
Selbstbild 9
Selbsterfahrung 30
- schematherapeutische 30
Selbstfürsorge, therapeutische 185
Selbstkontrolle 142
Selbstwahrnehmung 144
Selbstwert 113
Sexualisierung 53, 55, 57
- ohne Erotik 55
Sexualität 53
Sinnhaftigkeit 114
So-Sein an zu nehmen 108
Sozialpädagogik, aufsuchende 119
- Einlassen und Abgrenzen 126
- familiäre Risikofaktoren 127
- Normalitätskonstruktion 129

Stichwortverzeichnis

- pädagogische Herausforderung 127
- Pluralität 129
- Pubertät 129
- rechtliche Aspekte 119
- Risiken und Grenzen 125
- Spannungsfelder 125
- spezifische personelle Anforderungen 130
- Unvoreingenommenheit 126
- Vorbereitung 126

Spiritualität 113
Still-Face-Experiment 22
Strategie im Umgang mit Aggression und Gewalt 155
Strategisches Coaching 96, 98
- Module 100
Stressreduktion, achtsamkeitsbasierte 74
Stressregulation 115
Supervision 29, 34, 186
- schematherapeutische 29
Sympathie 9–12
System
- impulsives 99
- reflexives 99
Systemische Familientherapie 80
- Auftragsorientierung 90
- Entstehung 82
- Intervention 87
- Kooperationssystem 88
- reflexive Fragen 81
- Schwierigkeiten in der therapeutischen Beziehung 91
- therapeutische Beziehung 82
- Übertragung und Gegenübertragung 85
- und Konfrontation 89
- und Widerstand 87

T

Tabu 53, 58
- der Erotik 58
Teamarbeit 160

Technik, erlebnisaktivierende 26
Therapeutenfalle 25
Therapiebegleithund 112, 122
Therapierender 24
- dominanter 25
- unterordnender 24, 26
- vermeidender 24, 25
Toleranz 165
top-down 101
Transaktionsanalyse 138
Trauma- und Erlebnispädagogik 120
Traumageschichte, persönliche 184
Traumamaterialexposition 183
Traumaopfer 173
Traumapädagogik 123
Traumatherapie 171
Traumatisierung 122
- Behandlung der sekundären 189
- Diagnostik 178
- Prävention 184
- primäre 172
- Risikofaktoren 183
- sekundäre 171–173, 182
- stellvertretende 175
- Symptomatik 179
- tertiäre 173
- Verhaltensprävention 186

U

Überengagement 181
Überidentifikation 181, 189
Überlebensstrategie, emotionale 100
Übertragung 34, 40, 42, 53, 85, 143
- erotische 58
- negative 34, 37
- positive 34, 36
- Rückblick, historischer 34
- sexualisierte 55
Übertragungsgefühl, primäres 34
unthought known 52
Utilisierung 88

V

Verfahren, achtsamkeitsassoziierte 74
Verhaltensprävention 186
Verhaltensrichtlinie 163
Verhaltenstherapie 80
Vermeidung 179
Vermeidungssymptom 182
Verstehen, szenisches 30
Vertrauensvorschuss 84
vicarious traumatization 175
Vorschrift 159
Vortraumatisierung 184

W

Wahrnehmung 13
Weltbericht Gewalt und Gesundheit 152
Weltbild 9, 13
- der Psychotherapeutin 13
Wende, intersubjektive 46
Wert 102
Wertigkeit 113
Wertschätzung 10, 158
Widerstand 87
Wiedererleben 179
Wissen, objektives 7
Würde 107, 108

Z

Zeit 112
Ziel 102
Zuhören 110
Zwangsmaßnahme 161

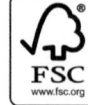

If you have any concerns about our products,
you can contact us on
ProductSafety@springernature.com

In case Publisher is established outside the EU,
the EU authorized representative is:
**Springer Nature Customer Service Center GmbH
Europaplatz 3, 69115 Heidelberg, Germany**

Printed by Libri Plureos GmbH
in Hamburg, Germany